DAVE ASPREY

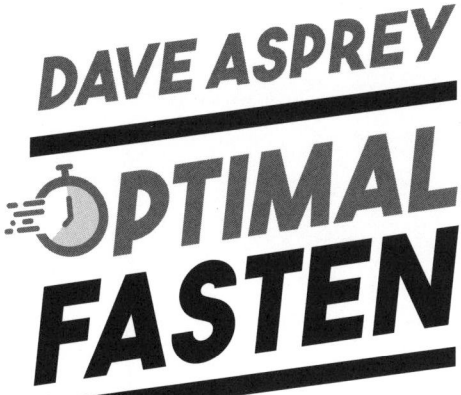

OPTIMAL FASTEN

DAVE ASPREY

OPTIMAL FASTEN

Wie du Fett verbrennst,
deine Leistung steigerst und
die beste Version von dir erschaffst

riva

Für meine entzückende Frau Dr. Lana, die inzwischen
kein Frühstück mehr für uns zubereitet

INHALT

PROLOG: FASTEN, UM ZU IHREM BESTEN ICH ZU FINDEN

Die Schamanin hatte mir ziemlich genaue Anweisungen gegeben: Ich sollte nur einen Schlafsack, eine Taschenlampe, Wasser und ein Messer zu meiner Visionssuche mitbringen. Die ersten drei Dinge waren überlebenswichtig. Das Letztere diente hauptsächlich meinem Seelenfrieden, denn die größte Gefahr außerhalb meiner Höhle waren Kojoten, und Kojoten greifen normalerweise keine Menschen an. Doch auf solchen Reisen ist es nicht leicht, eine klare Grenze zwischen physischem und psychischem Wohlbefinden zu ziehen. Kann man das überhaupt jemals?

Ich hatte mich auf meine erste Visionssuche begeben, weil ich etwas für meine Gesundheit tun und mich selbst besser kennenlernen wollte; vor allem aber hoffte ich, einen tieferen inneren Frieden zu finden. Für einen außenstehenden Beobachter sah ich aus wie ein Mann, der im Leben schon einiges erreicht hatte. Meine Visionssuche fand im Jahr 2008 statt – vier Jahre nach meinen Reisen nach Tibet und zum Berg Kailash, wo ich zum ersten Mal von den bewusstseinsverändernden Eigenschaften des Yakbuttertees erfahren hatte. Es hatte einmal eine Zeit gegeben, in der ich Größe XXL trug und fast 150 Kilogramm wog; doch das lag nun zum Glück hinter mir. Nachdem ich bei sämtlichen Diäten gescheitert war, hatte ich eine neue erfunden und dadurch fast so viel abgenommen, wie ich wollte. Inzwischen befand ich mich in guter körperlicher Verfassung und auf der Suche nach neuen Möglichkeiten, meinen Körper zu optimieren. Ich wollte mein Energieniveau und meine Leistungsfähigkeit radikal steigern und meine Lebenserwartung verlängern. Damals hatte ich bereits begonnen, das Konzept für Bulletproof Coffee – die Firma, die ich ein paar Jahre später gründete – zu entwickeln.

Doch Äußerlichkeiten sind nur eine Fassade. Tief in meinem Inneren tobten lauter unerfüllte Gelüste: Ich litt immer wieder an Heißhungerattacken und einem heftigen Verlangen nach Keksen, Chips und anderem Junkfood, was mich von den wirklich wichtigen Dingen im Leben ablenkte. Manchmal gab ich diesen Impulsen nach, bereute es hinterher aber immer sehr schnell. Ich nahm zwar nicht zu, hatte aber trotzdem nicht das Gefühl, meinen Körper unter Kontrolle zu haben. Zum damaligen Zeitpunkt hatte ich bereits sehr intensiv an meiner persönlichen Weiterentwicklung gearbeitet und mich aus einer schwierigen und selbstzerstörerischen Beziehung befreit. Jetzt hatte ich eine liebevolle Frau und ein Baby. Doch auch in diesem privaten Bereich erzählte mein inneres Ich eine ganz andere Geschichte: Ich hatte meinen Seelenfrieden immer noch nicht gefunden. Mein Leben lang hatte ich mit einem Gefühl der Einsamkeit zu kämpfen gehabt. Inzwischen hatte ich zwar ein paar Fortschritte bei der Bewältigung dieses Problems gemacht. Doch selbst in meiner jetzigen, scheinbar idyllischen Lebenssituation lauerte immer noch dieses Gefühl der inneren Leere im Hintergrund.

Damals hatte ich mein Leben eigentlich ganz gut im Griff, aber das genügte mir nicht. Ich war auf der Suche nach einem Weg, um *bulletproof* (»kugelsicher«, also gewissermaßen unbesiegbar) zu werden. Ich wollte jene unerschütterliche innere Stärke finden, die mich zum Meister meiner selbst machen würde und dank der ich endlich auch mein unzähmbares Verlangen nach Dingen überwinden könnte, die mir nicht guttaten. (Diese »Bulletproof«-Idee inspirierte mich später zu meinem gleichnamigen Buch und zur Gründung meines gleichnamigen Unternehmens.) Und genau diese Suche hatte mich dazu motiviert, die Schamanin aufzusuchen. Ich wollte *richtigen* Hunger kennenlernen. Ich wollte so lange hungern, bis ich mich vom Essen und von all den Fesseln befreien konnte, in denen es meinen Geist gefangen hielt. Wenn man allein in der Wüste ist, gibt es keine Verlockungen, die einen vom Fasten abhalten können! Außerdem wollte ich endlich mein Gefühl der Einsamkeit überwinden, indem ich mich jener totalen Isolation stellte, die nur dann entsteht, wenn man gar keine Kontakte zu anderen Menschen mehr hat.

Also begab ich mich in eine Höhle in der Sonora-Wüste von Arizona, völlig abgeschieden vom Rest der Welt. Vier Tage lang nahm ich in dieser Einsamkeit nur Wasser oder höchstens noch ein bisschen Wüstenstaub zu mir. Nach dieser Visionssuche hatte ich eine Form des Fastens kennengelernt, die mein Leben veränderte. Und wenn Sie dieses Buch lesen, haben Sie gerade den ersten Schritt dazu getan, auch *Ihr* Leben zu verändern.

Mich hatten zwar ganz spezielle Bedürfnisse zu meiner Reise getrieben, doch hinter meiner Visionssuche steckten gleichzeitig die gleichen Probleme und Herausforderungen, wie sie jeder von uns kennt. Ich zum Beispiel war in meiner Kindheit und Jugend ziemlich dick gewesen. Irgendwann erfuhr ich, dass ich mit toxischen Schimmelpilzen in Kontakt gekommen war. Diese Pilze hatten bei mir eine Hashimoto-Thyreoiditis ausgelöst, bei der das Immunsystem die Schilddrüse angreift. Doch das fand ich erst weit nach meinem 20. Lebensjahr heraus. Damals wusste ich nur, dass ich mit den Brüsten, die ich als Teenager hatte, ganz anders aussah als die Jungs, die ich bewunderte. Und ich sah definitiv nicht so aus, wie ich gern ausgesehen hätte.

Wenn man – vor allem in jungen Jahren – unter Gewichtsproblemen leidet, hat man oft das Gefühl, von seinen Mitmenschen negativ beurteilt zu werden. Und wenn dann auch noch ein Kindheitstrauma hinzukommt oder man von seinen Mitschülern gemobbt wurde, kann es passieren, dass man sich auch in seinem späteren Leben immer irgendwie einsam fühlt. Viele Menschen entwickeln dann als Bewältigungsmechanismus eine emotionale Abhängigkeit vom Essen und versuchen ihren seelischen Schmerz auf diese Weise zu lindern. Ich sage das alles ganz ohne Selbstmitleid, denn ich weiß, dass jeder, der dieses Buch liest, selbst ähnliche innere Kämpfe durchgemacht hat wie ich, auch wenn er oder sie niemals übergewichtig war. Fast jeder Mensch leidet unter irgendeiner physischen oder psychischen Abhängigkeit vom Essen. Vielleicht sind es bei Ihnen Süßigkeiten. Oder Bier. Vielleicht sind es Brot und Käse; Gluten und Milcheiweiß haben eine sehr starke süchtig machende Wirkung. Vielleicht sind Sie ja auch süchtig nach Kartoffeln und können sich kein Leben ohne Pommes frites vorstellen. Das kenne ich!

Das Problem ist, dass Süchte und Gelüste fest in unsere DNA einprogrammiert sind. Das gilt selbst für Menschen, die noch nie Gewichtsprobleme hatten. Solche Gelüste lassen sich sehr leicht aktivieren, und es gibt eine Billion Dollar schwere Nahrungsmittelindustrie – ich nenne sie »Big Food« –, die genau dieses Ziel verfolgt. Wenn Sie sich langweilen oder unter Stress stehen, greifen Sie automatisch nach etwas Essbarem. Diese Reaktionen wurden uns in Millionen von Jahren evolutionärer Selektion eingeimpft – genau wie unsere Angst davor, dass Tiere mit scharfen Zähnen versuchen könnten, uns zu fressen. Ich spreche manchmal von den »vier Fs des Überlebens«: Furcht, Fressalien, das F-Wort, das für Fortpflanzung steht, und Freunde. Ohne Essen könnte man die letzten beiden Fs gar nicht richtig genießen. Deshalb weckt der Gedanke, auf Essen verzichten zu müssen, in uns eine so intensive, zutiefst irrationale Reaktion, die bereits in unserem Inneren tobt, bevor wir überhaupt Zeit haben, darüber nachzudenken.

All diese Gedanken gingen mir im Jahr 2008 durch den Kopf, als mich die Schamanin begrüßte und auf meine Fastenkur in der Wüste vorbereitete. In meinem Unterbewusstsein war ich überzeugt davon, dass ich schon nach einem einzigen Tag ohne Essen völlig kraft- und energielos sein würde. Das machte mich zu einem Gefangenen des Essens. Vier Tage lang auf Essen zu verzichten, schien mir eine biologische Unmöglichkeit zu sein. So denkt in unserer heutigen Gesellschaft fast jeder. Angenommen, Sie fragen zehn Leute, was mit ihnen passieren würde, wenn sie ein oder zwei Tage nichts äßen. Wetten, dass neun von ihnen sagen würden: »Dann würde ich verhungern!« Und sie wären sogar fest davon überzeugt, dass das stimmt.

Doch als ich wieder aus meiner Höhle herauskam, wurde mir klar, dass das alles Unsinn ist. Ich begriff, dass es einen grundlegenden Unterschied zwischen Hunger und bloßen Gelüsten gibt. Hunger ist ein biologisches Bedürfnis, das man unter Kontrolle bekommen kann. Bei Gelüsten (oder Verlangen) dagegen handelt es sich um ein psychisches Bedürfnis, das versucht, *einen selbst* unter Kontrolle zu bekommen. Doch in Wirklichkeit können Sie lange Zeit ohne Essen auskommen, ohne darunter zu leiden. Im Gegenteil: Es wird Ihnen dabei sogar ganz hervorragend gehen.

Die Big-Food-Industrie hat sich alle Mühe gegeben, Sie davon zu überzeugen, dass Hunger und Gelüste ein und dasselbe sind. Wenn jeder Heißhungeranfall bedeutet, dass Sie kurz vor dem Verhungern stehen, müssen Sie sich natürlich sofort etwas zu essen kaufen, um diesen Heißhunger zu stillen, nicht wahr? Und wie durch ein Wunder steht Big Food jederzeit bereit, um Sie mit einem Schokoriegel zu versorgen, der »wirklich satt macht«, und Ihnen auch noch tausend andere verarbeitete Getränke und Snacks anzubieten, die Sie in ständigen Heißhungerattacken gefangen halten. Wenn Sie naschen, lässt dieses Verlangen zwar vorübergehend nach, aber es geht nie wirklich weg. Die gleiche Dynamik spielt sich jeden Tag aufs Neue ab und gaukelt uns vor, dass wir Gefangene des Essens sind. Ich habe dieses Buch geschrieben, damit Sie sich aus dieser Gefangenschaft befreien können – und weil niemand es für mich geschrieben hat, als ich 22 Jahre alt war und Größe XXL trug.

Abnehmen muss weder schwierig noch entbehrungsreich sein

Der Schlüssel zu dieser Freiheit ist das Fasten. Doch dazu müssen Sie zunächst einmal lernen, wie man verschiedene Fastenmethoden praktiziert, ohne zu leiden – angefangen beim Weglassen einzelner Mahlzeiten über intermittierendes bis hin zu mehrtägigem Fasten. Was Sie hier lernen werden, widerspricht so ziemlich allen Vorstellungen, die die meisten Menschen vom Fasten und seinen Auswirkungen haben. Intermittierendes Fasten führt nämlich *nicht* dazu, dass man sich total geschwächt fühlt oder womöglich sogar verhungert. Es erfordert auch keine bestimmte Diät und keinen bestimmten Zeitplan – obwohl Sie bei manchen Diäten viel weniger Heißhunger haben werden als bei anderen. Fasten ist eine Art Werkzeugkasten, mit dessen Hilfe Sie die in Ihrem Körper verborgenen biologischen Ressourcen freisetzen können – Ressourcen, von deren Existenz Sie bisher wahrscheinlich noch gar nichts wussten.

Fasten kann Sie – sowohl physisch als auch psychisch – stärker und gesünder machen, indem es Sie aus Ihrem Essensgefängnis befreit. Und nicht nur das: Es befreit Sie auch von der Last der Meinungen anderer Menschen darüber, wie man sich zu fühlen hat – ja, sogar vom Diktat Ihres Körpers, der Ihnen ebenfalls einzureden versucht, wie Sie sich fühlen sollen. Letztendlich wird das Fasten Ihnen helfen, ein möglichst gutes Leben zu führen – zu Ihrem besten Ich zu finden und den bestmöglichen Beitrag zu unserer Welt zu leisten.

Ich weiß, das klingt ziemlich hoch gegriffen, aber es gibt viele Beweise, die für die Richtigkeit dieser Behauptung sprechen: nicht nur eine Fülle wissenschaftlicher Untersuchungen, sondern auch uralte Weisheiten, die schon seit Jahrtausenden auf der ganzen Welt praktiziert werden, und jahrelange Experimente, die ich selbst auf diesem Gebiet durchgeführt habe. Unser Spektrum an Fastenmethoden hat sich im Lauf dieser langen Zeit stark erweitert. Ich habe verschiedene Fastenmethoden ausprobiert und werde Ihnen in diesem Buch erzählen, was für Erkenntnisse ich dabei gewonnen habe. Aber die wichtigste Botschaft, die ich Ihnen vermitteln möchte, lautet: Sie können sich von dem Gefühl befreien, dass es gefährlich für Sie ist, eine oder sogar mehrere Mahlzeiten wegzulassen. Verabschieden Sie sich von der Befürchtung, dass Sie sich dann schwach und elend fühlen und zu nichts mehr in der Lage sein werden. Sie können diese negativen Gefühle – Angst, Unbehagen, Hunger, Panik und Einsamkeit – überwinden und stattdessen Gefühle der Befreiung, der inneren

Stärke und der Selbstbeherrschung erleben. Gemeinsam können wir ein besseres Ich aus Ihnen machen. Das ist wichtiger als die Überwindung, die es Sie anfangs vielleicht kosten wird, ein paar Tage lang nichts zu essen.

Einige der Problembereiche, an denen Sie etwas ändern möchten, springen vielleicht auf den ersten Blick ins Auge. Wenn Sie beim Blick nach unten Ihre Füße nicht mehr sehen können oder Ihnen der Hüftspeck aus dem Hosenbund quillt, stimmt mit Ihrem Stoffwechsel etwas nicht; und dagegen können wir etwas tun. Andere Probleme erkennt man nicht auf den ersten Blick: Vielleicht haben Sie nicht mehr so viel Energie und können sich nicht mehr so gut konzentrieren, wie es Ihnen lieb wäre. Wie oft ertappen Sie sich dabei, dass Sie statt des Meetings, in dem Sie gerade sitzen, ans Mittagessen denken? Auch dagegen kann Fasten helfen. Schließlich gibt es auch noch besonders heimtückische Probleme, die so allgegenwärtig sind, dass sie Ihnen kaum auffallen. Selbst wenn Sie topfit aussehen und sich auch so fühlen, begleitet Sie wahrscheinlich ein ständiges Hintergrundrauschen der Angst. Denn ein uralter Teil Ihrer selbst macht sich ständig Sorgen darüber, was passieren würde, wenn Sie irgendwann einmal nichts mehr zu essen haben. Im weitesten Sinn fürchten Sie sich auch vor allem anderen, das Ihnen vielleicht abhanden kommen könnte. Das ist ein subtiler, allgegenwärtiger biologischer Überlebensinstinkt, aber man braucht sich nicht davon beherrschen zu lassen.

Ihr Körper ist bis in jede einzelne Zelle hinein so programmiert, dass er denkt: »Egal, was und wie ich esse – welche Lebensmittel, wie oft und wie viel: Ich kann nie sicher sein, dass das, was ich bekomme, auch wirklich immer ausreicht. Deshalb ist es besser, mir einen kleinen Vorrat anzulegen.« Diese unterschwellige Botschaft weckt in Ihnen eine ständige Angst davor, dass Ihre emotionalen und körperlichen Bedürfnisse womöglich nicht erfüllt werden. Durch Fasten können Sie sich darauf trainieren, Ihren Ängsten (in Bezug auf Essen oder andere Dinge) ins Auge zu sehen und sie zu überwinden. Das ist vielleicht der größte Nutzen, den eine Fastenkur Ihnen bringt.

In diesem Buch lernen Sie die verschiedenen Methoden des intermittierenden Fastens kennen, aber ich werde Ihnen auch zeigen, was Fasten alles bewirken kann. Schließlich werden Sie sich wohl kaum für eine Fastenkur entscheiden, wenn Sie nicht wissen, warum sie wichtig ist. Und Sie werden sie definitiv nicht langfristig durchhalten, wenn Sie das Ganze mit Leid, Qualen und Entbehrungen assoziieren.

Als ich aus der Höhle der Schamanin kam, fühlte ich mich wie neu geboren. Da wurde mir klar, dass Fasten nicht mit Leiden einhergehen muss. Es muss nicht schwierig und entbehrungsreich sein. Ganz im Gegenteil: Fasten ist eine der normalsten Aktivitäten, die es gibt, weil unsere Spezies sich im Lauf ihrer Evolution auf natürliche Weise daran angepasst hat. Fasten gehört ganz einfach zum Menschsein dazu. Ich bin hundertprozentig sicher: Sobald Sie dieses Buch gelesen, ein paar der darin beschriebenen Fastentechniken ausprobiert und die für Sie geeignete Methode gefunden haben, wird Ihr Leben Ihnen besser gefallen als vorher – egal was für eine Diät Sie machen und welche Lebensmittel Sie gern essen.

Genau deshalb habe ich das intermittierende Fasten zu Beginn dieses Buches mit einem *Werkzeugkasten* verglichen: weil das nicht einfach nur ein paar Ernährungsregeln sind, sondern ein ganzes Programm, durch das sich die Biologie Ihres Körpers von Grund auf verändert und verbessert. Sie können weiterhin jeden Tag Ihren üblichen Schrott essen und sich mit Fastfood vollstopfen, wenn Sie das wirklich wollen. Sie können Vegetarier oder Veganer, Anhänger der Keto- oder Bulletproof-Diät oder irgendetwas anderes sein. Egal, für welche Ernährungsform Sie sich entscheiden – wenn Sie sich dabei an die in diesem Buch beschriebenen Fastentechniken halten, wird es Ihnen auf jeden Fall besser gehen.

Hier kommt noch eine weitere große Überraschung: Sie werden nicht ständig hungrig sein. Ganz im Gegenteil: Intermittierendes Fasten befreit Sie von Hungergefühlen und dem ganzen damit einhergehenden emotionalen Ballast.

Hunger verstärkt all Ihre Ängste, weil er mächtige biochemische Reaktionen in Ihrem Gehirn aktiviert. Diese finden hauptsächlich in einer primitiven Gehirnstruktur namens Amygdala statt, die ungefähr die Größe und Form einer kleinen Mandel hat. Dieses mandelförmige kleine Gebilde gehört zu der Hirnregion, die der Neurowissenschaftler Paul MacLean von der Yale University wegen ihres primitiven Charakters als »Reptiliengehirn«[1] bezeichnet. Die Amygdala ist für schnelle, automatisch ablaufende emotionale Entscheidungen zuständig, die Sie auch dann am Leben erhalten, wenn Sie gerade einmal nicht hundertprozentig wachsam sind. Dort entsteht die »Kampf oder Flucht«-Reaktion, die Ihnen sagt, dass Sie vor einem plötzlichen Löwenangriff weglaufen oder (heutzutage häufiger) Ihre Hand von einer heißen Herdplatte wegziehen sollen, um sich nicht zu verbrennen. Die Amygdala kann auch beängstigende Heißhungerattacken auslösen, um ganz sicher zu gehen, dass Ihr Körper genügend Nahrung bekommt – oder sogar mehr als genug, wie es bei mir früher leider der Fall war.

Diese Funktionen der Amygdala waren für unsere Urahnen überlebenswichtig, und sie erfüllen auch in unserem heutigen modernen Leben immer noch einen wichtigen Zweck. Aber die Amygdala kann auch irrationale, destruktive Ängste auslösen. Zum Beispiel ist sie die treibende Kraft hinter der inneren Stimme, die Ihnen sagt, dass Sie sterben könnten, wenn Sie irgendetwas tun, wovor Sie Angst haben – wenn Sie beispielsweise zu einem Vorstellungsgespräch gehen, eine ungute Beziehung beenden, einen Vortrag oder eine Rede in der Öffentlichkeit halten oder einfach ein paar Mahlzeiten auslassen.

Mithilfe des intermittierenden Fastens können Sie die Amygdala und den ganzen reptilienartigen Teil Ihres Gehirns in die Schranken weisen und wieder Sie selbst sein – ein rational denkender Mensch, der nicht ständig von Ängsten verfolgt wird. Anfangs werden Sie sich dabei vielleicht ein oder zwei Tage lang unwohl fühlen; doch dann werden Sie ein nie gekanntes Gefühl der Befreiung erleben. Und dabei ist das alles gar nicht einmal schwierig – Sie müssen dazu nur ein paar falsche Vorstellungen zum Thema Essen und Fasten hinterfragen:

> Wer weiß, vielleicht ist es ja ganz einfach, eine Mahlzeit wegzulassen (oder auch zwei oder drei)?

> Vielleicht kann man gleichzeitig essen und fasten, und die Ergebnisse dieses Fastens lassen sich dadurch sogar verbessern?

> Vielleicht kann man Schlaf und körperliche Aktivität dazu nutzen, seinem Körper vorzugaukeln, dass man fastet?

> Vielleicht kann man Fastenkuren sogar ganz individuell auf sein Geschlecht und seine Gene abstimmen?

> Vielleicht kann Fasten einen sowohl körperlich als auch geistig stärker machen?

All das können Sie tatsächlich schaffen. Ich werde Ihnen zeigen, wie das geht. Sie können Ihre Willenskraft stärken und Ihr Leben endlich selbst in die Hand nehmen – tatkräftiger als je zuvor. Also packen wir es an!

1

IHRE ANGST VOR DEM FASTEN IST REINE KOPFSACHE

Die Tradition schreibt vor, dass man sich bei Visionssuchen von einem Schamanen begleiten lässt. Aber wie findet man so jemanden? Es wäre natürlich toll, wenn ich Ihnen von einem geheimen spirituellen Netzwerk erzählen könnte, das einem dabei hilft. Aber ich muss zugeben, dass ich meine Schamanin durch eine Suche im Internet gefunden habe. Im Nachhinein wäre es wahrscheinlich klüger gewesen, mir eine solche Vertrauensperson von einem Freund oder Bekannten empfehlen zu lassen oder zumindest erst mal ein bisschen zu recherchieren, bevor ich mich auf einen so wichtigen Übergangsritus einließ. Nun ja. Ich wollte diese Erfahrung unbedingt machen, also traf ich meine Entscheidung eben einfach ganz impulsiv aus dem Bauch heraus.

Das soll keineswegs heißen, dass diese Schamanin mich enttäuscht hätte. Allerdings waren ihre Methoden zum Teil schon ein bisschen … eigenartig.

Der Überlieferung nach sind Schamanen sehr außergewöhnliche Menschen mit besonderen Begabungen. Sie haben eine höhere Bewusstseinsstufe erreicht, mit deren Hilfe sie eine intensive Verbindung zur spirituellen Welt herstellen können. Schon das Wort *Schamane* vermittelt einen ersten Eindruck von der langen Tradition, die hinter diesen Praktiken steht. Es kommt von *sha'man*,[2] einer spirituellen

Figur des sibirischen Tungu-Volks in Sibirien. Wenn man noch ein bisschen weiter in der Geschichte zurückgeht, kann man das Wort bis zu *sramana-s* – einer Bezeichnung für einen buddhistischen Asketen im alten Sanskrit – zurückverfolgen. Sanskrit! Diese Sprache ist vor über 3000 Jahren entstanden – lange vor dem alten Rom und dem antiken Griechenland. Sanskrit war die Originalsprache vieler buddhistischer und hinduistischer Texte. Niemand weiß, wann die schamanische Praxis ihre Ursprünge hat, aber wahrscheinlich gab es schon Schamanen (und übrigens auch die Praxis des Fastens), als die Pigmente auf der ersten Höhlenmalerei der Welt noch nicht getrocknet waren.

Obwohl ich vielleicht nicht viel über diese spezielle Schamanin wusste, war ich mir durchaus darüber im Klaren, dass ich mich hier in einen sehr ursprünglichen, vielleicht sogar überwältigenden Bereich der menschlichen Erfahrungswelt hineinwagte. Ich war in New Mexico aufgewachsen und hatte dort ebenso oft Zeremonien eines Stammes nordamerikanischer Ureinwohner miterlebt, wie ich mit unserer westlichen Religion in Berührung gekommen war. Später experimentierte ich mit bewusstseinsveränderten Zuständen und vertiefte mich in verschiedene Meditationsformen. Das Wichtigste, was ich mitbrachte, als ich diese Höhle betrat, war eine vorurteilsfreie Haltung und die Bereitschaft, neugierig zu bleiben. Wenn Sie die Welt wirklich erleben möchten, müssen Sie stets offen für neue Erfahrungen sein – auch für solche, die außerhalb Ihres eigenen kulturellen Hintergrunds liegen. Achten Sie dabei nur darauf, sich anderen Kulturen respekt- und verständnisvoll zu nähern und vorher um Erlaubnis zu bitten! Respektvolles Fragen und Nachforschen hat mir im südamerikanischen Dschungel, in tibetischen Klöstern und sogar in den Höhlen von Sedona viele Türen geöffnet. Ein guter Schamane wird Ihnen sagen, dass Sie sich zum Teufel scheren sollen, wenn Sie ihm nicht in den Kram passen; er wird deshalb auch kein schlechtes Gewissen haben.

Schamane zu werden, erfordert eine ganz besondere Kombination aus intensiver Ausbildung, besonderen Fähigkeiten und Hintergrundwissen. Trotzdem kann man sich sehr leicht als Schamane ausgeben, ohne wirklich einer zu sein. Die alten Völker wählten ihre Schamanen nach ihrer Fähigkeit aus, Dinge zu erspüren, die andere Menschen nicht wahrnehmen konnten, und unterzogen sie einer strengen, oft auch gefährlichen jahrelangen Ausbildung. So wurde das schamanische Wissen von Generation zu Generation weitergegeben. Die meisten Schamanen müssen extrem harte Prüfungen überstehen und sich so die Autorität erwerben, anderen Menschen zu helfen. Damals hatte ich nur eine ungefähre Vorstellung davon, wonach ich suchte. Ich wollte jemanden, der mich durch eine Visionssuche mit Fasten hindurchführen konnte, um meine Beziehung zum Essen und zur Einsamkeit zu verändern, aber ich war mir auch meines spirituellen und emotionalen Verlangens bewusst.

Schließlich lernte ich Delilah kennen. (Das ist nicht ihr richtiger Name; ich verwende in diesem Buch ein Pseudonym, um ihre Privatsphäre zu schützen.) Sie besaß eine kleine Ranch mit Lamas und Alpakas. In ihrem Hinterhof stand eine Schwitzhütte, die mit LED-Beleuchtung und Subwoofern ausgestattet war, damit sie beim Schwitzen bewusstseinsverändernde Klänge abspielen konnte. Delilah war sicherlich eine exzentrische Frau, aber schließlich war ich auf der Suche nach einer Führerin, die mich durch eine Visionssuche begleiten konnte. Ich hatte das Gefühl, dass diese starke, rätselhafte, tätowierte Frau mich dorthin bringen konnte, wo ich hinmusste.

Ich bezeichne Delilah als exzentrisch, aber ich würde es Ihnen nicht verübeln, wenn Sie jetzt denken, dass ich vielleicht *auch* ein bisschen exzentrisch bin, weil ich mich statt eines Therapeuten für eine Schamanin entschieden habe oder weil ich mich in eine Höhle mitten im Nirgendwo zurückzog und mich dabei von einer Frau unterweisen ließ, der ich noch nie zuvor begegnet war. Es klingt schon ein bisschen ungewöhnlich, auf diese Weise nach innerem Frieden zu suchen – doch in Wirklichkeit ist es das gar nicht. Egal, ob man das Ende seiner Kindheit feiern, einen religiösen Festtag begehen, sich zu spirituellen Zwecken in die Einsamkeit zurückziehen oder sich einfach nur in die Stille der Natur begeben möchte, um der Hektik des Alltags zu entfliehen – Menschen reisen auf der Suche nach lebensverändernden Erfahrungen oft an abgelegene Orte. Diese Exkursionen umfassen häufig Fasten oder andere Wege, aus der Routine unseres täglichen Lebens auszubrechen. So etwas tun Leute aus allen Berufszweigen und Gesellschaftsschichten auf der ganzen Welt, und normalerweise geht es ihnen nach ihrer Rückkehr sehr viel besser als vorher.

Um es noch klarer auszudrücken: Oberflächlich betrachtet, sind wir alle irgendwie exzentrisch. Und doch sind wir im Grunde genommen alle gleich. Jeder Mensch sucht sich seinen persönlichen Weg zu den gleichen Zielen, die wir alle verfolgen: nämlich, unseren Hunger in den Griff zu bekommen und unsere Gelüste zu überwinden. Wir wollen unser Verlangen hinter uns lassen, unser Verlangen nach allem Möglichen, das wir uns wünschen, aber nicht haben. Genau deshalb ist Fasten so wirksam. Im Gegensatz zu vielen Diäten (oder sogar einigen speziellen Fastenplänen, von denen Sie vielleicht schon gehört haben) ist das Fastenprogramm, um das es in diesem Buch geht, kein starres Regelwerk, das für bestimmte Menschen entwickelt wurde, sondern ein universeller Selbstoptimierungsprozess, der auf biologischen und psychologischen Erkenntnissen, ja sogar auf Spiritualität beruht, und den jeder einzelne Mensch auf seine individuelle Weise angehen kann. Fasten ist mehr als das, was (nicht) auf Ihrem Teller liegt!

Ein breites Spektrum an Fastenmethoden

Um zu verstehen, was Fasten bewirkt, möchte ich Ihnen zunächst eine genaue Vorstellung davon vermitteln, was Fasten eigentlich *ist*. Dieser Begriff wird in den verschiedensten Bedeutungen verwendet; also wollen wir zunächst einmal seinem wahren Sinn auf den Grund gehen. Und der lässt sich in einem ganz einfachen Wort zusammenfassen: *Verzicht*.

Wohlgemerkt: Ich habe nicht »auf Essen verzichten« gesagt, weil es viele Möglichkeiten gibt, auf etwas zu verzichten:

> *Nüchtern bleiben* bedeutet, auf den Konsum bestimmter Substanzen zu verzichten.
>
> *Meditation* bedeutet, auf Denken zu verzichten.
>
> *Einsamkeit* bedeutet, auf die Gesellschaft anderer Menschen zu verzichten.
>
> *Sabbat* (oder Schabbat) bedeutet, auf Arbeit zu verzichten.
>
> *Abstinenz* ist der Verzicht auf Geschlechtsverkehr und sexuelle Freiheit.

All das sind verschiedene Formen des Fastens. Sie alle bedeuten, dass man vorübergehend auf etwas verzichtet, von dem man normalerweise das Gefühl hat, es nicht entbehren zu können. Ich kenne viele Männer, die sagen, dass sie das Gefühl haben, sterben zu müssen, wenn sie zu lange auf einen Orgasmus verzichten müssen. Oder vielleicht ist es auch ein Pornofilm, ein Glas Wein, ein Stück Schokolade oder ein arbeitsreicher Tag, an dem man sich im Büro nützlich vorkommt. Vielleicht ist es sogar etwas, das auf den ersten Blick gar nicht wie eine Sucht aussieht, beispielsweise das Training im Fitnessstudio. Egal, wovon Sie glauben, es unbedingt zu brauchen: Beim Fasten geht es um die Entscheidung, dieses Verlangen in den Griff zu bekommen – Sie müssen das innere Feuer aufbringen, »Nein« dazu zu sagen.

Ich habe in meiner Höhle viele verschiedene Formen des Fastens praktiziert, und zwar alle gleichzeitig. Gerade deshalb hat es mir auch so große Angst eingeflößt. Wenn Sie *verzichten*, schaffen Sie dadurch Platz in Ihrem Geist, um all die Dinge, von denen Sie Ihrer Meinung nach abhängig sind, genau unter die Lupe zu nehmen und herauszufinden, ob diese Abhängigkeit wirklich das ist, wofür Sie sie gehalten hatten. Zum Beispiel ist unsere Abhängigkeit von Sauerstoff etwas sehr Reales – aber die meisten Menschen flippen innerlich schon aus, wenn ihre Lungen nach ungefähr zehn Sekunden leer sind, obwohl sie wissen, dass sie *ein bis zwei Minuten lang* ohne

Sauerstoff auskommen können. Man kann tatsächlich auf Sauerstoff verzichten. Das bezeichnet man als hypoxisches Training, und es kann die Ausdauer steigern. Athleten trainieren[3] oft an hochgelegenen Orten wie meiner Heimatstadt Albuquerque in New Mexico oder Chamonix in Frankreich, um sich die Vorteile eines Trainings mit weniger Sauerstoff zu verschaffen; und die leistungsstärksten Sportler setzen sich inzwischen sogar vorübergehend völligem Sauerstoffmangel aus, was geradezu übermenschliche biologische Veränderungen bewirkt. Es gibt auch eine Form des Sauerstofffastens, bei der man seine Atmung kontrolliert, was einen meditativen Zustand verstärken kann; darüber werden Sie in Kapitel 7 noch mehr erfahren.

Das Gleiche gilt für Essen und Trinken: Natürlich brauchen wir diese Dinge, aber normalerweise haben wir schon zu einem Zeitpunkt das *Gefühl*, sie zu brauchen, zu dem wir eigentlich noch lange Zeit ohne sie auskommen könnten. (Das gilt übrigens auch für Sex, menschliche Gesellschaft, Arbeit und vieles andere.) Wenn Sie Ihre tatsächlichen Bedürfnisse mit Ihren *wahrgenommenen* Bedürfnissen vergleichen, zeigt sich, wie viel Macht Sie in Wirklichkeit über Ihren Körper und Ihr Verhalten haben. Für diesen Prozess der Selbsterkenntnis braucht man sich nicht in eine Höhle zurückzuziehen. Sie müssen sich nur ein bisschen Zeit nehmen, in der Sie ganz ungestört sind, um Ihre Vorstellungen von all den Dingen, auf die Sie beim besten Willen nicht verzichten zu können glauben, einem kritischen Kreuzverhör zu unterziehen. Dann werden Sie schnell feststellen, dass diese vermeintlichen Gewissheiten nichts mit der Realität zu tun haben. Eine Zeitlang auf Essen zu verzichten, lehrt Sie zum Beispiel, dass Sie eigentlich gar keine Pommes frites brauchen. Jeder noch so kleine Schritt trägt zu Ihrer Befreiung bei.

Wenn wir schon darüber reden, was Fasten ist, möchte ich auch klarstellen, was Fasten *nicht* ist. Es hat *nichts mit Leiden zu tun*. Auch wenn Sie sich dabei die ersten paar Male unwohl fühlen, wird Ihnen das Fasten doch letzten Endes Freude machen und schließlich zu einer Selbstverständlichkeit für Sie werden. Sobald Ihnen klar wird, dass Sie verzichten können, gewinnen Sie innere Kraft und Selbstbeherrschung. Und wenn Sie dann nach einer gewissen Zeit wieder aufhören, auf irgendetwas zu verzichten, wird diese Substanz oder diese Erfahrung für Sie dadurch noch viel wertvoller: Sie wird Ihnen mehr Genuss verschaffen und ein auf mühelose Weise gewonnenes Gefühl der Dankbarkeit in Ihr Leben bringen.

Mein zehnjähriger Sohn ließ sich durch meine Aktivitäten während meiner Arbeit an diesem Buch inspirieren: Er hat vor Kurzem beschlossen, es selbst einmal mit einer 24-stündigen Fastenkur zu versuchen und während dieser Zeit morgens nur ein bisschen schwarzen Kaffee zu trinken. Mein Sohn war fest entschlossen, sich konsequent an dieses Vorhaben zu halten, und das hat er auch getan. Die Fastentipps und -tricks, die Sie in diesem Buch kennenlernen werden, lehnte er ab, weil er die Erfahrung machen wollte, wie es ist, das Ganze ohne jede Hilfestellung durchzuziehen. Am Ende sagte er: »Du hast Recht gehabt, Dad: Fasten ist wirklich das beste Gewürz, das es gibt. Mein heutiges Abendessen war die köstlichste Mahlzeit, die ich je zu mir genommen habe!« An seinem Lächeln sah ich, wie stolz er auf seine Leistung war und wie viel Selbstvertrauen er dadurch gewonnen hatte, und der Vater in mir freute sich darüber. Mein Sohn war deshalb so stolz und glücklich, weil Fasten einem Kontrolle über die Dinge gibt, von denen man geglaubt hat, nicht ohne sie leben zu können. Fasten weckt in Ihnen ein Gefühl der Dankbarkeit für Dinge, die Sie vorher wahrscheinlich für selbstverständlich gehalten hatten. So einfach ist das – und so kompliziert.

Die Definition des Begriffs »Fasten« umfasst aber auch noch ein weiteres Element, über das Sie sich unbedingt im Klaren sein sollten: *Fasten bedeutet nicht, etwas völlig aus Ihrem Leben zu verbannen.* Wenn Sportler hypoxisches Training betreiben, schränken sie ihren Zugang zu Sauerstoff auf kontrollierte Weise ein, denn bei unkontrolliertem Sauerstofffasten würden sie ersticken. Und selbst jemand, der sich streng an das Gebot hält, am Sabbat nichts zu tun, wird einem verletzten Menschen zu Hilfe kommen, denn es gibt vernünftige und unvernünftige Arten des Nichtstuns.

Und genauso ist es auch beim Heilfasten. Normalerweise stellen wir uns Fasten so vor, als müsse man dabei völlig auf Nahrung verzichten; dabei ist Fasten in Wirklichkeit etwas viel Flexibleres. Fasten in all seinen verschiedenen Formen ist am wirksamsten, wenn es genau auf die Lebensumstände der betreffenden Person abgestimmt wird. Bei einem unkontrollierten Verzicht auf Nahrung würde man verhungern.

Und damit sind wir bei einem letzten, sehr wichtigen Teil unserer Definition angelangt: *Fasten ist nicht gleich Fasten.* Es gibt viele verschiedene Formen davon. Haben Sie schon mal etwas von Trockenfasten gehört? Das bedeutet, nicht nur auf feste Nahrung, sondern auch auf Flüssigkeit zu verzichten. Und kennen Sie den Begriff Dopaminfasten[4]? Mein Freund Cameron Sepah, der als Psychologe an der University of California in San Francisco tätig ist, hat dieses Konzept entwickelt. Dopaminfasten ist im Grunde nichts anderes als eine Ruhepause von all den Reizen in Ihrem Leben, die Ihnen sofortige Befriedigung schenken – vom Einkaufen über Computerspiele bis hin zu Alkohol und Drogen. Vielleicht haben Sie schon einmal von Menschen gehört, die sich in eine Höhle zurückziehen und sich dort ein bis zwei Wochen in völliger Dunkelheit aufhalten. Auch das ist Fasten in Form eines Verzichts auf Nahrung und sogar auf Licht. Immer wenn Sie die Zufuhr irgendwelcher Substanzen oder Reize drosseln, die Ihr Körper normalerweise in sich aufnimmt, ist das eine Form von Fasten.

Ich faste nun schon seit über zehn Jahren regelmäßig. Durch viele breit gefächerte wissenschaftliche Untersuchungen und Experimente habe ich herausgefunden, dass die beste regelmäßige Fastenmethode (egal worauf man dabei verzichtet) das sogenannte *intermittierende Fasten* ist.[5] Diese Form des Fastens bringt Ihrem Körper und Geist enorme Vorteile. Und sie lässt sich erstaunlich einfach praktizieren, weil Sie sie individuell an Ihre jetzige Ernährungsform anpassen können und weil Ihr Leben sich dadurch auf jeden Fall verbessert, egal, wie Sie sich ernähren. Außerdem öffnet intermittierendes Fasten Ihnen auf schmerzlose Art die Tür zu längeren Fastenperioden.

Das Grundprinzip des intermittierenden Fastens besteht darin, dass Sie dabei zwischen kurzen Phasen des Verzichts und Phasen, in denen Sie zu Ihrem gewohnten Verhalten zurückkehren, hin und her wechseln. Dieses Konzept erfreut sich in letzter Zeit zunehmender Beliebtheit. Vielleicht haben Sie auch schon Bücher oder Artikel gesehen, die bestimmte Vorstellungen von der richtigen Art des intermittierenden Fastens propagieren. Manche Autoren führen Ergebnisse wissenschaftlicher Untersuchungen an, die für das sogenannte 16:8-Intervallfasten sprechen, bei denen man 16 Stunden lang auf Essen verzichtet. Andere Menschen argumentieren, dass 18-stündiges Fasten besser sein könnte. Eine weitere Studie spricht für 24 Stunden. Und dann gibt es auch noch fastenähnliche Diäten, bei denen man etwas essen darf, solange man sich dabei auf ganz bestimmte Lebensmittel beschränkt, so wie ich es in meiner Bulletproof-Diät beschrieben habe. Eine Fastenkur, bei der Essen erlaubt ist, hört sich vielleicht paradox an, aber so etwas gibt es tatsächlich, und es funktioniert auch. Diese Methode, über die Sie später noch mehr erfahren werden, ist ein wichtiger Bestandteil Ihres Fasten-Werkzeugkastens.

Letztendlich gibt es keine eindeutige Regel dafür, wie lange die Phasen des Verzichts auf Essen (oder auf irgendetwas anderes) dauern müssen, solange sie Ihnen das geben, wonach Sie suchen. Ganz im Gegenteil: Allzu sehr von Regeln besessen zu sein, läuft dem großen Ziel zuwider, welches man mit dem Fasten erreichen möchte. Wir können also ruhig aufhören, uns auf die Details des Fastens zu konzentrieren, und stattdessen einfach darauf achten, was dieses Fasten uns bringt. Denn Details sind schließlich nichts weiter als Details.

Wie Fasten den Körper optimiert

Was also bringt Ihnen das Fasten?

Ein wichtiger Vorteil besteht darin, dass *Fasten Ihren Insulinspiegel reguliert*. Nach dem Essen spaltet Ihr Körper die Kohlenhydrate aus der Nahrung in Zuckermoleküle namens Glukose auf – eine der primären molekularen Energiequellen unseres Körpers. Der Glukosespiegel in Ihrem Blut (umgangssprachlich auch als Blutzuckerspiegel bezeichnet) steigt. Als Reaktion darauf schüttet die Bauchspeicheldrüse Insulin aus, ein Hormon, das als eine Art Stoffwechselschalter fungiert: Dieses Insulin dockt an Ihre Zellen an und veranlasst sie, die Glukosemoleküle in sich aufzunehmen und sich auf diese Weise mit Energie zu versorgen. Schließlich schüttet Ihr Körper weitere Hormone (unter anderem Cholecystokinin und Leptin) aus, um Ihnen zu signalisieren, dass Sie jetzt satt sind und wieder mit dem Essen aufhören können.

So *sollte* dieses System eigentlich funktionieren, doch unsere moderne Big-Food-Industrie kann diese empfindlichen biologischen Mechanismen außer Kraft setzen, die sich in einer Welt entwickelt haben, in der es noch keine ungesunden Fette gab und Honig fast das ganze Jahr über das einzig verfügbare süß schmeckende Lebensmittel war. Die Lebensmittelindustrie steht unter einem ständigen Druck, Ihnen die billigsten Kalorienquellen zu verkaufen, und diese Quellen sind aus gesundheitlicher Sicht meist nicht optimal. Um diese billigen Kalorien für den Verbraucher attraktiver zu machen, kombinieren die Lebensmittelproduzenten sie mit künstlichen Aromen, Süßstoffen und allem möglichen anderen, damit das Endprodukt gut schmeckt. Das sind keine bösen Menschen, die Sie krank machen wollen, sondern einfach nur Geschäftsleute, die eben ihrem Daseinszweck nachgehen: Sie versuchen, ihren Gewinn zu maximieren und ihre Kosten zu minimieren. Aus Sicht der Verbraucher ist es jedoch völlig egal, ob diese Unternehmen böse Absichten verfolgen oder nicht. Für sie kommt es nur auf das Ergebnis an: Supermarktregale voller verarbeiteter Lebensmittel, die nicht auf den menschlichen Stoffwechsel abgestimmt sind.

Wenn Sie sich von solchen verarbeiteten Lebensmitteln ernähren, die voll mit raffiniertem Zucker und billigen Kohlenhydraten sind, kann Ihr Körper mit dieser Flut an Kalorien nicht immer Schritt halten. Außerdem können die übermäßig starken künstlichen Aromen und der süße Geschmack verarbeiteter Lebensmittel die normalen Signale Ihres Verdauungssystems durcheinanderbringen, die Ihnen sagen, wann Sie mit dem Essen aufhören sollen. Dadurch verschlimmert sich das Problem noch. Denn wenn man seinem Körper mehr Energie zuführt, als er verbraucht, wird die überschüssige Glukose in Form von Fett gespeichert. Gleichzeitig versucht Ihre Bauchspeicheldrüse krampfhaft, Ihren Körper im Gleichgewicht zu halten. Letztendlich kann der Körper dadurch unempfindlich gegenüber Insulin werden; das ist eine der Hauptursachen für Typ-2-Diabetes.

Fasten verlangsamt diesen Insulin-Glukose-Zyklus und gönnt Ihrem Körper eine Ruhepause. Das ist vor allem dann wichtig, wenn Sie sich von minderwertigen Lebensmitteln ernähren. Daher kommt Fasten jedem Menschen – unabhängig von seiner gewohnten Ernährung – zugute: Denn es wirkt sich bereits positiv aus, nur für kurze Zeit weniger wertlose Nahrungsmittel in sich hineinzustopfen. Außerdem greift Ihr Körper, wenn Sie eine Essenspause einlegen, auf seine gespeicherten Zucker- und Fettreserven zurück. Ihr Blutzuckerspiegel bleibt stabil, und Ihr Insulinspiegel sinkt. Adrienne Barnosky (Endokrinologin an der medizinischen Fakultät der Duke University in North Carolina) und ihr Team konnten nachweisen, dass intermittierendes Fasten zur Vorbeugung einer Insulinresistenz beiträgt.[6] Es gibt überzeugende klinische Beweise dafür, dass man durch Fasten auch einer Leptinresistenz vorbeugen kann. Das ist sehr wichtig, weil die Leptinresistenz die erste Stufe einer Insulinresistenz ist. Solange Sie nichts zu sich nehmen, was Ihren Blutzucker erhöht, können Sie die meisten dieser Vorteile auch ohne Fasten erzielen; genau dieses Prinzip steckt hinter Diäten, die das Fasten nachahmen.

Ein weiterer Vorteil des Fastens: *Es löst einen Selbstreinigungsprozess namens Autophagie* (wörtlich: »sich selbst auffressen«) *im Körper aus.* Aufgrund der normalen Verschleißprozesse unseres Körpers verstopfen sich unsere Zellen nämlich nach und nach mit angesammelten Giftstoffen, Krankheitserregern, fehlgebildeten Proteinen und Trümmern abgestorbener Zellen. All diese mikroskopisch kleinen Abfälle können die normale Funktionsfähigkeit Ihrer Zellen beeinträchtigen und sogar dazu führen, dass sie sich nicht mehr richtig teilen und vermehren. Autophagie ist ein ganzes Paket aus biomolekularen Werkzeugen, die ständig durch Ihren Körper hindurchpatrouillieren, den Müll einsammeln und in winzigen »Verdauungsbläschen« namens Lysosomen deponieren.[7] Dabei handelt es sich um einen lebenswichtigen Vorgang, der Ihre Zellen in gutem Zustand erhält.

Immer mehr wissenschaftliche Untersuchungen zeigen, dass diese Autophagie auch dazu beiträgt, den Alterungsprozess zu verlangsamen, Entzündungsprozesse im Körper einzudämmen und die allgemeine körperliche Leistungsfähigkeit zu steigern. Bisher weiß die Wissenschaft noch nicht genau, warum Fasten den Vorgang der Autophagie anregt, und die meisten dieser Untersuchungen wurden auch nicht an Menschen, sondern an Mäusen durchgeführt. Doch die biologischen Wirkmechanismen scheinen im ganzen Tierreich die gleichen zu sein: Wenn der Körper nicht damit beschäftigt ist, Zucker aus dem Blut in die Zellen einzulagern und Fett zu speichern, investiert er mehr Ressourcen in Wartungsarbeiten. Eine vor Kurzem erschienene Untersuchung, die von der medizinischen Forschungseinrichtung Scripps Research in La Jolla (Kalifornien) durchgeführt wurde, zeigt, dass im Bereich der Nervenzellen im Gehirn während des Fastens besonders intensive Reinigungsprozesse stattfinden.[8]

Es gibt zudem immer mehr wissenschaftliche Untersuchungen, die beweisen, *dass der Körper durch Fasten auf molekularer Ebene effizienter und sauberer funktioniert*, und zwar auf eine sehr komplexe Art und Weise, die zurzeit gerade erst erforscht wird. Zum Beispiel konnte eine Gruppe japanischer Biologen im Jahr 2019 zeigen, dass eine 58-stündige Fastenperiode – nicht bei Mäusen, sondern bei Menschen! – die Blutspiegel von 44 wichtigen körpereigenen Substanzen erhöht. Diese Substanzen wirken an den chemischen Prozessen mit, die Fett abbauen und Fehlbildungen von Eiweißstrukturen verhindern.[9]

Außerdem weiß man inzwischen, dass intermittierendes Fasten sich positiv auf ein sehr wirksames Anti-Aging-Molekül namens Nikotinamid-Adenin-Dinukleotid (kurz: NAD) auswirkt. In seiner aktivierten Form wird es als NAD+ bezeichnet. Die täuschend einfach klingende Aufgabe von NAD+ besteht darin, Elektronen hin und her zu schieben, damit die chemischen Reaktionen in Ihrem Körper reibungslos ablaufen können. Dieses kleine Molekül erfüllt in Ihrem Organismus lebenswichtige Funktionen: Es sorgt dafür, dass Ihre Zellen Energie erzeugen können, trägt dazu bei, die immer wieder aufs Neue entstehenden Schäden an Ihrer DNA zu reparieren, beugt Fehlbildungen von Eiweißstrukturen und somit auch dem Abbau Ihrer geistigen Fähigkeiten vor und schützt die Zellen vor oxidativem Stress, einem permanent ablaufenden Prozess, durch den wir altern. Intermittierendes Fasten erhöht den NAD+-Spiegel in Ihrem Blut – und das ist für Ihre Gesundheit enorm wichtig.

Immer wenn ich überzeugt davon bin, die neueste Fachliteratur über die biologischen Vorteile des Fastens zu kennen, springt mir wieder irgendeine neue überraschende Erkenntnis ins Auge. Eine am Massachusetts Institute of Technology (MIT) durchgeführte neue wissenschaftliche Untersuchung[10] hat zum Beispiel gezeigt, dass 24-stündiges Fasten die Regenerationsfähigkeit von Stammzellen deutlich verbessert. Es scheint auch das Wachstum neuer Nervenzellen im Gehirn zu fördern und die Fähigkeit des Gehirns zur Anpassung an Reize zu verstärken. Fasten wirkt sich sogar positiv auf Ihr Mikrobiom (das Ökosystem der in Ihrem Darm lebenden Bakterien) aus. Wenn diesen Bakterien die Nahrung entzogen wird, schütten sie ein Hormon namens Fasten-induzierter Adipositas-Faktor aus; dieses Hormon gibt dem Körper die Anweisung, seine Fettspeicherung zu beenden und mit der Fettverbrennung zu beginnen.

In den meisten Fällen muss man nicht ganz auf Nahrung verzichten, um in den Genuss dieser Vorteile des Fastens zu kommen. Im Jahr 2014 habe ich über eine spezielle Form des intermittierenden Fastens geschrieben, die entwickelt wurde, um den Einstieg in dieses Fasten mühelos und schmerzfrei zu gestalten.[11] Alle Menschen, die diese Fastenform praktizierten, nahmen zusammen schätzungsweise 500 000 Kilogramm ab. Es hat große Ähnlichkeit mit dem 16:8-Fasten, nur mit einem wichtigen Unterschied: Morgens verzichtet man auf feste Nahrung und trinkt stattdessen eine Tasse Bulletproof Coffee. Dieser ganz besondere Kaffee enthält Fette, die dazu beitragen, dass man einerseits keinen Hunger hat, wenn man auf die Lebensmittel verzichtet, die man normalerweise zu sich nimmt. Andererseits bekommt der Insulin- und Eiweißstoffwechsel aber trotzdem eine Ruhepause. »Intermittierendes Fasten mit Butter-MCT-Kaffee« klang albern, also taufte ich diese Form des Fastens vor zehn Jahren »Bulletproof Intermittent Fasting« (intermittierendes Fasten nach der Bulletproof-Methode). Da diese Fastenmethode gut funktioniert, hat sie sich im Lauf der Zeit durchgesetzt, und die Videos, die ich darüber gedreht und ins Internet gestellt habe, sind inzwischen schon Hunderttausende Male angeschaut worden.

Bei dieser Variante des intermittierenden Fastens kommt es darauf an, was für Fette Sie zu sich nehmen. Maisöl, Sojaöl, Rapsöl und Samenöle enthalten instabile Fette, die zur Entstehung von Entzündungen beitragen und auch noch andere unerwünschte Wirkungen haben können. Butter von grasgefütterten Rindern (kurz: Weidebutter) und MCT-Öl sind viel gesünder. (Die Abkürzung »MCT« steht für mittelkettige Triglyzeride, eine Gruppe von Fettmolekülen, die relativ klein sind und vom Körper daher leicht aufgenommen und für die Energiegewinnung verwertet werden können.) Solche Fette sind in Bulletproof Coffee enthalten, und sie gehörten in den letzten zehn Jahren zu den Grundpfeilern meiner Ernährung.

Durch intermittierendes Fasten nach der Bulletproof-Methode kann man die insulinstabilisierenden und autophagischen Effekte des Fastens nutzen und dabei gleichzeitig seine anderen, weniger angenehmen biologischen Auswirkungen eindämmen. Damit meine ich natürlich das Hungergefühl und die schlechte Laune, die einen dabei überkommt, vor allem, wenn man das Fasten noch nicht gewöhnt ist. Das ist nun mal der Reptilienteil Ihres Gehirns, der sich zu Wort meldet, wenn ihm etwas gegen den Strich geht! Sie können nun entweder eine Menge Energie darauf verwenden, gegen dieses Reptiliengehirn anzukämpfen und es irgendwie in den Griff zu bekommen; oder Sie sagen ihm bei einer Tasse cremigen Kaffees in aller Ruhe, dass es die Klappe halten soll, und sparen sich Ihre Energie für etwas Besseres. Egal, was Sie tun – Ihr Körper wird dabei auf jeden Fall »denken«, Sie hätten gefastet.

Ich empfehle Ihnen, mit dem Fasten in einer Form zu beginnen, die ich durch langes Forschen und Herumexperimentieren entwickelt habe – einer Fastenmethode, die bei fast jedem Menschen funktioniert. Trinken Sie morgens gleich nach dem Aufwachen eine Tasse Bulletproof Coffee: schwarzer Kaffee, dazu ein Klecks Weidebutter und mindestens ein Teelöffel C8 MCT-Öl. Das ist das beste Kaffeegetränk, das es gibt! C8 MCT-Öl ist ein geschmacksneutraler Extrakt aus Kokosöl, der das Hungergefühl unterdrückt und das Energieniveau in Ihrem Körper erhöht. Diese beiden hochwertigen Fette halten Sie bis zum Mittagessen satt. Auf molekularer Ebene wird Ihr Körper auf diese Weise den Prozess der Autophagie und Fettverbrennung fortsetzen. Auf persönlicher Ebene werden Sie Ihr gewohntes Frühstück überhaupt nicht vermissen. Statt kostbare Willenskraft zu investieren, um gegen Ihre Hungerreaktion anzukämpfen, drücken Sie einfach auf den biologischen »Aus«-Knopf, um Ihre Essensgelüste zu stoppen.

Bulletproof Coffee unterdrückt das Hungergefühl während des Fastens, indem er den Ketonspiegel in Ihrem Blut anhebt. Ketone sind ein weiterer wichtiger Bestandteil der Biologie des Fastens. Wenn Ihr Körper aus dem, was Sie essen und trinken, nicht genügend Glukose bezieht, verwerten Leber und Muskeln sämtliche in Ihrem Körper gespeicherten Kohlenhydrate und erzeugen daraus eine alternative Energiequelle, indem sie Fett in kleinere Moleküle (Ketone) umwandeln. Diese Ketone zirkulieren im Blut und gelangen zu Ihren Muskelzellen und in andere Gewebe. Diesen Zustand bezeichnet man als Ketose: Dabei verbrennt der Körper Fett als primären »Treibstoff«.

Ketone liefern aber nicht nur Energie, sondern machen auch wacher. Vor Kurzem traf ich mich mit Satchidananda Panda, einem Experten für unsere körpereigene innere Uhr, als er am Salk Institute in La Jolla (Kalifornien) arbeitete. Als wir den Weg entlanggingen, der mitten durch das Institutsgelände führt, wurde mir klar, warum man sagt, der Architekt des Salk Institute habe diesen Weg so gestaltet, dass er »eines Besuchs von Picasso würdig ist«. Trotzdem sind Satchins Forschungsergebnisse noch sehr viel eindrucksvoller als die Institutsgebäude. Er hat nämlich herausgefunden, dass Ketone wie eine Art Mini-Alarmglocken wirken: Sie aktivieren die Gehirnzellen, die unseren zirkadianen Rhythmus regulieren, und geben dem Körper die Anweisung, in einen wachen, aktiven Zustand überzuwechseln.[12] Schon ein kleiner Anstieg des Ketonspiegels beim Fasten liefert uns einen Energieschub, der sich wahrscheinlich in grauer Vorzeit entwickelt hat, um uns eine erfolgreichere Jagd zu ermöglichen – es ist also gewissermaßen ein evolutionäres Geschenk unserer Vorfahren. Mithilfe des Zustands der Ketose können Sie diesen Energieschub nach Belieben einschalten: Ketone am Morgen, wenn Sie frühstücken (auf Englisch »breakfast«, also »das nächtliche Fasten brechen«), legen Sie diesen Energieschalter für viele Stunden um.

C8 MCT-Öl wird im Körper direkt in Ketone umgewandelt, und Kaffee enthält Koffein, das laut einer wissenschaftlichen Untersuchung kanadischer Forscher die Ketonproduktion verdoppelt.[13] Ein erhöhter Ketonspiegel regt wiederum die Bildung von Cholecystokinin (kurz: CCK) an – dem Hormon, das uns signalisiert, mit dem Essen aufzuhören – und unterbricht die Produktion eines anderen Hormons mit negativen Auswirkungen: Ghrelin, das im Magen und im Dünndarm gebildet wird. Biologen haben Ghrelin den Spitznamen »Hungerhormon« gegeben, weil es das Verlangen nach Essen anregt und den Hypothalamus (eine Hirnregion, die an der Appetitregulation beteiligt ist) aktiviert. All das gehört zu den vielen synergistischen Vorteilen des intermittierenden Fastens.

Heutzutage verwenden die Leute oft einen Begriff, den ich vor zehn Jahren geprägt habe, um zu beschreiben, wie man seinen Körper optimiert: *Biohacking*. Dieses Wort klingt ein bisschen wie eine futuristische Idee, doch in Wirklichkeit ist sie alles andere als neu. Unsere Ernährung umzustellen, um Heilungsprozesse zu fördern und unser Wohlbefinden zu erhöhen, ist eine uralte Praxis – so alt wie das Leben selbst. Die biologischen Mechanismen zur Selbstreinigung und Verjüngung unseres Körpers wurden uns durch die Evolution im Lauf von Milliarden Jahren einprogrammiert, ebenso wie unsere instinktiven Reaktionen auf Nahrung. Neu ist dabei lediglich, dass wir diese Prozesse, die in uns ablaufen, inzwischen auf molekularer Ebene untersuchen können, genau verstehen, *wie es dazu kommt*, und bewusste Entscheidungen treffen können, um diese Prozesse so zu nutzen, dass sie uns einen maximalen Nutzen bei minimalen Beschwerden bringen.

Entdecken Sie Ihre »maßgeschneiderte« Fastenmethode

Je nachdem, wie Ihr jetziger Lebensstil aussieht, wird Ihr Körper durch das Fasten vielleicht ein paar größere Veränderungen durchmachen. Deshalb empfehle ich Ihnen, langsam und allmählich damit anzufangen. Denn dann fallen die anfänglichen Beschwerden nicht so sehr ins Gewicht, und Sie gelangen schneller zu den Fastenphasen, die Freude machen. Sie können Ihren Tag zum Beispiel mit einem Kaffee und ein oder zwei Teelöffeln MCT-Öl beginnen. Vielleicht sind Sie ja auch groß und kräftig gebaut und brauchen mehr. Vielleicht lesen Sie das und denken: »Ich wiege 200 Kilo. Wie soll ich da mit ein paar Teelöffeln MCT auskommen?« Na gut, dann verwenden Sie stattdessen halt einen Esslöffel oder geben noch mehr Teelöffel von dem Öl in Ihren Kaffee. An manchen Tagen können Sie sogar versuchsweise auf ausschließlich schwarzen Kaffee umsteigen und sehen, ob es Ihnen dadurch besser geht oder Sie sich wacher fühlen. Die Details bleiben Ihnen überlassen; wichtig ist nur, dass Ihre biologischen Systeme die chemische Zusammensetzung Ihres Blutes richtig interpretieren und zu dem Ergebnis kommen, dass Sie gerade fasten, obwohl Sie in Wirklichkeit eine Tasse Kaffee getrunken und gar keinen Hunger mehr haben.

Das ist kein bloßes Täuschungsmanöver: Sie fasten tatsächlich, auch wenn pedantische wassertrinkende Fastenanhänger das Gegenteil behaupten! Sie fasten, weil Sie kein Eiweiß zu sich nehmen, sodass Ihr Körper keine eiweißverdauenden Moleküle (Proteasen) braucht, um Ihre Nahrung abzubauen. Somit verändert sich auch nicht Ihr Insulinspiegel. Stattdessen verwendet Ihr Körper all seine Ressourcen darauf, neue Proteine zu falten, alte Zellen zu entsorgen und geschädigte Zellen zu reparieren, das heißt, er ist mit dem Prozess der Autophagie beschäftigt. Obwohl Sie das Gefühl haben, zu essen, glaubt Ihr Körper, dass er fastet. Alle wichtigen Heilungsmechanismen sind bereits in Ihrem Körper vorhanden; Sie brauchen sie nur freizusetzen, damit sie ungehindert ihre Arbeit erledigen können.

Vielleicht klingt die Idee, das Frühstück durch ein Kaffeegetränk zu ersetzen, für Sie nicht besonders verlockend. Aber wenigstens schmeckt das immer noch besser als ein Grünkohl-Smoothie. Aber es gibt auch noch eine andere Möglichkeit, sich die Vorteile des Fastens zunutze zu machen: Versuchen Sie es doch mal mit *Eiweißfasten*. Das bedeutet, mindestens einen Tag pro Woche weniger als 15 Gramm Eiweiß aus sämtlichen Quellen (einschließlich Gemüse) zu essen. Sie können sich ruhig ein bisschen Fett gönnen und auch etwas Gemüse essen (nur kein eiweißreiches Gemüse wie Bohnen oder Spinat). Außer eiweißreichen Lebensmitteln oder reinem Zucker ist fast alles erlaubt. Wenn Sie das einmal pro Woche praktizieren, kommen Sie in den Genuss vieler Vorteile des Fastens, ohne wirklich zu fasten, denn eine geringe Eiweißzufuhr senkt den Insulinspiegel und hemmt ein zentrales stoffwechselregulierendes Protein namens mTOR,[14] und zwar genauso, wie es »richtiges« Fasten tut. Wie gesagt: Fasten bedeutet Verzicht; aber Verzicht bedeutet nicht unbedingt, auf *alles* verzichten zu müssen. Man kann es sich aussuchen.

Diese Flexibilität wird die Fastenpuristen sicherlich verärgern. Es gibt Menschen, die am liebsten immer unumstößliche Regeln dafür haben wollen, wie man leben soll. Bestimmt haben Sie auch schon viele solcher Leute kennengelernt oder zumindest Kommentare von ihnen im Internet gelesen. Manche Menschen sind der festen Überzeugung, dass sie nur dann richtig Diät halten oder fasten, wenn sie dabei leiden. Doch das ist nicht meine Art von Fasten. Ich tue einfach das, was gut funktioniert, auch wenn es noch keine wissenschaftlichen Untersuchungen gibt, die zeigen, *warum* es funktioniert. Ich praktiziere inzwischen schon seit über zehn Jahren Eiweißfasten und habe auch mit vielen anderen Menschen gesprochen, die sich das angewöhnt haben, seitdem ich die Grundprinzipien dieser Fastenmethode in meinem Buch *Die Bulletproof-Diät[11]* beschrieben habe. Ich kann Ihnen also versichern: Eiweißfasten funktioniert!

Wenn Sie nicht ohne Eiweiß leben können, probieren Sie stattdessen lieber eine andere Fastenmethode aus: Essen Sie keine Kohlenhydrate, sondern nehmen Sie nur Fett und Eiweiß zu sich. Diese Art des Fastens hat einen Namen, und der ist inzwischen in aller Munde: Keto-Diät. Wie wäre es, diese Vorgaben noch ein bisschen zu ergänzen und auch auf *entzündungsfördernde* Eiweiße und Fette zu verzichten? Vielleicht steckt Ihre Ernährung voller entzündungsfördernder Fette, ohne dass Sie etwas davon wissen, weil Big Food Ihnen nicht sagt (und oft selbst nicht weiß), welche Fette für Sie schädlich sind. Bei vielen häufig verwendeten Ölen – beispielsweise Raps-, Mais-, Erdnuss- und Sojaöl – handelt es sich um entzündungsfördernde Omega-6-Fettsäuren. Sie werden staunen, wie viel besser es Ihnen gleich geht, wenn Sie diese Öle von ihrem Speisezettel streichen.

Auch Gluten und Kasein (ein Milcheiweiß) fördern Entzündungsprozesse im Körper. Wenn Sie auf solche Eiweißquellen setzen, werden Sie damit keine positiven Ergebnisse erzielen. Intermittierendes Fasten nach der Bulletproof-Methode berücksichtigt all diese Erkenntnisse. In Kapitel 10 werden wir noch mehr Fastenmethoden besprechen.

Schließen Sie nun einmal kurz die Augen und überlegen Sie, wie Sie sich das Fasten vorgestellt haben, bevor Sie anfingen, dieses Buch zu lesen. Vielleicht haben Sie dabei einen Gesundheitsfanatiker vor Ihrem inneren Auge gesehen, der übermenschliche Entbehrungen auf sich nimmt und auf sämtliche Nahrung verzichtet. Vielleicht haben Sie sich vorgestellt, welche Qualen Sie bei dem Versuch, seinem Beispiel zu folgen, leiden werden. Ich mache Ihnen keinen Vorwurf daraus; es gibt viele Bücher, Zeitschriften und Werbespots, die diese Klischeevorstellung propagieren. Schließen Sie nun noch einmal die Augen und löschen Sie diese Bilder aus Ihrem Gedächtnis. Ich möchte Sie nämlich nun auf eine Form des Fastens einstimmen, *die auf selektivem Verzicht beruht.* Sie sollen Fastenmethoden finden, die für Sie gut funktionieren – nicht nur diese Woche, diesen Monat oder dieses Jahr, sondern für den Rest Ihres Lebens. Fasten muss nachhaltig sein, sonst hat es keinen Sinn. Nachhaltigkeit bedeutet, dass Sie sich dabei so wenig wie möglich anstrengen und dass Sie so wenig wie möglich leiden müssen.

Ja, Sie haben richtig gelesen: Fasten soll Ihnen die geringstmögliche Anstrengung und das geringstmögliche Leid bereiten.

Ihre Entscheidung für diesen Weg wird Sie in eine ganz andere Welt führen. Sie werden die Kraft der oben beschriebenen positiven biologischen Mechanismen in Ihren Zellen freisetzen. Diese Mechanismen wurden im Lauf der natürlichen Selektion über Jahrmillionen hinweg immer weiter verfeinert und verbessert, damit es Ihnen möglichst gut geht. Sie müssen nur lernen, sie richtig zu aktivieren – damit sie *für* Sie arbeiten und nicht gegen Sie.

Im Gegensatz zu anderen Fastenmethoden oder Diäten werden Sie bei diesem Fasten garantiert keinen Hunger haben. Sie werden auch nicht frieren oder müde und erschöpft sein. Und Sie werden nicht unter einem vernebelten Gehirn oder der schlechten Laune leiden, die einen oft überkommt, wenn man einen zu niedrigen Blutzuckerspiegel hat. Die Ketone und Metaboliten, NAD+, Leptin und alle anderen biochemischen Substanzen, die durch diese Art von Fasten entstehen oder ausgeschüttet werden, werden dafür sorgen, dass es Ihnen gut geht. Sie werden sich tagsüber bei der Arbeit gut konzentrieren können und gut gelaunt nach Hause kommen. Ihr Gehirn wird besser funktionieren als je zuvor, und Sie werden sich auch jünger fühlen, weil Ihr Darm sich jetzt selbst repariert. Außerdem werden Sie abnehmen, auch wenn das nicht das Hauptziel des intermittierenden Fastens ist. Und was am allerwichtigsten ist: Sie werden die Energie und innere Klarheit gewinnen, die Sie brauchen, um Ihre Lebensziele zu verfolgen.

Ihr Einstieg in die Welt des Fastens beginnt genauso wie mein Einstieg in die Höhle der Schamanin: Sie legen einfach los, gehen den ersten Schritt – und dann noch einen und noch einen. Machen Sie doch mal einen Test: Versuchen Sie 24 Stunden lang nur Wasser zu trinken und warten Sie ab, wie Ihnen das bekommt. Oder trinken Sie einen Tag lang nur Wasser und dann am nächsten Morgen eine Tasse schwarzen Kaffee. Essen Sie am zweiten Tag bis 14 Uhr nichts – mal sehen, was Ihr Körper dazu sagt. Wenn Sie einen gesunden Stoffwechsel haben, Ihr Körper Fett gut verdauen kann und Sie das Fasten gewohnt sind, wird es Ihnen nichts ausmachen. Es wird Ihnen dabei sogar gut gehen. Aber wenn Sie ein Fastenanfänger sind, so wie ich damals mit Mitte Zwanzig, werden Sie sich mit Wasser oder schwarzem Kaffee miserabel fühlen. Sie werden innerlich angespannt sein. Wut verspüren. Mentale Erschöpfung. Und daran ist auch gar nichts Schlimmes. Mit der Zeit wird Ihnen das Fasten leichter fallen. Außerdem werden Sie in diesem Buch eine ganze Reihe von Tipps und Tricks für intermittierendes Fasten kennenlernen, die Ihnen das Fasten erleichtern und die Sie ausprobieren können. Das Experimentieren gehört dazu, und es macht auch Spaß, weil Sie dabei mehr über sich selbst erfahren. Noch einmal: Das Ziel besteht nicht darin, beim Fasten zu leiden!

Es gibt noch einen weiteren Trick, den Sie kennen sollten, um wie ein Profi zu fasten: Manchmal unterzieht man sich einer unfreiwilligen Fastenkur, weil man Probleme mit dem Bauch hat. Sie wissen schon, was ich meine: Der Darm rumort, gibt Winde von sich, die niemand gerne riecht, und, na ja – alles in allem ist das eine sehr unangenehme Angelegenheit. Die beste Lösung dafür besteht darin, nichts im Darm zu haben, denn dann hören Ihre Darmbakterien automatisch auf, sich schlecht zu benehmen. Wenn diese Bakterien nichts zu essen bekommen, flippen sie nämlich aus und produzieren eine Substanz namens FIAF (Fasten-induzierter Adipositas-Faktor) – ein Signal für Ihren Körper, dass er überschüssiges Fett als Energiequelle verbrennen soll, damit diesen Bakterien ihre Heimat (Ihr Darm) noch ein bisschen länger erhalten bleibt. Das wirkt sich durchaus positiv auf Sie aus – mit einer Ausnahme: Wenn Darmbakterien gestresst sind, steigern sie auch ihre Produktion einer Gruppe chemischer Substanzen namens Lipopolysaccharide. Und wenn diese Lipopolysaccharide Ihre Darmbarriere überwinden, werden Sie sich gar nicht wohlfühlen, denn dabei handelt es sich um toxische Substanzen. Wenn Sie zum ersten Mal in die Ketose gehen oder mit dem Fasten beginnen, kann es daher sein, dass Sie eine sogenannte »Keto-Grippe« bekommen.

Einer der einfachsten Tricks dagegen besteht darin, im Rahmen Ihrer Fastenkur etwas Aktivkohle einzunehmen. Diese Kohle bindet sich an die Lipopolysaccharid-Moleküle. Wahrscheinlich ist das der Grund, warum die Einnahme von Aktivkohle die Lebensdauer von Tieren (und vermutlich auch von Menschen) verlängert.[15] Laut neuesten Ergebnissen wissenschaftlicher Untersuchungen wirkt sie sich zudem nicht negativ auf die »guten« FIAF-Botenstoffe aus. Die Einnahme von Aktivkohle ist übrigens auch eine einfache Methode, um Bauchschmerzen und viele andere Beschwerden zu lindern, die auftreten können, wenn man mit dem Fasten beginnt. Ich schwärme den Leuten schon seit Jahren von den positiven Auswirkungen der Aktivkohle vor, obwohl das eigentlich gar nichts Neues ist; es gehörte schon lange, bevor die Europäer kamen, zur Ernährungstradition der amerikanischen Ureinwohner. Viele dieser Völker wussten, dass Aktivkohle Giftstoffe im Darm aufsaugt und die Bildung von Darmgasen hemmt. Ich habe festgestellt, dass sogar in den Dschungeln von Peru und in Nepal Aktivkohle eingenommen wird. Sie ist eines der ältesten Heilmittel, die die Menschen kennen. Übrigens wirkt sie auch dann, wenn man nicht fastet, sondern einfach nur Bauchschmerzen hat.

Sie wollen durch Fasten aber nicht nur die Kontrolle über Ihre innere Biologie übernehmen, sondern auch über Ihr Mikrobiom. Insgesamt gibt es in Ihrem Körper ungefähr so viele Bakterien wie menschliche Zellen. Nach neuester Schätzung des Weizmann Institute of Science in Israel haben sich rund 30 Billionen Bakterien in

Ihrem Inneren häuslich niedergelassen.[16] Und das sind keine bloßen mikrobiellen Anhalter, sondern es handelt sich dabei um einen wichtigen Bestandteil Ihres inneren Ökosystems – so wichtig, dass manche Mediziner das Mikrobiom inzwischen sogar als Organ betrachten. Ihre Darmbakterien wirken an der Aufspaltung komplexer Kohlenhydrate mit, neutralisieren toxische chemische Substanzen, helfen bei der Synthese bestimmter Aminosäuren und Vitamine (zum Beispiel der B-Vitamine) und produzieren Substanzen, die Ihren Stoffwechsel beeinflussen.

Die allermeisten Darmbakterien dürften sich positiv auf Ihre Gesundheit auswirken oder zumindest harmlos sein, aber es gibt darunter auch ein paar »böse Buben«. In einem gut ausbalancierten Mikrobiom tragen die »guten« Bakterien dazu bei, die schädlichen in Schach zu halten. Aus all diesen Gründen sollten Sie Antibiotika nur dann einnehmen, wenn es wirklich nicht anders geht. Denn oft handelt es sich dabei um »Breitbandantibiotika«, was bedeutet, dass sie sowohl gute als auch schlechte Bakterien abtöten. Das ist so, als würde man einen alten Wald abbrennen, der eine große Vielfalt an Wildtieren beherbergt, nur um eine kleine mit Giftefeu überwucherte Fläche zu vernichten. Ihr Mikrobiom wird sich zwar wieder erholen, sobald Sie die Medikamente abgesetzt haben; aber es wird wahrscheinlich nicht mehr ganz so sein wie vorher. Außerdem haben Sie durch die Beseitigung so vieler guter Darmbakterien den schlechten Bakterien womöglich mehr Chancen geboten, sich in Ihrem Darm zu vermehren und auszubreiten.

Wenn Sie fasten, müssen Sie dabei auch die Gesundheit Ihres Mikrobioms im Auge behalten. Dieses Konzept ist noch ziemlich neu. Obwohl wir schon seit Langem wissen, wie wichtig ein gesunder Darm ist, hat die Wissenschaft erst in den letzten zehn Jahren damit begonnen, die vielen komplizierten biochemischen Wechselwirkungen zwischen Ihnen und Ihren Mikroben zu entschlüsseln.[17] Mit diesem Wissen können wir nun beginnen, unser Konzept des »Biohacking« zu erweitern, um auch Ihr Mikrobiom während des Fastens zu optimieren.

Manche Ökosysteme brauchen eine gelegentliche Dürreperiode oder sogar ein Feuer, um altes Gestrüpp zu beseitigen und neue Samen sprießen zu lassen. Aus den gleichen Gründen wird auch Ihr Darm-Mikrobiom mit ziemlicher Sicherheit von einer gelegentlichen längeren Fastenperiode profitieren, denn Fasten kann schlechte Darmbakterien eliminieren. Das Problem dabei ist nur, dass übermäßiges Fasten auch den guten Darmbakterien den Garaus machen kann; und die meisten Menschen nehmen sowieso nicht genügend Ballaststoffe zu sich, um ihre guten Bakterien zu ernähren.

Um sich – mit oder ohne Fasten – genügend gesunde Darmbakterien zu bewahren, können Sie verschiedene Arten von präbiotischen Ballaststoffen einnehmen.

Das sind sehr nützliche Substanzen, die man auch im Rahmen der meisten Fasten-kuren zu sich nehmen kann. Lösliche Ballaststoffe saugen Wasser in Magen und Darm auf und verwandeln sich dadurch in ein Gel, das den Verdauungsprozess ver-langsamt. Gute Ballaststoffquellen sind zum Beispiel Haferflocken, Kleie, Nüsse und Kerne, die nur leider allesamt nicht fastenkompatibel sind. Nehmen Sie stattdessen eine Mischung aus Akaziengummi, Guarkernmehl und Lärchenarabinogalaktan ein. Bei diesen unheimlich klingenden Substanzen handelt es sich um Pflanzensäfte, die man als geschmacksneutrales Pulver kaufen und in Kaffee oder andere Flüssigkeiten einrühren kann.

Genau genommen sind diese präbiotischen Ballaststoffe Kohlenhydrate – aber eine Art von Kohlenhydraten, die Ihr Körper nicht verdauen und verbrennen kann. Stattdessen dienen sie Ihren Darmbakterien als Nahrung, die diese Ballaststoffe zu ketogenen Fetten aufspalten. Diese Fette schalten das Hungergefühl während des Fastens aus, während die Volumen erzeugenden Eigenschaften der Ballaststoffe Sie satt machen. Ein ziemlich cleverer Trick, nicht wahr?

Präbiotische Ballaststoffe bewirken keinen der üblichen Effekte, die sich beim Konsum von Kohlenhydraten normalerweise einstellen; aber Ihre gesunden Darm-bakterien können sich nach Herzenslust vermehren, wenn Sie solche Präbiotika ein-nehmen. Es ist erwiesen, dass diese Ballaststoffe Ihre Lebenserwartung verlängern und dass Ihre Sterblichkeit dadurch ganz allgemein sinkt. Präbiotische Ballaststof-fe gleichen den Blutzuckerspiegel aus und tragen so zu der insulinregulierenden Wirkung des Fastens bei. Und jetzt kommt der Clou: Diese Ballaststoffe bewirken auch eine Gewichtsabnahme. Wenn Sie während des Fastens lösliche Ballaststoffe zu sich nehmen, kommt Ihr Darm dabei zwar nicht völlig zur Ruhe; aber die Fas-tenkur bringt Ihnen trotzdem alle Vorteile im Hinblick auf Ihr Energieniveau und die Verlängerung Ihrer Lebenserwartung, ohne mit Leid oder Entbehrungen einher-zugehen. Es ist fast unmöglich, noch Hunger zu haben, nachdem man 20 Gramm präbiotische Ballaststoffe und ein bisschen MCT-Öl in eine Tasse schwarzen Kaffee eingerührt und getrunken hat.

Bei den meisten althergebrachten Fastenmethoden trinkt man zumindest ein bisschen Tee. Wie Sie inzwischen wissen, favorisiere ich bei meiner modernen Fas-tenkur Kaffee. Warum? Nun ja, durch das in zwei kleinen Tassen Kaffee enthaltene Koffein verdoppelt sich Ihre Ketonproduktion – und Ketone sind genau das, was Sie beim Fasten brauchen. Kaffee und Fasten gehören genauso zusammen wie Ferien bei Oma und Apfelkuchen oder Teenager und Handys. Ich empfehle Ihnen von ganzem Herzen, morgens Kaffee zu trinken (und das nicht nur, weil ich den Bulletproof Cof-fee erfunden habe): Es bringt Ihnen wirklich etwas. Wenn Sie nicht besonders gern

Kaffee trinken, betrachten Sie ihn einfach als Fasten-Äquivalent zum Grünkohlessen. Vielleicht schmeckt Grünkohl Ihnen auch nicht, aber Sie essen ihn trotzdem, weil Ihnen stets eingeredet wurde, wie gesund er ist. Also betrachten Sie Kaffee als Fasten-Superfood, als einen weiteren wichtigen Bestandteil des Werkzeugkastens, mit dem Sie die Biologie Ihres Körpers positiv beeinflussen können.

Sie haben jetzt drei wichtige und erstaunlich einfache Bestandteile einer effektiven Fastenkur kennengelernt: Kaffee, MCT-Öl und lösliche Ballaststoffe. Diese drei Elemente ermöglichen es Ihnen, das Hungergefühl auszuschalten, Kalorien zu sich zu nehmen und dabei trotzdem zu fasten. Vielleicht haben Sie mir vorhin nicht geglaubt, als ich Ihnen sagte, dass Fasten nichts mit Entbehrungen zu tun hat. Ich hoffe, dass Sie mir jetzt allmählich doch Glauben schenken.

Vielleicht haben Sie schon gehört, dass es eigentlich keine richtige Fastenkur mehr ist, wenn man (selbst in kleinen Mengen) Koffein, Fette und Ballaststoffe zu sich nimmt. Normalerweise sind Leute, die Ihnen so etwas einreden wollen, entweder Puristen, die nach einer Rechtfertigung für ihre eigenen Entbehrungen suchen, oder Menschen, die Ihnen etwas verkaufen wollen. Im Lauf der Jahre haben Hunderttausende von Menschen sich mit meinen wissenschaftlichen Untersuchungen zum Thema intermittierendes Fasten beschäftigt – von Forschern bis hin zu engagierten Lesern meiner Bücher und meines Blogs. Sie alle können bezeugen, dass es funktioniert. Auch ich persönlich – als jemand, der abgenommen und sein Gewicht gehalten hat und der das intermittierende Fasten seit Jahren gewohnheitsmäßig praktiziert – kann das bestätigen. Und das Beste an der Sache ist, dass Sie mir das alles gar nicht zu glauben brauchen: Sie können das Experiment an sich selbst durchführen und so aus eigener Erfahrung erleben, dass diese Methode tatsächlich funktioniert.

Wenn Sie darauf stehen, sich selbst zu quälen, können Sie natürlich auch ohne diese Biohacks fasten. Stellen Sie sich dann nur darauf ein, dass Sie unnötig leiden werden. Ihr Stoffwechsel wird zwar trotzdem stärker, aber diese negativen Erfahrungen können sich dennoch auf Ihre übrigen Lebensbereiche auswirken. Stellen Sie sich vor, ein Unternehmen zu leiten, auf der Suche nach einem neuen Job zu sein oder sich um ein kleines Kind kümmern zu müssen: Wollen Sie sich wirklich solchen Herausforderungen stellen, wenn Sie Hunger haben, sich geschwächt fühlen und reizbar sind, weil Ihr Körper sich gerade auf das Fastendasein einstellt? Oder wollen Sie diese Aufgaben aus einer Position der inneren Ruhe, Kraft und Vitalität heraus angehen?

Wenn Sie meine Fastenmethoden praktizieren, fasten Sie *auf Ihre ganz persönliche Art und Weise.* Die biochemischen Systeme in Ihrem Körper bestimmen darüber, wie Ihr Körper auf das Fasten reagiert – aber *Sie* bestimmen, wie Sie sie aktivieren.

Sie können selbst die Auswirkungen des Fastens auf Ihren Körper und Ihre Psyche bestimmen. *Und das ist das Wichtigste, was Fasten Ihnen bringt: Es verhilft Ihnen dazu, Ihr Leben selbst in die Hand zu nehmen.*

Welche Vorteile bringt Ihnen das Fasten?

- Es bringt Ihren Körper dazu, Fett zu verbrennen (Ketose).
- Es hilft Ihrem Darm bei der Selbstheilung.
- Es regt Entgiftungsprozesse und die Selbstreinigung Ihres Körpers (Autophagie) an.
- Es senkt Ihr Risiko für fast alle chronischen Krankheiten.
- Es führt dazu, dass Ihr Körper mehr Stammzellen produziert.
- Es senkt Ihr Risiko für Typ-2-Diabetes, indem es Ihre Insulinempfindlichkeit erhöht.
- Es verlangsamt den Alterungsprozess aufgrund von oxidativem Stress.
- Es lindert Entzündungsprozesse – sowohl im Gehirn als auch in Ihren »Rettungsringen«.
- Es hebt die Stimmung und stärkt Ihr Selbstvertrauen.
- Es verbessert Ihr Verhältnis zum Essen.
- Sie gelangen dadurch leichter in einen spirituellen und meditativen Zustand.

Andere Möglichkeiten, auf etwas zu verzichten

Bisher habe ich vor allem über die Auswirkungen des Verzichts auf Essen gesprochen. Doch es gibt noch viele andere Formen des Fastens. Vielleicht möchten Sie zum Beispiel Ihren Alkoholkonsum einschränken. Hier gelten die gleichen Prinzipien: Das ist keine Alles-oder-nichts-Entscheidung, es sei denn, Sie sind Alkoholiker – dann möchte ich Ihnen dringend ans Herz legen, sich ärztliche Hilfe zu suchen, um wieder gesund zu werden. 30, 60 oder 90 Tage lang ohne Alkohol zu leben, bezeichnet man als Alkoholfasten. Sie hören dabei also nicht ganz auf, Alkohol zu trinken, sondern *verzichten* nur eine Zeit lang darauf. Alkoholfasten bringt sehr viele Vorteile: Dadurch wird zum Beispiel Leberfett abgebaut, Entzündungsprozesse im Körper gehen zurück, und Sie werden auch sehr viel besser schlafen. Außerdem trägt Alkoholfasten zur Entgiftung der Leber und Bauchspeicheldrüse bei, stärkt das Herz und verbessert die neuronalen Kommunikationswege im Gehirn.[18] Obwohl ich den Behauptungen, dass mäßiger Alkoholkonsum harmlos ist und sogar gesundheitliche Vorteile bringen kann, gerne Glauben schenken würde, sprechen wissenschaftliche Erkenntnisse nun einmal leider gegen dieses Wunschdenken. Alkohol stört die Funktion bestimmter Nervenbahnen im Gehirn. Er belastet die Leber und fördert die Bildung von Giftstoffen in der Bauchspeicheldrüse. Er führt dazu, dass Lipopolysaccharide in Ihr Blut gelangen, und er erhöht Ihr Risiko für verschiedene Krebsarten wie Leber- und Speiseröhrenkrebs. Er kann Herzrhythmusstörungen und Kardiomyopathie (eine Versteifung des Herzmuskels) verursachen. Alkoholfasten ist also etwas Gutes!

Oder vielleicht möchten Sie gern auf Tabak verzichten? Ich brauche Ihnen nicht zu sagen, was für Vorteile Tabakfasten bringt, denn das sollte selbst einem Raucher klar sein. Wenn Sie Ihren Verzicht auf Tabak als Fastenkur betrachten, könnte es Ihnen leichter fallen, sich eines Tages ganz davon zu befreien. Ein wichtiges Element des Fastens besteht darin, Ihrem Körper zu signalisieren, dass es vorübergehende Phasen in Ihrem Leben geben wird, in denen Sie bestimmte Dinge, die Sie zu brauchen glauben, nicht bekommen. Beim Tabak ist das ganz besonders schwierig, denn dabei handelt es sich um eine hochgradig süchtig machende Substanz, vor allem, weil Zigaretten zusätzlich zum Tabak auch noch Aromastoffe enthalten, die das Suchtpotenzial drastisch erhöhen. Aber wissen Sie was? Auch Essen macht süchtig – und trotzdem können Sie lernen, Ihr Verlangen danach in den Griff zu bekommen. Denken Sie immer an den Unterschied zwischen Hunger und Gelüsten oder Verlangen: Wenn Ihr Körper Ihnen einredet, dass Sie so etwas wie eine Zigarette *brauchen*, lügt er Sie an. Rauchen ist ein starkes Verlangen – aber es ist und bleibt ein Verlangen. Es ist etwas, das der Körper will, aber nicht unbedingt braucht. Und trotz aller Geschichten, die Ihr Körper Ihnen erzählt, erreicht der Nikotinentzug bereits am dritten Tag, nachdem Sie mit dem Rauchen aufgehört haben, seinen Höhepunkt![19] Danach geht es nur noch darum, zu verstehen, warum Sie in Ihrem Leben bestimmte Entscheidungen treffen.

Starten Sie Ihre Fastenkur ganz bewusst. Sie haben es dabei mit starken Kräften in Ihrem Körper und Geist zu tun, und die geben vielleicht nicht so schnell auf. Bei meiner Visionssuche in der Höhle haben sie mir jedenfalls ganz schön zugesetzt. Ein gewisses Ausmaß an unangenehmen Gefühlen ist völlig normal, wenn man anfängt, sich seinen Gelüsten zu stellen. Egal, ob es sich dabei um Essen, Alkohol oder eine Zigarette handelt – Ihr Körper scheint förmlich danach zu schreien. Er will Ihnen einreden, dass er das, was Sie ihm wegnehmen, unbedingt braucht. Entwickeln Sie die Disziplin, diese Schreie Ihres Körpers zum Schweigen zu bringen. Gehen Sie nicht davon aus, das Problem einfach mit bloßer Gedankenkraft lösen zu können. Sie können es mithilfe der »Biohacks« – also mit den Tipps und Tricks, die uns das Fasten erleichtern – mühelos durchstehen (egal, worauf Sie bei Ihrer Fastenkur verzichten). Oder Sie können mühsam mit Ihrer bloßen Willenskraft dagegen ankämpfen. Schlaf, körperliche Aktivität, Meditation und bestimmte Atemtechniken können Ihnen bei diesem »Entzug« helfen. Darüber werden Sie in den nächsten Kapiteln noch mehr erfahren.

Eines möchte ich gerne noch einmal wiederholen, weil es ein so wichtiger Grundsatz ist: Sie müssen lernen, sich *sicher zu fühlen*, während Sie auf etwas verzichten. Das ist der Schlüssel zu jeder erfolgreichen Fastenkur. Bei dem, worauf Sie verzichten, muss es sich gar nicht unbedingt um eine Substanz handeln. Es kann auch irgendein Lebensstil oder Verhaltensmuster sein. Vor vielen Jahren habe ich an der Wharton Business School meinen MBA absolviert und gleichzeitig Vollzeit gearbeitet. Irgendwie wuchs mir das alles mit der Zeit über den Kopf. Mir wurde klar, dass ich eine Medienfastenkur machen musste, um nicht den Verstand zu verlieren. Also schaltete ich den Fernseher aus und hörte auf, meine Kabelrechnung zu bezahlen, damit ich nicht in Versuchung kam, ihn wieder einzuschalten. Ich hatte so viel Zeit und Energie in das Fernsehen investiert, dass ich gar nicht mehr richtig studieren konnte – eigentlich warf ich kaum noch einen Blick in meine Bücher.

Als ich mich daran gewöhnt hatte, nicht mehr fernzusehen, merkte ich, dass ich das eigentlich auch gar nicht wollte. Heute – über 20 Jahre später – führe ich immer noch ein fernsehfreies Leben. Dadurch habe ich wahrscheinlich ein paar Tausend Dollar gespart und definitiv viele Tausend Stunden Zeit gewonnen, die ich auf produktivere Weise nutzen konnte. Statt drei oder vier Stunden am Tag fernzusehen, habe ich Bücher gelesen, geschrieben, fast 1000 Podcast-Episoden aufgenommen, Unternehmen gegründet und mit meinen Kindern gespielt. Und all das begann mit einem geplanten, zwei Jahre langen Fernsehfasten!

Damals habe ich das sicherlich nicht so gesehen, aber für mich war es tatsächlich eine Art Biohacking, das Fernsehen aufzugeben. Genau wie Big Food die Essensgelüste in Ihrem Gehirn anspricht, hat die Unterhaltungsindustrie Techniken entwickelt, um sensorische Gelüste in Ihrem Gehirn zu wecken. Ihre Klänge, Rhythmen und Erzähltechniken sind darauf ausgelegt, die Ausschüttung von Dopamin im Gehirn anzuregen. Junkfood hat genau die richtige Zusammensetzung, um Ihnen ein Gefühl der Sicherheit zu geben. Und wenn Sie sich dauernd Netflix-Serien oder YouTube-Videos reinziehen, kann Ihnen das ebenfalls ein Sicherheitsgefühl vermitteln, weil Sie dadurch den stressigen Gedanken und Gefühlen ausweichen können, die ständig in Ihrem Kopf kreisen. Kein Wunder, dass die Menschen, als sie während der Pandemie weitgehend isoliert waren, solche Dinge geradezu verschlangen. Sich ab und zu ein bisschen gehen zu lassen und der Verlockung solcher Reize nachzugeben, kann harmlos, ja sogar notwendig sein, um in stressigen Zeiten gesund zu bleiben. Das Gefühl der Sicherheit, das Sie dadurch gewinnen, kann jedoch eine Illusion sein.

Gelegentliche harmlose Genüsse können zu selbstzerstörerischen Bewältigungsstrategien werden. Zumindest ziehen sie Ihre Zeit und Energie mit ziemlicher Sicherheit von anderen Dingen ab, die Sie mit Ihrem Leben vorhaben.

Genau deshalb empfiehlt Cameron Sepah das Dopaminfasten: Es soll Ihnen helfen, sich von solchen Gelüsten zu befreien. Dopaminfasten trägt dazu bei, Ihr Gehirn von seiner Sucht nach den emotionalen Kicks von Filmen und Fernsehshows zu befreien. Wenn Ihr Körper weniger Energie für die Verstoffwechselung von Junkfood investieren muss, stehen ihm mehr Ressourcen für die Prozesse der Autophagie und Zellreparatur zur Verfügung. Und wenn Ihr Geist weniger Energie für die Verarbeitung von Junkkultur aufwendet, bleiben ihm mehr Ressourcen für Kreativität und originelles Denken.

Daher empfehle auch ich Ihnen, intermittierendes Social-Media-Fasten auszuprobieren. Ich will damit nicht sagen, dass soziale Medien etwas Schlechtes sind. Schließlich kommen wir dadurch mit Menschen in Kontakt, mit denen wir sonst vielleicht nie reden würden; außerdem haben sie viele Beziehungen in meinem Leben aufrechterhalten und gestärkt – auch wenn sie andererseits wiederum zu Spaltungen in der Gesellschaft beitragen und hilfreiche Gesundheitsinformationen zensieren. Aber ich vermute einfach mal, dass Sie mehr Zeit in das Surfen in sozialen Medien investieren, als Ihnen lieb ist – und wenn ich es mir nicht zum Prinzip gemacht hätte, auf Glücksspiele zu verzichten, würde ich sogar darauf wetten, dass ich Recht habe. Jede SMS, jeder Facebook-Post, jeder Tweet, durch den Sie sich durchscrollen, erzeugt einen weiteren kleinen Dopaminschub in Ihrem Gehirn. Es ist schwer, solchen Reizen zu widerstehen.

Ein schrittweiser, flexibler Fastenstil funktioniert auch bei solchen Gelüsten ganz hervorragend. Versuchen Sie einmal, bis zum Mittag die Finger von Ihrem Smartphone zu lassen – und schon haben Sie Ihr intermittierendes Social-Media-Fasten! Sie werden feststellen, dass sich das ganz wunderbar anfühlt – und viel schwieriger ist, als Sie vielleicht gedacht haben. Ich habe auch früher schon (zumindest zu Beginn meines intermittierenden Essensfastens) zusätzlich ein intermittierendes Social-Media-Fasten eingelegt und tue das auch heute noch: Ich lasse mein Smartphone einfach über Nacht im Flugmodus, sodass mir, wenn ich morgens aufwache, keine Internetinhalte angezeigt werden. Ich sehe keine SMS und habe auch keinen Zugriff auf meine Social-Media-Accounts. Inzwischen praktiziere ich grundsätzlich so lange, bis ich meine Kinder zur Schule gebracht habe (oder jetzt, wo die Kinder zu Hause unterrichtet werden, bis ich mich zu ihnen an den Schreibtisch setze, nachdem sie gefrühstückt haben), ein intermittierendes Social-Media-Fasten. Vor zwei Jahren begann ich, auf meinem Instagram-Account Hinweise zu posten, um meine Follower darüber zu informieren, wann ich medienfaste, und war angenehm überrascht über ihre positiven Reaktionen: Sie unterstützten mich in meinem Vorhaben und respektierten meinen Wunsch, ab und zu »unterzutauchen«. Sie brauchen Ihren Facebook-Account also nicht unbedingt zu löschen. Es reicht, wenn Sie lediglich das Zeitfenster begrenzen, in dem Sie sich damit beschäftigen. Und Sie müssen auch nicht auf Essen verzichten, sondern nur die Zeiten einschränken, in denen Sie etwas zu sich nehmen.

Anfangs war es ein komisches Gefühl, hin und wieder auf das Surfen in den sozialen Medien zu verzichten. Denn ich hatte keine cleveren Biohacks, die mir dabei halfen, kein digitales Äquivalent zu MCT und Ballaststoffen. Es war eher so eine Art Schocktherapie – wie mein Aufenthalt in der Höhle der Schamanin. Doch bald wurde mir dadurch bewusst, dass ich dazu neigte, zu oft auf meinem Smartphone herumzutippen. Und mit der Zeit begann mir das Medienfasten zur zweiten Natur zu werden. Inzwischen fühlt es sich für mich richtig komisch an, wenn ich morgens zu meinem Smartphone greife und in den sozialen Medien surfe oder chatte, obwohl ich es nur aus beruflichen Gründen tue.

Ein wunderbares Paradoxon des Fastens besteht darin, dass es beruhigend wirkt. Das klingt ziemlich unsinnig, nicht wahr? Wie kann man sich Dinge vorenthalten, die einem ein Gefühl der Sicherheit und Zufriedenheit geben, und sich am Ende trotzdem *sicherer* fühlen? Für dieses Rätsel gibt es eine ganz einfache Lösung: Fasten verändert Ihre Gewohnheiten. Sie verzichten auf irgendetwas, und dadurch wird Ihnen klar, dass Sie es eigentlich gar nicht gebraucht haben. Fasten verändert Ihren Körper tatsächlich und programmiert Ihr Gehirn neu. Es macht Sie stärker. Es aktiviert all Ihre angeborenen, körpereigenen Mechanismen zur Energieerzeugung und Selbstreparatur – mit dem Ergebnis, dass Sie mehr Selbstvertrauen gewinnen und sich unabhängiger und ganz einfach besser fühlen.

Aber man muss erst einmal damit anfangen – und man wird nicht weit kommen, wenn man von vornherein das Gefühl hat, dass Fasten schwierig ist und einem dabei hundeelend zumute sein wird. Deshalb sollten Sie sich angewöhnen, eine Tasse Kaffee zum Frühstück zu trinken und ein bisschen MCT-Öl oder präbiotische Ballaststoffe hineinzugeben. Mit diesem Biohack und vielen anderen, die Sie in den nächsten Kapiteln noch kennenlernen werden, können Sie die schmerzhafte, entbehrungsreiche Fastenphase überspringen und trotzdem sofort alle Vorteile des Fastens nutzen. Fasten macht Sie nicht nur stärker, sondern Ihnen wird dadurch auch bewusst, wer die Kontrolle über Ihren Körper hat: nämlich Sie selbst! Und wenn Sie erst mal Ihr Essverhalten im Griff haben, wird es Ihnen viel leichter fallen, auch Ihren Umgang mit sozialen Medien oder anderen unerwünschten Gelüsten unter Kontrolle zu bekommen.

Fasten ist wie ein Schweizer Messer: ein unglaublich wirksames Werkzeug, das Ihnen sehr viel mehr bringt als bloße Gewichtsabnahme. Durch Fasten lernen Sie das Gefühl der Selbstkontrolle kennen; und Selbstkontrolle hilft Ihnen, bessere Entscheidungen darüber zu treffen, welche Luft Sie atmen, was für Lebensmittel Sie zu sich nehmen und was für mediale Inhalte Sie konsumieren.

Alles, was man tut, hat Konsequenzen. Im Geschäftsleben nennt man das Return on Investment (kurz: ROI) – ein wirtschaftlicher Fachbegriff für die Frage, ob Sie Ihre Ressourcen auf intelligente Weise einsetzen oder nicht. Fasten bringt einen sehr hohen ROI, während der Return on Investment beim Verzehr von Pommes frites sehr gering ist: ein kurzer Dopaminschub durch den salzigen »Genuss«, gefolgt von einem 24-stündigen Entzündungsprozess im Körper durch die schädlichen Fette. Wenn Sie darüber nachdenken, was Fasten Ihnen auf zellulärer Ebene an Vorteilen bringt, und dann überlegen, was Sie Ihrem Körper mit dem Verzehr von minderwertigen Lebensmitteln antun, werden Ihnen diese Zusammenhänge klar. Der ROI eines Glases Wein ist zwar höher als der von Pommes frites – aber er ist immer noch negativ, wenn man bedenkt, wie sehr Wein Ihrem Schlaf schadet. Soziale Medien helfen Ihnen, mit Freunden in Verbindung zu bleiben und zu wissen, was auf der Welt so alles passiert, aber sie haben auch ihren Preis: Sie werden dann nämlich von dem Algorithmus Ihrer favorisierten sozialen Medien gesteuert. Denken Sie bei jedem Verlangen erst einmal darüber nach, ob es Ihnen einen guten ROI bringt. Wenn nicht, verzichten Sie einen halben Tag lang darauf und warten Sie ab, was passiert.

Fasten gibt Ihnen die Möglichkeit, genau über solche Entscheidungen nachzudenken, weil es Ihr Bewusstsein schärft. Es gibt Ihnen die Kontrolle über Ihre Biologie und erlaubt Ihnen, nach Ihren eigenen Regeln zu leben – und das ist ein wichtiger Teil des Menschseins. Wenn ich sage: »Leben Sie nach Ihren eigenen Regeln«, dann gilt das für alles – sogar für das Fasten selbst. In diesem Buch werden Sie ein paar der Fastenmethoden kennenlernen, die bei mir am besten funktioniert haben; aber vergessen Sie dabei nicht, wer wirklich das Sagen hat: *Sie gestalten Ihre Fastenkur selbst.*

Und genauso sollten Sie Ihr ganzes Leben fest im Griff haben: Entscheiden Sie, worauf Sie verzichten möchten, und ziehen Sie Ihr Vorhaben dann konsequent durch.

2

MACHEN SIE SICH DIE MOLEKULAREN REPARATURMECHANISMEN IHRES KÖRPERS ZUNUTZE

Im Nachhinein sah es so aus, als hätte ich mich mein ganzes Erwachsenendasein lang auf diese Visionssuche in meiner Höhle vorbereitet. Obwohl meine Eltern beide Ingenieure sind und ich aus einer Familie von Hardcore-Wissenschaftlern stamme, war ich insgeheim schon immer ein Suchender gewesen, der spirituelle Literatur las und sich in Philosophien vertiefte, die für einen Rationalisten wie mich eigentlich gar nicht infrage kamen. Anfangs steckte hinter meiner Suche einfach nur der brennende Wunsch, zu verstehen, wie Menschen an Ideen glauben können, die mir lächerlich oder unmöglich erschienen. Ich belegte so viele Religionskurse am College, dass ich in meinem letzten Studienjahr schließlich nur noch einen einzigen Kurs davon entfernt war, aus Versehen Religionswissenschaften zu meinem Nebenfach zu machen. In einem dieser Seminare fragte ein kluger Professor seine Studierenden, was die extremsten und gewalttätigsten religiösen Fanatiker der Welt denn wohl miteinander gemeinsam hätten. In meiner jugendlichen Arroganz erklärte ich ihm: »Sie sind alle irrational.« Doch seine Antwort lautete: »Nein. Sie sind völlig rational. Sie haben einfach nur andere Überzeugungen als Sie, gehen von anderen Voraussetzungen aus und verhalten sich dementsprechend. Ihre Handlungen sind rational, wenn Sie daran glauben, was Sie tun.«

Diese Worte brachten mich auf einen neuen Weg; denn bis dahin hatte ich mich zwar tatsächlich für einen rational denkenden Menschen gehalten, hatte die meisten meiner Vorstellungen von der Welt jedoch noch gar nicht überprüft. Ich hatte bereits gelernt, dass meine Vorstellungen davon, was ich essen musste, um schlank zu bleiben, falsch waren, und begann nun auch an vielen meiner anderen Ideen darüber, wie diese Welt funktionierte, zu zweifeln.

Mit Anfang Dreißig reiste ich nach Tibet, um bei den dortigen Meistern Meditation zu studieren. Dabei lernte ich mehrere Sadhus kennen: Männer, die ein spirituelles Leben der Selbstverleugnung führten und im Rahmen ihrer asketischen Lebensweise wochenlang fasteten, ohne daran zu sterben – oder auch nur darunter zu leiden. Da wurde mir klar, dass meine Vorstellungen davon, was der menschliche Körper alles ertragen kann, viel zu begrenzt waren. Ich entwickelte mich zu einer Art freiwilligem Versuchskaninchen und stürzte mich bereitwillig in jede beliebige Situation, sobald ich feststellte, dass sie mir Angst einjagte. Und je öfter ich das tat, umso klarer wurde mir, wie befreiend es wirkt, sich seinen Ängsten zu stellen. Früher hatte ich Höhenangst; also stieg ich auf hohe Gebäude und lehnte mich übers Geländer – so lange, bis ich meine Angst besiegt hatte. Es war furchteinflößend – doch dann hörte die Angst plötzlich auf. Habe ich damals auch aus dieser Gewohnheit heraus mit dem Fasten angefangen? Ehrlich gesagt: Ja. Und ich bin nicht daran gestorben, obwohl es sich anfangs so anfühlte. Ganz im Gegenteil: Meine Fastenkur hat mich stärker gemacht.

Damit will ich sagen, dass ich mich im Lauf der Jahre daran gewöhnt habe, meine Grenzen zu überschreiten – vor allem, wenn ich das Gefühl habe, dass mich das in meinem inneren Wachstum weiterbringt. Mit all diesen Erfahrungen im Hinterkopf füllte ich das Onlineformular aus, um mich für meine Visionssuche anzumelden; und dann telefonierte ich mit der Schamanin Delilah. Ihre Persönlichkeit schien selbst für meine Komfortzone ein bisschen zu extrem zu sein, und ich spürte, wie mich bei unserem Gespräch eine gewisse Skepsis und wahrscheinlich auch ein bisschen Angst beschlich. Hervorragend! *Sie drückt also bereits auf meine »Angstknöpfe«*, dachte ich frohlockend. Delilah erzählte mir Geschichten, die nach den schamanischen Erfahrungen klangen, von denen ich gelesen hatte – Erfahrungen, die einen Menschen von Grund auf verändern können. Also dachte ich mir: Das ist jemand, der es wirklich ernst meint. Wir einigten uns darauf, diese Sache gemeinsam durchzuziehen, vereinbarten einen Termin, und ich flog nach Arizona.

Delilahs Ranch befand sich in der Nähe von Sedona, inmitten eines Nationalparks. Dort gibt es einige der spektakulärsten Landschaften der Welt. Der Boden ist von einem satten Rot – in diesem Fall lügen die Postkarten nicht –, und überall, wo man hinschaut, sieht man bizarre Felsformationen, die von uralten Flüssen und heftigen Winden in das weiche Gestein geschnitten worden sind. Aus der Sicht eines geborenen Wüstenbewohners wie mir wimmelte es in diesem spärlichen Gestrüpp nur so von Leben. Überall um mich herum gab es stachelige Kakteen, giftige Klapperschlangen und viele winzig kleine Vögel, die sich alle auf ihre Weise an diese eindrucksvolle, aber raue Umgebung angepasst hatten. Der Himmel dort ist von einem anderen Blau, und die Sonnenuntergänge haben eine Farbe, für die es bisher noch keinen Namen gibt – nicht mal in der extragroßen Schachtel mit Buntstiften, die ich mir als Kind immer so sehr gewünscht hatte!

Als ich bei Delilah aufkreuzte, bewirtete sie mich mit Wassermelonensaft, der – wie ich später erfuhr – den Blutzuckerspiegel stabilisiert, obwohl er einen hohen glykämischen Index hat, was ihn zu einem hervorragenden Start in eine Fastenkur macht. Sie erinnerte mich daran, dass sie mich am nächsten Morgen in der Wildnis absetzen würde – als ob es da noch einer Erinnerung bedurft hätte! Eines der Hauptziele meiner Visionssuche bestand darin, absolute Einsamkeit ertragen zu lernen. Im Grunde meines Herzens wusste ich, dass ich Angst vor dem Alleinsein hatte. Ich fürchtete mich auch vor Hunger und davor, nichts zu essen zu haben, wenn ich mich einsam fühlte. Es war an der Zeit, all diese Ängste an die Oberfläche kommen zu lassen, damit ich mich ihnen stellen und sie bekämpfen konnte.

Doch als ich dann bei der Schamanin eintraf, um meine einsame Visionssuche anzutreten, begrüßte sie gerade einen anderen Suchenden, der die gleiche spirituelle Reise vorhatte wie ich. Das machte mich so wütend, dass ich beinahe wieder nach Hause zurückgeflogen wäre. Kennen Sie dieses Gefühl, wenn etwas, das Sie unbedingt haben wollen, Ihnen plötzlich unerreichbar erscheint? Ob es Angst oder echte Empörung war, die aus meiner damaligen Reaktion sprach, weiß ich immer noch nicht. Ich weiß nur, dass es in diesem Augenblick für mich so aussah, als sei meine Visionssuche gefährdet, sodass ich niemals zu jenem Gefühl der Freiheit und inneren Erneuerung finden würde, nach dem ich gesucht hatte.

Doch mit dieser Befürchtung lag ich völlig daneben.

Machen Sie Ihren Entzündungsprozessen einen Strich durch die Rechnung

Ein großer Vorteil des *Verzichts*aspekts bei allen Fastenformen besteht darin, dass Ihr Körper dadurch eine Chance erhält, zur Ruhe zu kommen und sich auf zellulärer Ebene gründlich zu reinigen. Biologische Mechanismen, die normalerweise mit der Verdauung beschäftigt sind (auch mit der Verdauung von Dingen, die Sie lieber gar nicht erst gegessen hätten!), schalten jetzt in den Selbstfürsorgemodus. Abgestorbene Zellen und Gewebe, Fettablagerungen und andere Dinge, die einer optimalen Körperfunktion im Weg stehen, werden als Treibstoff verbrannt oder als Abfall ausgeschieden.

Ein großer Vorteil dieser Aufräumarbeiten besteht darin, dass sie einen der heimtückischsten und zerstörerischsten Prozesse in unserem Körper eindämmen: Entzündungen.

Jeder hat schon einmal eine Entzündung gehabt; trotzdem konnte die Wissenschaft noch immer nicht herausfinden, wie dieser Prozess auf zellulärer Ebene eigentlich abläuft. Im Grunde ist eine Entzündung nichts anderes als ein Nebenprodukt unseres Immunsystems, das sich als Reaktion auf eine Verletzung oder wahrgenommene Bedrohung aktiviert. Wenn Sie sich beispielsweise den Knöchel verstauchen, wird er rot, schwillt an und fühlt sich heiß an – das ist das Ergebnis einer Entzündungsreaktion, die einen Reparatur- und Heilungsprozess einleiten soll. Ihr Körper lässt das Gewebe rund um die verletzte Stelle dicker werden und überschwemmt es mit Immunzellen und Proteinen, die Krankheiten bekämpfen, die Blutgerinnung fördern und beschädigtes Gewebe wieder zusammenheilen lassen sollen. Dieses Konglomerat verschiedener Reaktionen bezeichnet man als *akute Entzündung* – das ist der *gesunde* Entzündungstyp.

Eine akute Entzündung tritt schnell ein, um eingedrungene Krankheitserreger zu zerstören, tote Zellen zu entfernen und Zellschäden zu reparieren. Sie braucht nur ein paar Stunden oder Tage, um den Körper ins Gleichgewicht zu bringen; dann klingt sie wieder ab. Im ersten Jahrhundert nach Christus verfasste der römische Arzt Aulus Celsus eine der ersten medizinischen Enzyklopädien, *De Medicina*,[20] in der er die akute Entzündung anhand ihrer verräterischen Symptome definierte: *dolor, rubor, functio laesa, tumor* und *calor*. In unserer heutigen Terminologie bedeutet das: Schmerz, Rötung, Bewegungseinschränkung, Schwellung und Überwärmung – fünf Begriffe, die die Symptome eines verstauchten Knöchels perfekt beschreiben. Ohne akute Entzündung würden wir nicht lange überleben: Sie heilt Wunden, baut Muskeln auf und wehrt Infektionen ab.

Aber leider gibt es auch noch eine andere, besorgniserregendere Art der Entzündung – einen Entzündungsprozess, der durch bestimmte Lebensmittel ausgelöst werden kann. Neben der lebenswichtigen Energie, die wir für die Arbeit unserer Muskeln und unseres Gehirns benötigen, enthalten viele Nahrungsmittel nämlich auch schädliche Moleküle, die unsere Zellen in ähnlicher Weise belasten wie eine körperliche Verletzung und die daher auch ähnliche Entzündungsreaktionen hervorrufen. In diesem Fall gibt es jedoch keine Verletzung zu heilen, und die Entzündung hält so lange an, wie diese schädlichen Moleküle vorhanden sind. Wenn Sie Ihre Ernährung nicht umstellen, können diese Moleküle Sie monate-, jahre- oder Ihr ganzes Leben lang begleiten. Das Ergebnis ist eine *chronische Entzündung*, die dadurch entsteht, dass das Selbstreparatursystem Ihres Körpers völlig durcheinandergeraten ist.

Rein intuitiv wissen wir schon lange, dass wir uns beim Verzehr bestimmter Lebensmittel wohlfühlen, während andere Nahrungsmittel unser Wohlbefinden beeinträchtigen. Vor zwei Jahrtausenden interpretierten die alten Griechen diese Befindlichkeiten in sehr spirituellen Begriffen: Sie glaubten, dass durch Essen und Trinken die Geister von Dämonen in unseren Körper eindringen und dass wir ihn durch Fasten wieder reinigen können, weil der Verzicht auf Essen diese Dämonen in Schach hält. So naiv das in unserer heutigen Zeit auch klingen mag – die alten Griechen hatten recht! Immer wenn wir etwas essen oder trinken, gelangen schädliche Stoffe in unseren Körper. Heute nennen wir sie *Giftstoffe* oder *Toxine*; und wenn sie eine Entzündung auslösen, bezeichnet man sie als *entzündungsfördernde Substanzen*.

Chronische Entzündungen versetzen unseren Körper in einen ständigen molekularen Stresszustand, weil der Körper dann verzweifelt versucht, Verletzungen zu heilen, die gar nicht geheilt werden können. Und von da an geht es unaufhaltsam bergab, denn die Entzündungsreaktion erhält sich selbst aufrecht: Sie reizt Ihre Darmschleimhaut, sodass Bakterien und unverdaute Nahrungsreste in den Blutkreislauf gelangen. Das Immunsystem nimmt diese Eindringlinge zu Recht als Problem wahr und löst eine noch stärkere Entzündungsreaktion aus. Giftstoffe im Darm führen zur Ausschüttung von Zellsignalproteinen (sogenannten Zytokinen), die ins Gehirn gelangen und dort ebenfalls Entzündungen auslösen können. Hinzu kommt, dass eine minderwertige Ernährung den Citratzyklus unterbricht – eine lebenswichtige chemische Reaktionskette, durch die Ihr Körper aus den Kohlenhydraten, Fetten und Eiweißen in Ihren Zellen Energie erzeugt. Giftstoffe stören diesen Citratzyklus und lassen Elektronen entweichen. Dadurch verliert Ihr Körper wertvolle Energie, und durch die verloren gegangenen Elektronen entstehen elektrisch geladene Moleküle namens freie Radikale – ein weiterer wichtiger Entzündungsauslöser.

So schlimm das alles auch klingen mag – die medizinische Realität ist noch weitaus schlimmer. Bei chronischen Entzündungsprozessen überschwemmt das Immunsystem das umliegende Gewebe nämlich mit ganz bestimmten weißen Blutkörperchen – Lymphozyten, Monozyten und Makrophagen –, um die zunehmenden Schäden zu beseitigen. Mit der Zeit greifen diese Zellen oft auch gesundes Gewebe und gesunde Organe an, was zu Autoimmunkrankheiten führt. Inzwischen weiß man, dass Krebs, rheumatoide Arthritis, Herz-Kreislauf-Erkrankungen, Diabetes, Alzheimer und Asthma unter anderem durch Entzündungsprozesse entstehen. Außerdem tragen diese Entzündungen zu Fettleibigkeit, Fettleber und chronischen Nierenerkrankungen bei. Chronische Entzündungsprozesse vernebeln Ihr Denken und beschleunigen den Alterungsprozess.

Aber Sie würden doch niemals etwas essen, das so ein Chaos in Ihrem Körper verursacht, nicht wahr? Oh doch – und Sie tun es wahrscheinlich schon die ganze Zeit.

In Supermärkten (und auch in vielen Restaurants) gibt es nämlich jede Menge Lebensmittel, die mit minderwertigen, entzündungsfördernden Fetten hergestellt werden, wie sie beispielsweise in Mais- und Rapsöl enthalten sind. Und warum? Weil sie billig sind. Big Food liefert uns immer die Produkte, die sich am leichtesten vermarkten lassen – Lebensmittel, die billig sind, lecker schmecken und hübsch aussehen. Im Lauf der Jahre hat die Industrie ihr Angebot an teuren, hochwertigen Fetten wie Weidebutter, Kokosöl, Ghee, ja sogar Schmalz von gesunden Tieren systematisch auslaufen lassen. (Schmalz war lange Zeit ein fester Bestandteil der menschlichen Ernährung, und trotzdem kamen Herz-Kreislauf-Erkrankungen bei uns nur selten vor!) Ihre langfristige Gesundheit passt einfach nicht zum Geschäftsplan solcher Unternehmen. Es dauert ungefähr zwei Jahre, bis die Fette, die Sie essen, in 50 Prozent der Zellmembranen Ihres Körpers eingebaut sind. Bis dahin werden Sie sich immer wieder fragen, warum Sie nicht mehr die gleiche Energie und geistige Klarheit haben wie früher; und Big Food wird Ihnen diese Frage auch nicht beantworten können.

Es ist gar nicht so einfach, sich von all den verarbeiteten Lebensmitteln fernzuhalten, die mit diesen Ölen hergestellt werden. Fangen Sie einmal an, die Etiketten mit den Inhaltsstoffen zu lesen, dann werden Sie verstehen, was ich meine! Und dabei ist das nur ein kleiner Teil des Entzündungsproblems, mit dem wir heutzutage zu kämpfen haben. Sie könnten zum Beispiel beschließen, sich gesund zu ernähren, indem Sie offensichtlich toxische Lebensmittel wie Maissirup mit hohem Fruchtzuckergehalt, Zucker und Transfette (die allesamt Entzündungen verursachen) von Ihrem Speisezettel streichen oder ihren Verzehr zumindest auf ein Minimum reduzieren. Aber die chemischen Dämonen in Schach zu halten, ist gar nicht so einfach. Denn auch pflanzliche Lebensmittel wie Brot, ja sogar manche Gemüsearten wie Paprika und Grünkohl können Entzündungen verursachen.

Entzündungsfördernde Lebensmittel, die Heißhunger verursachen und das Fasten erschweren

- Lebensmittel mit hohem Oxalatgehalt (die dazu führen können, dass Ihr Körper Kalziumkristalle bildet, die nur schwer wieder auszuscheiden sind): Sesam, Soja, roher Grünkohl, Spinat, Mangold, rote Bete
- Lebensmittel mit hohem Histamingehalt (dieser Neurotransmitter kann Allergien und Heißhunger verursachen): Fischsauce, Sojasauce, Fischreste, Schweinefleischreste
- Phytinsäure (die die Eiweißverdauung hemmt): Bohnen, Getreide, Weizen, Hülsenfrüchte
- angebrannte oder verkohlte Fleisch- oder Getreideprodukte oder Gemüse: Beim Garen mit hohen Temperaturen entstehen toxische Substanzen wie AGE (*advanced glycation endproduct*; Reaktionsprodukt der Glykierung), HCA (heterozyklische Amine) und PAK (polyzyklische aromatische Kohlenwasserstoffe, die in Ruß vorkommen).[21]
- Lebensmittel mit hohem Lektingehalt (die im Rahmen einer Bulletproof-Diät zwar nicht empfohlen werden, aber manchmal erlaubt sind): Tomaten, Kartoffeln, Paprika, Peperoni, Auberginen, Bohnen, Kichererbsen

Entgegen einer weit verbreiteten Annahme werden die meisten entzündungsfördernden Nebenprodukte nicht von Tieren, sondern von Pflanzen oder Mikroben hergestellt, und zwar aus Gründen, die tief in der Geschichte der Evolution verwurzelt sind. Wenn Sie ein Tier sind und nicht gefressen werden wollen, können Sie normalerweise weglaufen und sich verstecken. Als Pflanze dagegen müssen Sie sich an Ort und Stelle verteidigen: Sie können sich eine harte, schützende Schale wachsen lassen wie eine Walnuss, Sie können Stacheln austreiben wie ein Kaktus oder Sie können sich mit Gift füllen. Letzteres ist eine sehr verbreitete Strategie. Denken Sie einmal darüber nach, was passieren würde, wenn Sie in Ihren Garten oder Stadtpark gehen und das erste Blatt, das Ihnen unterwegs unterkommt, pflücken und essen würden. Tun Sie das nicht! Sie würden sich wahrscheinlich sehr bald vor Schmerzen krümmen.

Die Pflanzenwelt steckt voller entzündungsfördernder Giftstoffe, die in Ihre Nahrung gelangen können. Das gilt sogar für Nutzpflanzen wie Tomaten oder Kürbisse: Schon nach dem Verzehr von ein paar Blättern solcher Pflanzen würde es Ihnen sehr übel ergehen. Als meine Tochter zwei Jahre alt war, aß sie zwei Blätter von einer Kürbispflanze in unserem Garten und war den Rest des Tages damit beschäftigt, zu furzen und vor Bauchschmerzen zu weinen. Das war eine Reaktion ihres Körpers auf Eiweiße namens Lektine, die in vielen Blättern von Pflanzen enthalten sind und dazu dienen, Insekten und Fressfeinde fernzuhalten. Lektin wird wegen seiner sehr unangenehmen entzündungsauslösenden Wirkung manchmal auch als Antinährstoff bezeichnet.

Die Pflanzen, die die meisten Toxine enthalten, sind am wenigsten begehrt und daher auch am billigsten – und genau deshalb stehen sie ganz oben auf der Einkaufsliste von Big Food. Solange man diesen Pflanzen ein angenehmes Aroma verleihen und ihre negativen Auswirkungen so weit hinauszögern kann, dass sie keine sofortigen negativen Folgen für die Gesundheit haben, werden sie ihren Weg in unser Junkfood finden. Heutzutage werden sogar minderwertige pflanzliche Produkte als »gesunde« Lebensmittel angepriesen. Zum Beispiel Hummus: Er steckt voller Lektine (aus Kichererbsen), ist aber im Vergleich zu Guacamole eine billige Kalorienquelle; also findet man ihn überall in den Supermarktregalen, obwohl jeder weiß, dass Guacamole gesünder ist (und auch besser schmeckt).

Viele Menschen setzen ihren Körper bereitwillig – ja sogar mit Begeisterung! – entzündungsfördernden Lebensmitteln und Getränken aus. Mit ziemlicher Sicherheit haben auch Sie sich ein weit verbreitetes toxisches Getränk, das es in jedem Lebensmittelladen zu kaufen gibt, schon einmal zu Gemüte geführt: Alkohol. Denken Sie einmal darüber nach, wie Sie sich bei Ihrem letzten Kater gefühlt haben. War Ihnen schlecht? Konnten Sie womöglich gar nicht aufstehen? Im Grunde ist ein Kater nichts anderes als eine Entzündungsreaktion auf ein mikrobielles Toxin aus Hefe. Doch selbst wenn Sie Ihren Alkoholkonsum einschränken und sich hauptsächlich von Lebensmitteln ohne entzündungsfördernde Inhaltsstoffe ernähren, können Sie Ihrem Körper durch undiszipliniertes Essverhalten trotzdem noch Schaden zufügen. So kann es beispielsweise zu Entzündungsprozessen kommen, wenn Sie zur falschen Zeit oder zu viel essen. Sowohl die Größe als auch der Zeitpunkt Ihrer Mahlzeiten spielt für die Auswirkungen der Lebensmittel, die Sie zu sich nehmen, eine wichtige Rolle.

Das klingt alles ziemlich entmutigend, das ist mir klar. Wie können Sie sich gesund ernähren, wenn nicht nur die Biologie Ihres Körpers, sondern auch die Evolution und die Industrie gegen Sie arbeiten? Entzündungsprozesse werden Ihnen einen Strich durch die Rechnung machen, wenn Sie es zulassen. Aber zum Glück gibt es eine gute Geheimwaffe dagegen, und zwar eine, die Ihnen eine Auszeit von Giftstoffen und Entzündungen verschafft: Durch Fasten geben Sie Ihren Verdauungsorganen eine Chance, sich zu erholen und neu zu starten, weil dann keine entzündungsfördernden Substanzen in Ihren Verdauungstrakt hineingelangen – genauso wie wir unseren Muskeln nach einem anstrengenden Training eine Erholungspause gönnen.

Wenn Sie fasten, nutzt Ihr Körper Energie, die er normalerweise für die Verdauung von Nahrung investieren würde, für Heilungs- und Reparaturprozesse. Ihre Zellen brauchen Nahrung und Sauerstoff, um zu gedeihen, aber eine ungesunde Lebensweise (beispielsweise eine sitzende Tätigkeit) oder Ernährung (zum Beispiel übermäßiges Essen oder voller Giftstoffe steckende Lebensmittel, die zu Verdauungsproblemen führen) fördern die Zelldegeneration und das, was Biologen taktvoll als »Apoptose« bezeichnen. Nennen wir diesen Prozess doch lieber bei seinem richtigen Namen: Zelltod.

Eine minderwertige Ernährung und ein inaktiver Lebensstil töten Ihre Zellen – und Sie selbst – langsam, aber sicher. Fasten dagegen schenkt Ihrem Körper neues Leben. Warum geht es Ihnen gleich viel besser, sobald Sie mit dem Fasten begonnen haben? Vor allem deshalb, weil Sie aufgehört haben, Antinährstoffe zu sich zu nehmen. Und weil Sie keine ungesunden Öle und anderen entzündungsfördernden Produkte mehr konsumieren, die Big Food in unsere Lebensmittel hineinpackt.

Vielleicht werden Sie sich auch fragen, warum Sie nach einer Fastenkur plötzlich so viel mehr Energie und einen viel klareren Kopf haben. Liegt das an den Ketonen, die die Entzündungsprozesse in Ihrem Körper eingedämmt haben? Ja. Liegt es daran, dass Sie jetzt keinen minderwertigen, entzündungsfördernden Schrott mehr in sich hineinstopfen? Ja. Addieren sich diese beiden positiven Ernährungsfaktoren? Ja! Und könnten Sie dieses Ergebnis auch mit einer fettreichen Ernährung ohne Giftstoffe erreichen? Wiederum ja! Ich praktiziere diese Diätform schon seit über zehn Jahren und habe Hunderttausenden von Menschen beigebracht, wie man sie erfolgreich durchführt.

Fasten kann etwas sehr Flexibles sein. Und der Verzicht auf entzündungsfördernde Lebensmittel kann einfach und angenehm sein. Der Schlüssel zum Erfolg besteht darin, zu lernen, welche Lebensmittel Sie von Ihrem Speisezettel streichen müssen – diejenigen, die ich als Kryptonit bezeichne. Egal, ob es von Mutter Natur oder aus einem Chemielabor stammt: Sie sollten unbedingt einen großen Bogen um

Kryptonit machen; und ich bin hier, um Ihnen dabei zu helfen. Eine ausführlichere (englischsprachige) Liste – die Bulletproof Fasting Roadmap – finden Sie kostenlos online unter daveasprey.com/fastingroadmap.[22] Hier eine kurze Liste der wichtigsten Kryptonit-Lebensmittel:

- Sojamilch, Fruchtsaft, Limonade, Diät- und Sportgetränke
- Mais, Soja, rote Bete, Mangold, Blattkohl, Grünkohl, Spinat, Auberginen, Paprika-schoten, Tomaten
- Margarine, gentechnisch veränderte Öle, industriell hergestelltes Schmalz, Pflan-zenöle, Samenöle, Rapsöl, Erdnussöl, Baumwollsamenöl, Sonnenblumenöl, Distelöl
- Milchpulver, Kondensmilch, Soja- und Weizenprotein
- abgepackte Salatdressings und Saucen, Kaseinat, hydrolysiertes Gluten, Mononatri-umglutamat (MSG), hydrolysierte Hefe

Natürlich können Sie all diese Produkte zu sich nehmen, und das Fasten kann Ihnen trotzdem etwas bringen. Es ist dann nur sehr viel schwieriger, weil Sie ständig Hunger haben werden. Denn sobald Sie Ihren Körper von Kryptonit befreit haben, kann er geradezu übermenschliche Kräfte und Fähigkeiten entwickeln. Während des biochemischen Reinigungsprozesses werden Ihr Darm und andere wichtige Organe, ja sogar Ihr Blut gereinigt. Kranke Zellen werden durch gesundes Gewebe ersetzt. Dadurch fühlen Sie sich nicht nur besser, sondern sehen vielleicht sogar besser aus. Denn all dieses neue, gesunde Gewebe kann Ihnen ein jugendlicheres Aussehen verleihen.

David im Kampf gegen den Essens-Goliath

An dieser Stelle möchte ich Ihnen ein bisschen mehr über meinen persönlichen Weg zum Wohlbefinden erzählen, denn dieser Weg bestand großteils aus einem Kampf gegen Entzündungsprozesse und einen gestörten Stoffwechsel. Ehrlich gesagt: Als ich damit anfing, war mein Gesundheitszustand absolute Scheiße (das ist der einzig richtige Ausdruck dafür, auch wenn er nicht besonders wissenschaftlich klingt). Aber wenn sogar *ich* es geschafft habe, meinen Körper in Ordnung zu bringen, können Sie das auch. Ihr Weg wird wahrscheinlich sogar sehr viel einfacher sein als meiner.

Als ich fünf Jahre alt war, zog meine Familie von Kalifornien nach New Mexico. Wir hatten keine Ahnung, dass sich in den Wänden unseres neuen Hauses giftige Schimmelpilze eingenistet hatten oder dass die verlassenen Gold- und Silberminen in der nahegelegenen Wüste, in der ich gerne mit dem Gewehr herumballerte (damals gab es noch keine Videospiele), toxische Schwermetalle wie Blei und Queck-silber enthielten. Ich wusste nur, dass damals all meine Probleme anfingen. Als ich 14 Jahre alt war, versagte mein Körper mir den Dienst: Ich hatte chronische Arthritis in beiden Knien, litt unter ständigem Nasenbluten und bekam immer wieder Hals-entzündungen. Mit Anfang zwanzig war ich fettleibig, musste mich in XXL-T-Shirts zwängen, und selbst extrem weit geschnittene Hosen konnten mein überschüssiges Fett nicht mehr verbergen. Damals probierte ich verschiedene Diäten aus und trai-nierte anderthalb Jahre lang jeden Tag anderthalb Stunden, nahm aber trotzdem nicht ab. Die Symptome, die mich am meisten beunruhigten, waren meine lähmende Müdigkeit und das Gefühl, wie benebelt im Kopf zu sein – ich war ständig erschöpft und konnte mich kaum noch auf meine berufliche Karriere konzentrieren.

Als ich Ende zwanzig war, führte mein Arzt ein paar Laboruntersuchungen bei mir durch und erklärte mir dann, ich würde unter Prädiabetes leiden und hätte ein hohes Risiko für einen Schlaganfall oder Herzinfarkt. Außerdem wurde bei mir eine Hypothyreose festgestellt – eine Art Autoimmunerkrankung, bei der das Immunsys-tem die Schilddrüse angreift, sodass sie nicht mehr genügend Schilddrüsenhormone produzieren kann. Diese Fehlfunktion der Schilddrüse verlangsamt den Stoffwech-sel, und das führt wiederum dazu, dass man ständig müde ist und sehr leicht zu-nimmt. Obwohl ich noch keine dreißig war, sah mein Körper eher aus wie der eines Sechzigjährigen, der bereits auf dem »absteigenden Ast« war.

Die eigentliche Ursache für meine Abgeschlagenheit und mein Übergewicht wa-ren Entzündungsprozesse im Körper. Ich war besonders früh und hart davon getrof-fen worden; doch jeder Mensch leidet bis zu einem gewissen Grad unter Entzün-dungen – erst recht, wenn wir älter werden. Wenn Sie jeden Morgen darauf achten, werden Sie feststellen, dass Ihr Bauch manchmal über Nacht dicker geworden ist – die Ursache dafür ist ein Entzündungsprozess. Die gleiche Schwellung tritt auch in Ihrem Gehirn auf; dort kann man sie nur nicht sehen. Diese krankhaften Verän-derungen werden durch Zellsignalmoleküle namens Zytokine verursacht. Wissen-schaftler entdeckten sie bereits in den 1950er-Jahren; doch erst in den letzten Jahr-zehnten hat man begonnen, die Zusammenhänge zwischen Entzündungsprozessen und Zytokinen zu verstehen, wobei vor allem eine ganz bestimmte Gruppe dieser Substanzen eine Rolle spielt, die man (natürlich) als entzündungsfördernde Zytokine bezeichnet[23] und die überall im Körper vorkommt.

Trotzdem wollte ich endlich ein normales Leben führen. Ich war erschöpft von meinen endlosen Krankheiten und dem emotionalen Ballast, den man mit sich he-rumschleppt, wenn man unter so vielen gesundheitlichen Problemen leidet. Aber es wurde immer klarer, dass es kein gutes Ende mit mir nehmen würde, wenn ich nichts unternahm, um meinen Gesundheitszustand zu verbessern; es war höchste Zeit, endlich etwas zu tun. Mein erster Schritt bestand darin, mir einzugestehen, dass all die Aktivitäten, mit denen ich abzunehmen versuchte (zum Beispiel fettarme Diäten und tägliches Ausdauertraining), mir nichts brachten.

Also beschäftigte ich mich vier Jahre lang intensiv mit den wissenschaftlichen Untersuchungen zu diesem Thema. Zuallererst stieß ich dabei auf die Atkins-Diät, die allgemein als ketogene Diät bekannt ist und in deren Mittelpunkt der Verzicht auf Zucker und Kohlenhydrate bei gleichzeitigem Verzehr von Eiweiß und Fett steht, um den Körper in einen Zustand der Ketose zu versetzen. Die Atkins-Diät ist der Großvater unserer heutigen Keto-Diät, die jedoch immer noch mit vielen Fehlern und Schwachstellen der Atkins-Diät behaftet ist. Das liegt daran, dass sie das Problem der Entzündung nicht richtig löst. Aber sie hat mich zumindest auf einen besseren Weg gebracht. In den ersten drei Monaten dieser Diät, die man heute als »schmutzige Keto-Diät« bezeichnen würde, habe ich immerhin 25 Kilogramm abgenommen. Das war wie ein Wunder für mich.

Um meine nächsten 25 Kilo zu verlieren, brauchte ich zehn Jahre. Warum? Weil diese ersten 25 Kilo aus Fett bestanden hatten; doch eine Diät, bei der es nur darum geht, Fett loszuwerden, ignoriert das sehr viel schwerer lösbare Entzündungsproblem. Ohne es zu wissen, hatte ich bei meiner Atkins-Diät nämlich ketogene Lebensmittel zu mir genommen. Damals hatte mir noch niemand etwas von Kryptonit erzählt. Zu lernen, wie man Entzündungen durch Fasten in den Griff bekommen kann, war wiederum ein ganz anderer Weg für mich. (Spannende Neuigkeit: Wenn man gar nichts isst, nimmt man auch nichts Entzündungsförderndes zu sich!)

Auch heute klammern manche moderne Keto-Verfechter sich immer noch an die fehlerbehaftete Philosophie der Atkins-Diät. Die »schmutzige« Keto-Diät erlaubt den Verzehr stark verarbeiteter, verpackter Lebensmittel oder ermutigt ihre Anhänger sogar dazu, solche Produkte zu essen, nur damit sie im Zustand der Ketose bleiben. Alles, was kein Kohlenhydrat ist, ist keto; daher gilt bei dieser Diät auch Weizengluten (ein Eiweiß) als keto. Pflanzenöl ist ebenfalls keto. Rein technisch gesehen, ist das auch völlig richtig. Das Problem ist nur, dass Weizengluten und Pflanzenöl dick machen. Gluten verursacht außerdem Entzündungen, und es gibt Hinweise darauf, dass Pflanzenöl das ebenfalls kann. Hinzu kommt, dass beides hungrig macht. Auch Samenöle verursachen, wie bereits erwähnt, nachweislich Entzündungsprozesse. Einer weit verbreiteten Ansicht zufolge sind im Rahmen einer ketogenen Diät alle Arten von Fett als Brennstoff erlaubt. Doch wenn das Fett, das Sie zu sich nehmen, Entzündungsprozesse im Körper fördert, haben Sie den Zweck Ihrer Diät verfehlt.

Das Fasten bietet einen einfachen Rahmen nicht nur dafür, wann Sie essen, sondern auch dafür, *was* Sie essen. Sie können MCT-Öl und Butter in Ihren Morgenkaffee hineinrühren. Aber Sie werden kein Gluten, kein Pflanzenöl und auch keine verarbeiteten Lebensmittel zu sich nehmen. Sie werden Ihrem Körper eine Ruhepause von Entzündungsprozessen und all den damit einhergehenden Gesundheitsproblemen gönnen. Entzündungsprozesse sind nämlich eine viel wichtigere Ursache für Herz-Kreislauf-Erkrankungen als der Cholesterinspiegel. Laut Angaben der Weltgesundheitsorganisation (WHO) gehen weltweit schätzungsweise 32 Prozent der Todesursachen auf die koronare Herzkrankheit zurück[24] – und lange Fastenphasen senken nachweislich das Risiko für die Entstehung dieser Erkrankung, weil dadurch nicht nur Entzündungsprozesse im Körper zurückgehen, sondern auch der Blutdruck und der Triglyzeridspiegel sinken.

Das möchte ich an dieser Stelle unbedingt noch einmal hervorheben, weil es so wichtig ist: Fasten dämmt Entzündungen ein, verbessert den Gesundheitszustand und stärkt Ihre Selbstkontrolle, *egal, was für eine Ernährungsweise Sie bevorzugen.* Eine Fastenkur wird Ihnen also auf jeden Fall helfen – egal, ob Sie eine schmutzige Keto-Diät praktizieren, ausschließlich vegan essen oder sich nur von Pizza und Chips ernähren. Trotzdem sollten Sie sich natürlich lieber an eine saubere Keto-Diät halten, wenn Sie in Ketose bleiben wollen. Denn damit werden Sie bessere Ergebnisse erzielen, Entzündungsprozesse so weit als möglich eindämmen und sich schlicht und einfach besser fühlen.

Wie können Sie feststellen, ob in Ihrem Körper Entzündungsprozesse ablaufen? Auf diese Frage gibt es eine ganz einfache Antwort: Wenn Sie sich so ernähren wie die meisten Menschen heutzutage (also viele verarbeitete Lebensmittel zu sich nehmen), findet in Ihrem Körper garantiert irgendwo ein Entzündungsprozess statt. Die gefährlichsten Entzündungsformen – beispielsweise im Gehirn, im Herzen oder in der Leber – sind mit bloßem Auge oft nur schwer zu erkennen, doch manche Entzündungsprozesse zeigen sich tatsächlich auf den ersten Blick. Werfen Sie einmal einen Blick in den Spiegel. Sind Ihre »Rettungsringe« mal größer und mal kleiner? Das ist ein Entzündungsprozess. Ist Ihr Gesicht aufgedunsen oder von Aknepickeln übersät? Das ist ein Entzündungsprozess. Können Sie mit den Händen nicht richtig kräftig zufassen, oder haben Sie morgens beim Aufwachen Schmerzen in den Gelenken oder im Rücken? Auch das ist ein Entzündungsprozess.

Nachdem ich endlich abgenommen hatte, musste ich einen Weg finden, mein neues Gewicht zu halten. Dazu musste ich den Kampf gegen entzündungsfördernde Lebensmittel gewinnen. Das Problem war nur, dass ich gar nicht wusste, welche Lebensmittel bei mir Entzündungsprozesse hervorriefen, und damals gab es auch noch kaum wissenschaftliche Untersuchungsergebnisse zu diesem Thema. Trotz aller Bemühungen litt ich immer noch unter Entzündungen. Ich sah es an den aufgequollenen Fettpolstern an meinen Hüften und ich spürte es auch, wenn ich morgens mit schmerzenden Gelenken aufwachte, die mir das Gehen erschwerten.

Durch genaue Beobachtung wurden mir die Ursachen der in meinem Körper schwelenden Entzündung allmählich immer klarer. Ich nahm einfach alles, was ich aß, genau unter die Lupe, und beobachtete, wie es sich auf meinen Körper auswirkte. Wenn es sein musste, verglich ich mein Aussehen und Befinden täglich mit dem vom Vortag. Ich lernte, mein Hungergefühl auszuschalten, indem ich auf bestimmte Lebensmittel verzichtete. Diese Erkenntnisse bildeten das Fundament meines späteren Buches *Die Bulletproof-Diät*[11] und dabei entdeckte ich auch das intermittierende Fasten.

Eigentlich hat keiner unserer heutigen Diät- oder Gesundheitsexperten das intermittierende Fasten *entdeckt*; es gehört einfach zur Spezies Mensch dazu und reicht somit weit in die Geschichte unserer Evolution zurück. Ich habe, als ich damit anfing, lediglich herausgefunden, wie diese Fastenform für mich am besten funktioniert und dass man dabei durch Trinken von Kaffee mit Butter und MCT-Öl besonders gute Erfolge erzielen kann – viel bessere als durch das Fasten allein. Und ich bin mir ziemlich sicher, dass außer mir bisher noch niemand – weder tot noch lebendig – auf diese sonderbare Kombination gestoßen ist!

Als ich mit dem intermittierenden Fasten begann, war es, als würde ich einen Lichtschalter anknipsen. Damals gab es noch keine Blogs und auch keine Bücher über dieses Thema. Ich wusste, dass die Atkins-Diät »Fettfasten« empfahl, um in Ketose zu kommen. Doch diese Diät beruhte auf dem Verzehr von Käse und empfahl die Verwendung künstlicher Süßstoffe; also habe ich sie optimiert. Ich wusste ja bereits, dass Bulletproof Coffee mir hervorragend bekam. Deshalb trank ich ihn zum Frühstück, um die Ketose einzuleiten. Allein dadurch, dass ich das Frühstück wegließ und meinen Morgenkaffee optimierte, nahm ich noch mehr ab und brauchte nicht mal mehr ein Mittagessen. Wenn ich dagegen aufs Frühstück verzichtete, *ohne* Bulletproof Coffee zu trinken, bekam ich schon mittags um halb zwölf Hunger, der mich so sehr ablenkte, dass ich mich gar nicht mehr richtig auf meine Arbeit konzentrieren konnte. Es ist eine so mühelose Verhaltensänderung, zu der jeder Mensch in der Lage ist: Man braucht einfach nur 16 Stunden lang nichts Entzündungsförderndes zu essen. Fast wie von Zauberhand beginnen die entzündungshemmenden Systeme im Körper dann sofort zu arbeiten. (In Wirklichkeit hat das natürlich gar nichts mit Zauberei zu tun; Ihr Körper hat sich im Lauf der Evolution einfach dazu entwickelt, so zu funktionieren, wenn Sie ihn nur lassen.) Ihr Organismus bekommt jetzt eine Ruhepause von toxischen, entzündungsfördernden Nahrungsmitteln. Gleichzeitig schaltet Ihr Körper auf Ketose um, und auch Ihr Stoffwechsel verändert sich.

Für Sie ist dieses 16-stündige Fasten vielleicht das erste Mal in Ihrem Leben, dass in Ihrem Körper keine neuen Entzündungsprozesse in Gang gesetzt werden. Genau wie mir wird Ihnen dabei wahrscheinlich auch bewusst werden, dass Sie nach bestimmten Lebensmitteln süchtig sind: Das heißt, Sie hängen nicht nur rein emotional daran, sondern es handelt sich dabei um eine echte biologische Abhängigkeit von bestimmten Molekülen und Nahrungsmitteln. Machen Sie sich keine Illusionen: Es wird schwierig sein, diese Süchte zu überwinden. Bei einer biologischen Sucht nach Milcheiweiß kann es genauso schwer sein, auf dieses Eiweiß zu verzichten wie auf Nikotin. Ihr Körper wird sich dagegen wehren; und die Big-Food-Industrie wird dafür sorgen, dass Sie überall Werbung für diese Lebensmittel sehen und dass sie auch jederzeit griffbereit sind, wenn Sie in den Supermarkt gehen. Doch sobald Sie mit dem Fasten beginnen, fängt Ihr Körper automatisch an, diese Sucht unter Kontrolle zu bekommen.

Zwei der häufigsten biologischen Süchte sind die Abhängigkeit von Weizen (Gluten) und Milchprodukten. Vielleicht glauben Sie, sich darüber keine Gedanken machen zu müssen, weil Sie gegen beides nicht allergisch sind. Doch wahrscheinlich haben Sie gar keine Ahnung davon, wie diese Substanzen auf Ihren Organismus wirken. Wie oft haben Sie schon drei Tage hintereinander kein Weizenprodukt oder Milcheiweiß gegessen? (Butter enthält nur eine verschwindend geringe Menge Eiweiß.) Sowohl Gluten als auch Milchprodukte haben nachweislich eine entzündungsfördernde Wirkung. Sie werden erst dann erfahren, welche Auswirkungen diese beiden Substanzen auf Ihren Körper haben, wenn Sie Ihre Abhängigkeit davon überwinden – und das ist viel schwieriger, als es sich anhört.

Die Glutenproteine in Brot und die Kaseinproteine in Milch und Käse werden im Körper oft in Moleküle aufgespalten, die man als Gluteomorphin und Kasomorphin bezeichnet. Ist Ihnen der »Morphin«-Teil in diesen beiden Namen aufgefallen? Bei beiden Molekülen handelt es sich um Morphin-Analoga, die die Opioid-Rezeptoren – also die Lustzentren – in Ihrem Gehirn aktivieren. Mit anderen Worten: Ihr Körper verarbeitet ein gegrilltes Käsesandwich auf sehr ähnliche Art und Weise wie einen Schuss Heroin. Beide erzeugen eine gewisse Euphorie. Sie tun dies natürlich in unterschiedlichem Ausmaß, aber sie verursachen ein süchtig machendes Gefühl der Befriedigung. Das ist der Grund, warum Sie, wenn Sie Brot essen, am nächsten und übernächsten Tag *wieder* Appetit auf Brot haben. Genau deshalb greifen wir zu Beginn einer Mahlzeit im Restaurant auch so gern in den Brotkorb und stopfen uns schon vor dem eigentlichen Essen den Magen damit voll: Unser Körper sehnt sich nach diesem Gefühl, das so ähnlich ist wie ein Opiumrausch. Versuchen Sie mal zu fasten, während Sie an knuspriges Baguette denken!

Wenn Sie Ihren Körper jahrelang darauf trainiert haben, dass er jeden Morgen seinen »Schuss« bekommt – vielleicht eine Scheibe Toast mit Butter, ein Käsebrötchen oder ein Getreidemüsli mit Milch –, werden Sie wahrscheinlich schon ein bisschen kribbelig werden, wenn Sie mit intermittierendem Fasten beginnen und dem Körper diesen Rausch vorenthalten. Aber das macht nichts. Dieses Verlangen lässt sich überwinden!

Wenn Ihr Körper anfängt zu fragen: »Wo ist meine Portion Gluten?«, antworten Sie ihm einfach: »Hey Kumpel, ich gebe dir jetzt 16 Stunden Zeit, um dich zu reparieren. Es ist Zeit für einen Frühjahrsputz. Du hast ja sowieso nichts anderes zu tun, also kannst du die Energie, die du bisher zur Bekämpfung der durch Essen verursachten Entzündungsprozesse verbraucht hast, ebenso gut in eine vermehrte Enzymproduktion stecken. Lass uns ein System-Upgrade durchführen.«

Ein beglückendes Experiment

Ungefähr zu der Zeit, als ich von den enormen negativen Auswirkungen von Entzündungsprozessen erfuhr und begann, mit Fastenkuren zu experimentieren, zog ich mich in eine abgelegene Region in Westtibet zurück. Während dieser Reise hatte ich gefastet und fast nichts gegessen, was mir nicht guttat – nicht aus freien Stücken, sondern weil es unterwegs kaum etwas zu essen *gab*. Als ich die Hälfte des heiligen Wegs rund um den Mount Kailash hinter mir hatte, bot man mir Yakbuttertee an, den Reisende dort zur Vorbeugung von Höhenkrankheit bekommen (ich befand mich fast 5500 Meter über dem Meeresspiegel). Zu meinem Erstaunen ging es mir danach ganz hervorragend. Später fand ich heraus, dass das Einrühren von Butter in Tee ungeheuer positive Auswirkungen haben kann: Es dämmt Entzündungsprozesse ein und steigert die Energieproduktion.

Wider Erwarten gab der kurze Verzicht auf Essen mir nicht das Gefühl, gleich sterben zu müssen. Ganz im Gegenteil – dort oben auf dem Mount Kailash dachte ich: »Wow, so ist das also, wenn man unendlich viel Energie hat und sich großartig fühlt!« Das ist einer der überraschendsten, sofortigen Vorteile des Rückgangs von Entzündungsprozessen in Ihrem Körper.

Dieses Wunder des Fastens zu aktivieren, ist jedoch gar nicht so einfach. Denn wenn es das wäre, würde inzwischen jeder Mensch intermittierendes Fasten praktizieren. Bei längeren Fastenkuren – insbesondere »trockenem« Fasten ohne Wasser oder andere Flüssigkeiten – vergeht das Hochgefühl wieder. Sogar ein kurzes Fasten kann äußerst unangenehm sein, wenn man sich unvorbereitet hineinstürzt. Anfangs kommt es Ihnen dabei vielleicht sogar so vor, als stimmten alle Ihre Befürchtungen über das Fasten. Die übermenschlichen Kräfte, die das Fasten freisetzt, werden durch die nörgelnden Stimmen von Hunger, Müdigkeit und Reizbarkeit übertönt, und man fragt sich: »Wie soll ich das bloß schaffen?« und schließlich: »*Kann* ich das überhaupt schaffen?«

Es dauerte einige Zeit, bis ich Antworten auf diese Fragen fand. Ich wusste einfach nicht, wie ich diese enorme Energiewelle, die meinen Körper auf dem Berg Kailash durchströmt hatte, wieder erzeugen konnte. Ich hatte beobachtet, dass die Tibeter kaum mehr als ein paar Tassen Yakbuttertee pro Tag zu sich nahmen, aber trotzdem zwölf Stunden lang bei eisigen Temperaturen wandern und dabei sogar schwereres Gepäck tragen konnten als ich. Sie praktizierten zwar keine Nulldiät, aber so etwas Ähnliches. Daraufhin beschäftigte ich mich mit verschiedenen Fastenmethoden und begann regelmäßig zu fasten. Ich probierte viertägiges Fasten, 24-stündiges Fasten, Fasten mit und ohne Kaffee, Tee und Butter, und so weiter und so fort – bis ich die Biohacks entdeckte, die mir beim Fasten inzwischen sogar mehr Energie liefern, als ich eigentlich brauche.

Die erste Antwort auf die obigen Fragen ist Bulletproof Coffee, ein Gebräu, zu dem ich mich von dem Yakbuttertee inspirieren ließ, den ich damals in Tibet getrunken hatte. Das ist der Unterschied zwischen Bulletproof-Fasten und normalem Fasten: Beim Bulletproof-Fasten erleben Sie mehr entzündungsfreie Euphorie bei nahezu völlig fehlendem Hungergefühl, und der Energieabfall, zu dem es bei den meisten Menschen kommt, wenn sie auf Essen verzichten, ist kaum spürbar.

Die zweite Antwort lautet: Freunden Sie sich mit dem Gedanken an, dass Fasten nicht gleich Fasten ist. Es gibt viele verschiedene Fastenmethoden und auch unterschiedliche Spielarten des intermittierenden Fastens. Alle Fastenkuren dämmen Entzündungsprozesse ein und bieten zusätzlich auch noch andere Vorteile. Wenn Ihre Fastenmethode eine gewisse Flexibilität erlaubt, wird sie sich mit sehr viel höherer Wahrscheinlichkeit mit Ihrem restlichen Leben vereinbaren lassen. Ich zum Beispiel habe Kinder und bin Geschäftsführer eines großen Unternehmens. Eine 48-stündige Fastenkur einzuplanen, ist für mich also nicht immer einfach. Manchmal funktioniert das am besten, wenn die Kinder und meine Frau Skifahren gehen oder irgendetwas anderes tun, was ich nicht mitmachen kann oder will. (Ich habe Schrauben im Knie – doch das ist wieder eine andere Geschichte.) Manchmal mache ich solche zweitägigen Fastenkuren auch auf Geschäftsreisen. Danach fühle ich mich stets besser und wie verjüngt, weil keine Entzündungsprozesse mehr in meinem Körper im Gang sind.

Die dritte Antwort lautet, dass Sie Ihr soziales Unterstützungsnetzwerk in Ihr Vorhaben einbinden sollten – vor allem, wenn Sie zum ersten Mal intermittierendes Fasten praktizieren. Sie können problemlos Apps und Onlinecommunitys finden, die Sie dabei unterstützen, aber ich würde Ihnen empfehlen, lieber nach einem Freund oder einer Freundin zu suchen, der bzw. die das Fasten gemeinsam mit Ihnen ausprobieren möchte. Soziale Beziehungen sind übrigens eine weitere Möglichkeit zum Abbau von Entzündungsprozessen. Im Jahr 2020 fand eine Wissenschaftlergruppe der University of Surrey und der Brunel University London heraus, dass soziale Isolation mit vermehrten Entzündungen im Körper einhergeht. Bei einsamen Menschen ließen sich erhöhte Werte von C-reaktivem Protein nachweisen, einem Eiweiß, das in der Leber gebildet wird und dessen Spiegel normalerweise nach Verletzungen ansteigt. Einsamkeit erhöht aber auch die Werte von Fibrinogen, das die Blutgerinnung fördert. Außerdem stellte das Forscherteam fest, dass dieser Zusammenhang zwischen sozialer Isolation und Entzündungen bei Männern stärker war als bei Frauen.[25] Mehr über die geschlechtsspezifischen Unterschiede beim Fasten erfahren Sie in Kapitel 9.

Die vierte Antwort dürfte Ihnen bekannt vorkommen, denn ich habe bereits darauf hingewiesen: Betrachten Sie das Fasten nicht als lästige Pflicht, der Sie sich unterziehen müssen, um Übergewicht abzubauen oder etwas für Ihre Gesundheit zu tun. Zwar werden Sie wahrscheinlich unabhängig von Ihrer Einstellung zum Fasten abnehmen, und Ihr Gesundheitszustand wird sich auf jeden Fall verbessern – aber nichts von beidem wird passieren, wenn das Fasten Sie so unglücklich macht, dass Sie es vorzeitig abbrechen. Deshalb sind gute Freunde, Flexibilität und eine Tasse Bulletproof Coffee zur rechten Zeit beim Fasten so wichtig: Mit dieser Unterstützung werden Sie erleben, was es heißt, vom Dämon der Entzündung befreit zu sein. Fasten ist kein Zwang, sondern eine Chance.

Wenn Fasten Ihnen Freude statt Elend bringt, werden Sie es immer wieder praktizieren, und zwar nicht, weil Sie sich geschworen haben, damit weiterzumachen, sondern weil Sie sich auch weiterhin gut fühlen möchten. Und wenn Sie sich öfter gut fühlen, werden Sie auch eher bereit sein, andere Veränderungen an Ihrer Lebensweise vorzunehmen, die Entzündungsprozesse eindämmen und Ihr Wohlbefinden steigern. Sie werden vielleicht eine klügere Lebensmittelauswahl treffen, regelmäßig Sport treiben, auf Rauchen verzichten, Ihren Alkoholkonsum einschränken oder ganz aufgeben und sich genügend Schlaf gönnen. Kürzere Fastenphasen sind also lediglich Teil eines umfassenderen Programms, das Ihnen hilft, sich von selbstzerstörerischen Tendenzen zu befreien.

Betrachten Sie das Fasten also als Entscheidung, die Verantwortung für sich selbst zu übernehmen und darauf hinzuarbeiten, dass Sie sich zu Ihrem besten Ich entwickeln. Durch Fasten funktioniert Ihr Körper besser. Es macht Sie zäher und widerstandsfähiger und bereitet Sie geistig darauf vor, es mit allem in der Welt aufzunehmen. Wir alle behaupten, uns ein langes Leben zu wünschen, stimmt's? Doch in Wirklichkeit wünschen wir uns ein *qualitativ hochwertiges* langes Leben. Fasten ist für beides wichtig: Es verhilft Ihnen zu einem langen *und* guten Leben.

Jahrzehntelang haben viele führende Biologen den Standpunkt vertreten, dass die Lebensdauer eines Menschen weitgehend von seinen Genen abhängt. Wenn Ihre Eltern, Großeltern und Urgroßeltern beispielsweise alle über 90 Jahre alt geworden sind, bestand dieser Theorie zufolge eine gute Chance, dass Sie selbst auch ein so hohes Alter erreichen würden. Ihre Familie hatte eben »gute Gene« – was auch immer das heißen mag. Waren Ihre Vorfahren dagegen nicht älter als fünfzig geworden – nun, dann hatten Sie eben Pech. Mehrere große Forscherteams sequenzieren auch heute noch die Genome von Hundertjährigen, um nach Besonderheiten in ihrer DNA zu suchen, die für ihre extreme Langlebigkeit verantwortlich sein könnten. Wissenschaftler, die an der New England Centenarian Study mitwirken, haben über 100 Genvarianten identifiziert, die bei Hochbetagten besonders häufig vorkommen.[26]

Die meisten solcher Studien zeigen jedoch, dass die Gene nur eine einzige, etwas vage Komponente in einem Mix aus verschiedenen Faktoren sind, die über die Gesundheit und die Langlebigkeit eines Menschen bestimmen. Ernährung, Lebensstil und andere Entscheidungen, die wir tagtäglich treffen, sind genauso wichtig, und zwar nicht unbedingt so, wie man vielleicht denkt. Mikhail Blagosklonny, Gerontologe am Roswell Park Cancer Institute in Buffalo (New York), ist ein führender Verfechter der einst umstrittenen Theorie, dass bestimmte Arten von leichtem Stress wie Fasten die Lebensdauer verlängern können, indem sie die Selbstreparaturmechanismen des Körpers aktivieren. »Die Lebensspanne lässt sich verlängern, indem man entweder (a) das Altern verlangsamt [oder] (b) die Alterungstoleranz erhöht«, erklärte er in einem Fachartikel, der großes Aufsehen erregte.[27] Seiner Ansicht nach (und dies wird von immer mehr anderen Gerontologen geteilt) erhöht leichter Stress die Alterungstoleranz.

Immer mehr Experimente zeigen, dass unterernährte Tiere länger leben, während Tiere, die so viel Nahrung bekommen, wie sie zum Überleben brauchen, nachweislich eine kürzere Lebensdauer haben. In Laborversuchen bezeichnet man diese Unterfütterungstechnik als Kalorienrestriktion. Dabei handelt es sich um eine extreme Variante der »Calories in, calories out«- oder CICO-Diäten, die in letzter Zeit leider immer mehr Anhänger gefunden haben. Normalerweise erhalten die Tiere dabei ungefähr 30 Prozent weniger Kalorien als in ihrer Grundnahrung. Nur leider verrät die Wissenschaft nicht, von *welchen* Kalorien man weniger zu sich nehmen oder *wie* man dabei vorgehen sollte. Einige Anti-Aging-Fanatiker haben versucht, die Ergebnisse dieser Laborversuche auf die menschliche Ernährung zu übertragen und haben einfach ganz allgemein die Kalorienaufnahme reduziert. Es funktioniert so ähnlich wie bei einigen der früheren Diäten, bei denen man die Kalorien zählt. Diese Diäten redeten den Leuten ein, dass man nur abnehmen und sein Gewicht halten könne, indem man hungert, und zwar mehr oder weniger ein Leben lang.

Kein Wunder, dass kaum jemand diese Diäten lange durchhält! Nicht nur CICO-Diäten, sondern auch langfristige kalorienreduzierte Diäten sind ein wahres Elend, vor allem, wenn man nicht darauf achtet, aus welchen Lebensmitteln die Kalorien stammen, die man dabei zu sich nimmt. So eine Diät könnte sich tatsächlich lohnen, wenn sie die einzige Möglichkeit wäre, sehr viel länger zu leben – zumindest für manche Menschen. Aber die meisten Leute können die ständige Kalorienrestriktion und die damit einhergehenden Entbehrungen auf Dauer einfach nicht ertragen. Gerade deshalb ist das intermittierende Fasten eine so spannende Sache. Wenn Sie intelligentes intermittierendes Fasten betreiben, werden Sie wahrscheinlich insgesamt weniger essen, und zwar nicht, weil Sie sich dazu zwingen, sondern weil Sie einfach nicht mehr so viel Hunger haben wie früher. Nachdem ich die Bulletproof-Diät entwickelt hatte, glaubten viele Leute anfangs schon allein deshalb an ihre Wirkung, weil man dabei weniger isst. Inzwischen lässt sich nachweisen, was dabei tatsächlich im Körper passiert: Der Fastenprozess (und auch die Diät selbst) verursacht hormonelle Veränderungen und reduziert das Ausmaß von Entzündungsprozessen im Körper. Aber oft schränkt man dabei letzten Endes auch seine Kalorienzufuhr ein, und das wirkt sich zusätzlich positiv aus. Möglicherweise sparen Sie dadurch früher oder später fast so viele Kalorien ein wie jene Menschen, die eine kalorienreduzierte Diät praktizieren – aber Sie tun es mit mehr Energie und Freude und einem besseren Gesundheitszustand. All das läuft auf ein ganz einfaches Erfolgsrezept hinaus: Essen Sie qualitativ hochwertige Nahrungsmittel, und zwar so viel, bis Sie satt sind. Legen Sie zwischendurch immer wieder Fastenpausen ein – und genießen Sie die bessere Lebensqualität, die Ihnen das bringt.

Zusätzlich werden Sie diese bessere Lebensqualität wahrscheinlich auch viel länger genießen können. Sicherlich wissen Sie aus eigener Erfahrung, wie erschöpft und ausgelaugt Ihr Gehirn am Ende eines langen, arbeitsreichen Tages oft ist. Das fühlt sich nicht einfach nur so an: Ihr Gehirn ist tatsächlich auf zellulärer Ebene erschöpft.

Durch das pausenlose Feuern Ihrer Neuronen entstehen Abfallprodukte, die entsorgt werden müssen. Eine Fastenpause von mindestens 12 (idealerweise 18) Stunden gibt Ihren Zellen das Signal, dass es jetzt Zeit zum »Aufräumen« ist. Auch Ihre Mitochondrien brauchen regelmäßige Ruhe-, Reparatur- und Regenerationsphasen. Die uralte Lehrbuchbeschreibung, dass die Mitochondrien die »Kraftwerke unserer Zellen« sind, ist zwar ein Klischee, trifft aber dennoch zu: Diese kleinen kapselförmigen Gebilde, die sich in fast allen Zellen befinden, erzeugen den größten Teil der chemischen Energie in Ihrem Körper und speichern sie in einem Molekül namens Adenosintriphosphat (kurz: ATP). Die Mitochondrien sind die wichtigste Antriebskraft Ihres Stoffwechsels. Sie brauchen also möglichst viele, gut mit Brennstoff versorgte Mitochondrien, um energiegeladen, geistig konzentriert und glücklich zu bleiben.

Eine eingeschränkte Mitochondrienfunktion führt zu den am meisten gefürchteten Alterungssymptomen wie Müdigkeit, Erschöpfung, vermehrter Einlagerung von Körperfett und Abbau geistiger Fähigkeiten. Wissenschaftler haben Zusammenhänge zwischen mitochondrialer Dysfunktion und fast allen altersbedingten Krankheiten (einschließlich Alzheimer und Herz-Kreislauf-Erkrankungen) entdeckt. Eine aktuelle Studie, die unter der Leitung von medizinischen Forschern der Cambridge University durchgeführt wurde, hat gezeigt, dass Mitochondrien als winzig kleine Schalter fungieren, die Entzündungsreaktionen im Körper ein- und ausschalten.[28] Gesunde Mitochondrien können die entzündungsfördernden und entzündungshemmenden Systeme in Ihrem Organismus besser regulieren. Wenn Ihre Mitochondrien in gutem Zustand sind, können auch alle Ihre anderen biologischen Systeme besser arbeiten.

Die Quintessenz aus alldem lautet, dass Fasten Entzündungen eindämmt, Körper und Geist regeneriert, Sie sich dadurch jünger fühlen und mehr Energie haben. Wer fastet, den haut so leicht nichts um! Und was noch wichtiger ist: Sie werden dann auch mehr Freude am Leben haben.

Stunde der Wahrheit: Warum Sie fasten sollten

Es ist wirklich erstaunlich, wie das Fasten biologische Fehlfunktionen in Ihrem Körper behebt, Ihnen mehr Energie verleiht und Ihr Risiko für verschiedene Erkrankungen senkt. Ich wünsche mir, dass Sie in den Genuss all dieser Vorteile kommen. Aber ich bin auch Realist, denn ich habe schon viele Menschen zum intermittierenden Fasten angeleitet und erlebt, dass manche es einfach nicht durchhalten konnten. Um Entzündungsprozesse in Ihrem Körper einzudämmen und dafür zu sorgen, dass Ihr Citratzyklus so effizient wie möglich abläuft, müssen Sie eine Fastenmethode finden, die Sie befriedigt, und zwar nicht auf molekularer, sondern auf persönlicher Ebene. Es geht hier nicht um wissenschaftliche Erkenntnisse, sondern um *Sie* – und Sie sind mehr als bloße Wissenschaft!

Fast alle Menschen behaupten, dass ihre Gesundheit ihnen am Herzen liegt. Aber wenn Ihnen jemand einen Donut in die Hand drückt – oder Ihnen ein Bild von einer sexy Frau bzw. einem sexy Mann zeigt oder Ihnen einen Trick verrät, mit dem Sie jede Menge Geld verdienen können –, werden Sie Ihre Gesundheit wahrscheinlich sofort vergessen, weil diese aufregenden Dinge Sie viel mehr motivieren und mit einem Schlag ganz oben auf Ihrer Prioritätenliste landen. Wenn wir Heißhunger haben, vergessen wir unsere bisherigen Ziele und Prioritäten im Nu. Selbst wenn Sie sich noch so große Mühe geben, gesund zu leben, ist es sehr schwierig, dauernd an Ihre Gesundheit zu denken. Und auch wenn keine besonderen Verlockungen dazwischenkommen, steht gesundes Leben wahrscheinlich höchstens auf Platz sieben Ihrer Liste lästiger Verpflichtungen.

Statt gegen diese Realität anzukämpfen, wollen wir es lieber einmal mit schonungsloser Ehrlichkeit versuchen: Sie werden nicht ausschließlich Ihrer Gesundheit zuliebe fasten. Und Sie werden garantiert nicht fasten, wenn Sie sich dabei hundeelend fühlen. Sie sollten nicht einmal *versuchen*, Gesundheit zu Ihrem Hauptmotiv zu machen. In Anbetracht der Botschaften, die Sie in Büchern, Zeitschriftenartikeln und Fernsehsendungen ständig zu hören bekommen, klingt das vielleicht seltsam. Denn aus den Medien stürmt ein ständiger Trommelwirbel von Mahnungen auf Sie ein: »Du musst *unbedingt* diese Übung machen oder dieses Superfood essen oder diese komplizierte Diät praktizieren, um gesünder zu werden. Wenn du etwas für deine Gesundheit tun willst, ist das ein absolutes Muss! Und wenn du es nicht tust, ist dir deine Gesundheit eben nicht wichtig genug!«

Doch das ist zu kurz gedacht. Unser Geist und unser Körper hören nun mal nicht auf solche Mahnungen. Ihr Wunsch nach einem guten Gesundheitszustand fällt biologisch nicht so sehr ins Gewicht wie Ihr Bedürfnis nach Sicherheit, Zufriedenheit, zwischenmenschlichen Beziehungen, ja sogar Macht und Erfolg. Das soll kein Werturteil sein. Ich meine damit nur, dass diese Bedürfnisse tief in unserer Psyche verankert sind: Niemand kann sich diesen starken, elementaren Motiven entziehen.

Denken Sie nur einmal an die soziale Bedeutung des Essens. Wir gehen gerne essen, weil wir ein Bedürfnis nach Kontakt mit anderen Menschen haben. Das ist ein sehr starkes Motiv. Natürlich könnten Sie Ihre ganze Willenskraft zusammennehmen und sich vor Augen halten, dass Sie *Ihrer Gesundheit zuliebe* fasten. Mit diesem Gedanken im Hinterkopf gelingt es Ihnen vielleicht, auch bei gesellschaftlichen Anlässen aufs Essen zu verzichten – aber es wird Ihnen verdammt schwerfallen, nein zu sagen, wenn Ihnen jemand einen Teller mit irgendetwas leckerem Gebratenem in die Hand drückt. Solchen Gelüsten nachzugeben, macht Sie nicht zu einem willensschwachen oder schlechten Menschen. Essen ist eine wichtige Form der Kontaktpflege. Wenn Sie sich diese zwischenmenschlichen Kontakte vorenthalten, machen Sie einen schlechten Gebrauch von Ihrer Kraft der Selbstbeherrschung.

Dieses menschliche Grundbedürfnis nach sozialen Kontakten zeigte sich auch damals, als der Marathon-Hype aufkam und viele Menschen beschlossen, etwas für ihre Gesundheit zu tun, indem sie an einem Marathonlauf teilnahmen. Viele dieser frischgebackenen Läufer waren stark übergewichtig und völlig untrainiert, hatten es sich aber trotzdem in den Kopf gesetzt, von totalen Nichtsportlern, die nicht mal eine Runde um den Häuserblock joggen konnten, zu Läufern zu werden, die die etwas mehr als 42 Kilometer eines Marathons schafften. Sie überredeten ihre Freunde, um der alten Kameradschaft willen doch auch mitzumachen, und dann fingen sie alle an zu trainieren. Erstaunlicherweise erreichten viele von ihnen tatsächlich ihr Ziel, einen ganzen Marathon zu laufen – aber nicht aus dem Grund, den sie sich eingeredet hatten. Die meisten glaubten, das alles für ihre Gesundheit zu tun, doch in Wirklichkeit diente der Marathon dazu, ihr tief verwurzeltes Bedürfnis nach zwischenmenschlichen Kontakten zu befriedigen.

Wenn Sie es jemals bis zur Ziellinie einer solchen Ausdauersportveranstaltung geschafft haben, wissen Sie vielleicht, dass es sehr hart ist, einen Marathon zu laufen, wenn man so etwas noch nie gemacht hat. Und einfach nur diese 42 Kilometer zurückzulegen, ist noch nicht mal ein besonders gutes Gesundheits- und Wellnessprogramm. Schauen Sie sich den Großteil dieser Läufer doch einmal an: Vielleicht gelingt es ihnen tatsächlich, diese Herausforderung zu meistern. Aber wenn Sie einmal auf die verschiedenen Körpertypen der Marathonneulinge achten, wird Ihnen auffallen, dass viele von ihnen offensichtlich unter Stoffwechselproblemen leiden, die sich durch das Laufen eines Marathons nicht beheben lassen.

Wahrscheinlich werden Sie sich besser fühlen, wenn Sie eine so große körperliche Herausforderung gemeistert haben. Sie werden dadurch auch mehr Selbstvertrauen entwickeln; denn schließlich haben Sie mit dem Erreichen der Ziellinie bewiesen, dass Sie so etwas schaffen können. Wir verspüren oft einen unwiderstehlichen Drang, an solchen extremen sportlichen Ereignissen teilzunehmen, um uns zu beweisen, dass wir unseren Körper im Griff haben – dass wir alles schaffen können, was wir uns vorgenommen haben. Aber bedenken Sie, dass 80 Prozent aller Menschen, die mit dem Langstreckenlaufen beginnen, sich im ersten Jahr eine schwere Verletzung zuziehen. Der alte Grieche, der den ersten Marathon lief, starb nach seinem Ziellauf – das ist nicht unbedingt ein Erfolgsrezept für eine gesunde Lebensweise. Damit will ich nicht sagen, dass Langstreckenlaufen nichts für Sie ist – es kann durchaus sein, dass Sie sich gut für diese Sportart eignen. Aber oft nehmen wir aus den falschen Gründen an solchen Wettkämpfen teil: Wir betrachten sie als Symbol für Leistung und nicht als eine von vielen kleinen Entscheidungen, die man tagtäglich treffen muss, um dauerhaft und konsequent gesund zu leben.

Es gibt einen besseren Weg, Ihr Leben und Ihre Gesundheit in den Griff zu bekommen.

Wenn Sie mehr Selbstvertrauen und Willenskraft entwickeln möchten, ist Fasten das beste Erfolgsrezept. Fangen Sie dabei ruhig klein an. Verzichten Sie morgens und vormittags auf Essen, und sobald Ihnen das gelungen ist, fasten Sie einen ganzen Tag lang. Ich garantiere Ihnen, dass Ihnen das ein enormes Erfolgserlebnis bringen wird. Genau wie ein Läufer, der seine Laufleistung nach und nach immer mehr steigert, um irgendwann an einem Marathon teilzunehmen, können auch Sie mit der Zeit zu immer fortgeschritteneren Fastentechniken übergehen. Vielleicht trauen Sie sich das momentan noch nicht zu, aber glauben Sie mir: Sie können es! Immer wenn Sie eine Fastenkur erfolgreich abschließen, werden Sie feststellen, dass das gar nicht so schwierig war und dass es sich gelohnt hat, und zwar nicht nur wegen des rein psychischen Erfolgserlebnisses: Auch Ihre Kleidung wird Ihnen danach wieder besser passen.

Außerdem ist Fasten viel gesünder für Sie als ein Marathon oder Triathlon oder was auch immer Sie sich an großen sportlichen Herausforderungen in den Kopf gesetzt haben. *Fasten ist sowohl in psychischer als auch in physischer Hinsicht besser für Sie.* Statt sich mit Freunden zu einem Lauf rund um den Stadtpark zu treffen, fordern Sie Ihre Kumpels lieber dazu auf, gemeinsam mit Ihnen zu fasten. Das hört sich im ersten Augenblick nur deshalb komisch für Sie an, weil Ihnen wahrscheinlich noch nie jemand so etwas vorgeschlagen hat. Gemeinsames Fasten ist wichtiger als gemeinsames Ausdauertraining. Aber natürlich können Sie auch beides praktizieren.

Es ist etwas sehr Schönes, sich mit ein paar Freunden zusammenzutun und zu sagen: »Hey, lass uns das gemeinsam machen.« Und die Art des Fastens, von der ich spreche, lässt durchaus Spielraum für soziale Interaktionen. Sie können sich nämlich trotzdem immer noch zum »Frühstück« treffen – aber lassen Sie die Brötchen weg und gehen Sie stattdessen lieber Kaffee trinken. (Und Sie können sich einen richtig guten Kaffee gönnen, weil Sie ja jetzt Geld sparen, das Sie sonst für Essen ausgegeben hätten!) Statt einer feuchtfröhlichen Happy Hour nach der Arbeit, bei der Sie sich mit entzündungsförderndem Alkohol vollaufen lassen, treffen Sie sich mit Ihren Freunden lieber zum Training oder zu einer Partie Tischtennis oder Frisbee – etwas, das Ihrem Körper wirklich guttut und intensivere zwischenmenschliche Kontakte ermöglicht als ein paar Bierchen und Chips in einer Kneipe.

Auf diese Weise haben Sie nicht das Gefühl, auf soziale Kontakte verzichten zu müssen, sondern schreiben die Regeln Ihres gesellschaftlichen Lebens einfach so um, dass sie zu Ihrem Fastenvorhaben passen. Sie gehen jetzt andere Beziehungen zu Ihren Mitmenschen ein. Wenn Sie die Ziellinie schließlich überqueren und Ihre Fastenkur gemeinsam beenden, wird das für Sie ein riesengroßes Erfolgserlebnis sein. Sie werden nicht hungrig und schlecht gelaunt sein wie die bedauernswerten Menschen, die sich an eine kalorienreduzierte Diät halten, sondern sich körperlich und geistig topfit fühlen. Vor allem aber werden dann weniger Entzündungsprozesse in Ihrem Körper ablaufen. Das wird sich auch positiv auf die verschiedenen Wehwehchen auswirken, unter denen Sie bisher gelitten haben. Es besteht sogar eine gute Chance, dass Sie jetzt plötzlich Schmerzen entdecken, von deren Existenz Sie vorher gar nichts wussten: Ihnen wird nämlich auffallen, dass diese Schmerzen nun mit einem Schlag *verschwunden sind* und es Ihnen viel besser geht.

Und bei alldem brauchen Sie gar nicht ständig an Ihre Gesundheit zu denken: Ihre Aufgabe besteht lediglich darin, ein leistungsstarker Mensch zu sein oder zu werden, damit Sie alles genießen können, was das Leben sinnvoll macht. Und dazu müssen Sie Ihre Beziehung zum Essen verändern. Sie müssen Entzündungen und andere schädliche Prozesse in Ihrem Körper eindämmen, die Ihnen zurzeit noch im Weg stehen. Sie müssen neue Tricks erlernen, um Ihre Gelüste besser in den Griff zu bekommen und sich gesünder zu fühlen als je zuvor. Und Sie müssen sich auch daran gewöhnen, in Gesellschaft von Menschen, die etwas essen, zu fasten. Dabei werden Sie drei wichtige Erkenntnisse gewinnen. Erstens: Sie können immer noch lachen, Geschichten erzählen und das Zusammensein mit Freunden genießen, auch wenn kein Essen auf Ihrem Teller liegt. Zweitens: Wir müssen unseren Körper nicht alle gleichzeitig mit neuer Energie auftanken! Und wenn es Ihnen selbst egal ist, dass Sie nichts essen, wird es Ihren Freunden wahrscheinlich auch nichts ausmachen. Drittens: Manche Menschen werden vielleicht das Gefühl haben, als würden *sie selbst* verhungern, wenn sie Sie fasten sehen, und alles tun, um Sie zum Essen zu bewegen. In solchen Fällen kann ich Ihnen nur empfehlen, einfach konsequent bei Ihrem Vorhaben zu bleiben und Fastenskeptikern mit Liebe und Ehrlichkeit zu begegnen.

Gemeinsame Mahlzeiten mit Freunden und Familie sind grundsätzlich ein sinnvolles Ritual, und ich würde Ihnen niemals empfehlen, damit aufzuhören. Doch wenn Ihr Körper das Essen, das auf dem Tisch steht, gar nicht will oder es ihm nichts bringt, sind solche gemeinsamen Mahlzeiten kein schönes Erlebnis. Wenn Sie also zusammen mit Freunden oder Angehörigen essen, genießen Sie das ruhig! Aber fühlen Sie sich anderen Menschen zuliebe nicht zu einem Essverhalten verpflichtet, von dem Sie wissen, dass es Ihrem Körper schadet.

Gewöhnen Sie sich dieses ungesunde Verhaltensmuster ab, behalten Sie die Gewohnheit des Fastens jedoch unbedingt bei. Nehmen Sie alle Geschenke, die das Fasten Ihnen bringt (weniger Entzündungsprozesse, die zu Schwellungen führen und Sie aufgedunsen wirken lassen, und mehr Energie und Selbstvertrauen), dankbar an und denken Sie dabei daran, dass Sie sich bald topfit fühlen werden.

3

VERSCHIEDENE FORMEN UND STADIEN DES FASTENS

Wenn man sich auf eine spirituelle Reise begibt, muss man den Dingen manchmal einfach ihren Lauf lassen. Man muss glücklichen Zufällen den nötigen Spielraum geben. Delilah hat dieses Zufallsprinzip getestet, als sie mir eröffnete, dass außer mir noch jemand anders in derselben Höhle auf diese einsame (einsame!) Visionssuche gehen würde. Und das sei auch gar kein Problem, versicherte sie mir, solange wir uns beide an die Spielregeln hielten. Regel Nummer eins: Wir durften in der Höhle nicht miteinander sprechen. Kein Problem, dachte ich. Von mir aus gerne!

Schließlich ließ ich mich auf die Sache ein, obwohl ich mich dabei doch fragte, wie ich denn bei dieser Konstellation zu der ersehnten Transzendenz gelangen sollte. Die Vorstellung, echte Einsamkeit zu erleben, während sich auch noch jemand anders in dieser Höhle aufhielt, erschien mir so unwahrscheinlich wie der Gedanke, bei einer Fastenkur etwas essen zu dürfen. In meiner Resignation hätte ich mir beinahe doch noch einen Eiweißriegel in den Rucksack gestopft (»nur für den Notfall«), bevor wir aufbrachen. Erst in letzter Minute ließ ich den Riegel in einer Anwandlung von Selbstbeherrschung dann doch im Haus der Schamanin zurück: Ich wollte mich nicht in Versuchung begeben, sondern mein Vorhaben trotz allem konsequent durchziehen. Außerdem fand meine Visionssuche im Jahr 2008 statt, und damals schmeckten Eiweißriegel fürchterlich.

Delilah fuhr uns in ihrem verbeulten alten Kleintransporter zu der Höhle. In ihrer Latzhose sah sie ein bisschen so aus wie ein Cowboy aus einem alten Western – mit wettergegerbter, braungebrannter Haut und Cowboyhut auf dem Kopf. Bevor sie wegfuhr, erinnerte sie meinen Partner und mich daran, Abstand zueinander zu halten (obwohl es damals noch keine Corona-Regeln gab) und auch unsere Handys ausgeschaltet zu lassen. Die einzige Ausnahme von dieser Regel lautete, dass wir die Handys jeden Morgen genau für eine Minute einschalten sollten, um eine SMS von ihr in Empfang zu nehmen und ihr zu signalisieren, dass es uns gut ging. Zum Glück gab es damals noch keine Smartphones und somit auch keine Möglichkeit, uns während dieses Aufenthalts in der Höhle irgendwie abzulenken – außer durch Reden oder Handzeichen.

Die Schamanin machte auch eine geheimnisvolle Andeutung, dass sie »aus der Ferne ein Auge auf uns haben würde« – was auch immer das bedeuten sollte. Als ich sie danach fragte, lächelte sie nur leise vor sich hin und antwortete: »Ich werde wissen, wie es euch geht.« Eine nähere Erklärung war aus ihr nicht herauszubekommen; allerdings fand ich keine versteckten Kameras in der Höhle.

Diese Visionssuche hat mich mit einem kosmischen Aspekt der Fastenwelt in Berührung gebracht – und das war die erste Inspiration für dieses Buch, das Sie gerade in der Hand halten.

Hören Sie nicht auf die Kalorienpolizei

Viele Menschen übersehen auf ihrer persönlichen Suche nach Kraft und Wohlbefinden den Unterschied zwischen Fasten und Diäten. Sicherlich haben diese beiden Dinge – oberflächlich betrachtet – eine gewisse Ähnlichkeit miteinander: Bei beidem geht es um Verzicht, und bei beidem werden Sie wahrscheinlich abnehmen und Ihrem Körper vielleicht auch weniger Kalorien zuführen. Doch im Grunde unterscheiden Fasten und Diäten sich doch sehr stark voneinander – ebenso, wie es auch ein Unterschied ist, ob man allein oder zusammen mit jemand anderem in eine Höhle geht. Fasten hilft gegen die Essensgelüste, die Ihnen bei der Erreichung Ihrer Ziele im Weg stehen. Diäten dagegen können diese Gelüste sogar noch verschlimmern.

Unsere heutige allgegenwärtige Diätkultur ist eines der wichtigsten Hindernisse, die Menschen vom Fasten abhalten oder dazu bringen, auf unproduktive Weise zu fasten. Genau deshalb hatte ich mit Mitte zwanzig so sehr mit meinem Gewicht zu kämpfen und nahm immer wieder ab und gleich darauf wieder zu. Mir ging es damals sowieso schon schlecht genug – sowohl körperlich als auch psychisch –, und die Diäten halfen mir kein bisschen weiter. Nichts gibt einem mehr das Gefühl, ein Versager zu sein, als unter Höllenqualen mehr als zehn Kilogramm abzunehmen, nur um sie ein paar Wochen später wieder auf den Hüften zu haben – und zusätzlich vielleicht sogar noch sechs oder sieben mehr. Unsere heutige Diätkultur gibt Ihnen das Gefühl, dass Sie Ihr besseres, schlankeres Ich niemals erreichen werden. Das ist einer der vielen Gründe, warum das CICO-Modell eigentlich auf dem Müllhaufen gescheiterter Forschungsprojekte landen sollte. Denn diese Fastenmethode behandelt Ihren Körper so, als wäre er ein Roboter aus Fleisch, obwohl es sich dabei in Wirklichkeit um ein dynamisches System handelt, das sehr unterschiedlich auf Kalorien reagiert – je nachdem, woher diese Kalorien kommen, wann man sie zu sich nimmt und was für eine individuelle physiologische Konstitution die betreffende Person hat. Trotzdem hält sich dieser Mythos weiterhin hartnäckig und bringt den Menschen nichts als Fettleibigkeit, Scham und Leid.

Hinter CICO stecken sehr zweifelhafte wissenschaftliche Erkenntnisse, die großteils auf einen sehr einflussreichen Physiologen namens Ancel Keys zurückgehen. Besagter Keys war in den 1930er- und 1940er-Jahren geradezu besessen vom Thema Ernährung und Hungern und versuchte, streng wissenschaftliche Prinzipien für die »richtige« Ernährung zu entwickeln. Als Ergebnis dieser Forschungsarbeiten erfand er unter anderem die K-Rationen, die im Zweiten Weltkrieg für die Verpflegung der US-Marine eingesetzt wurden (das *K* steht für »Keys«). Ancel Keys war davon überzeugt, dass Fettleibigkeit unmittelbar auf eine zu hohe Kalorienaufnahme zurückzuführen ist, und plädierte daher für eine fettarme, kalorienreduzierte Ernährung. Seltsamerweise hielt er Zucker jedoch nicht für ein Problem, sondern argumentierte vehement gegen die Erkenntnisse von den schädlichen Auswirkungen des Zuckers, zu denen damals immer mehr Wissenschaftler gelangten. Keys' Argumente wurden erst vor ungefähr zehn Jahren endgültig entkräftet. In den 1970er-Jahren dagegen wurden seine Ideen ergänzt und erweitert, als ein Ausschuss des US-Senats unter dem Vorsitz von George McGovern diese Konzepte in eine Reihe staatlicher Ernährungsempfehlungen umsetzte und in die (wie man inzwischen weiß, fehlerhafte) »Ernährungspyramide« integrierte – eine Grafik, die veranschaulichen sollte, wie eine gesunde Ernährung auszusehen hat.[29]

Die CICO-Diät und ihre Varianten haben sich unmittelbar aus Keys' streng reglementierten Empfehlungen zum Thema Kalorien und Fettleibigkeit entwickelt – einschließlich der Idee, dass alle Kalorien gleich sind. Diese Ideen führten zu einer sehr emotions- und empathielosen Einstellung gegenüber übergewichtigen Menschen, die nach wie vor ein zentraler Bestandteil der Ideologie der Kalorienzähler ist – oder der »Kalorienpolizei«, wie ich sie gern nenne. Diese Kalorienzähler vertreten eine viel zu einfache Vorstellung: Wenn du zu dick bist, liegt das daran, dass du zu viel isst. Weil du nun mal zu willensschwach bist – und damit basta. Doch die tatsächlichen Daten (und auch meine eigenen Erfahrungen) sagen etwas ganz anderes: Wenn du zu dick bist, liegt das daran, dass dein Körper Nahrung und Luft nicht richtig in Energie umwandelt, sondern stattdessen Fett in deinen Geweben speichert. (Tatsächlich ist ein Entzündungsprozess letzten Endes *immer* ein biochemisches Problem, das dadurch entsteht, dass der Körper Luft und Nahrung nicht effizient in Elektronen umwandelt.) Sie haben also kein *Willenskraftproblem*, sondern ein *Stoffwechselproblem*.

Wenn Sie dem Kalorienmythos Glauben schenken, werden Sie früher oder später den Mut verlieren, weil das Hungergefühl mit seiner unausweichlichen Kraft ja doch immer wieder auf Sie einstürmt. Jedes Mal, wenn Sie Nein zu dieser Stimme in Ihrem Kopf sagen, die Ihnen einredet, dass Sie etwas essen sollen, wird sie noch lauter. Und jedes Mal, wenn Sie die Willenskraft aufbringen, sich gegen diesen Befehl zu wehren, verbrauchen Sie kostbare Energie: Sie brauchen dabei buchstäblich Ihre Elektronen (die chemische Energie, die Sie durch die Aktivierung des Citratzyklus gewinnen) auf in dem Versuch, weniger zu essen. Ganz zu schweigen davon, dass Sie Zeit, Konzentration und Willenskraft für einen aussichtslosen Kampf investieren, statt diese Ressourcen für andere wichtige Dinge einzusetzen. Das ergibt nicht den geringsten Sinn und ist auch nicht nachhaltig. Denn leider hat Ihnen noch nie jemand gesagt, dass es bei den meisten Lebensmitteln viel mehr Hunger verursacht, nur einen kleinen Teil davon zu essen, als ganz darauf zu verzichten – und die zwanghafte Konzentration auf diese Lebensmittel macht erst recht hungrig.

Irgendwann werden Sie aufgeben. Sie werden keine Willenskraft und keine Energie mehr für diesen Kampf übrig haben. Das ist der Grund, warum die meisten Menschen, die durch eine Einschränkung ihrer Kalorienaufnahme abnehmen, irgendwann wieder zunehmen – normalerweise eher früher als später. Nur einigen wenigen Menschen gelingt es, mit der CICO-Strategie abzunehmen. Das sind die statistischen Ausreißer, von denen man in den Nachrichten und in der Werbung immer wieder hört – bis sie irgendwann dann doch wieder zunehmen. Diese Leute haben mit kalorienreduzierten Diäten Erfolg, weil sie ihre ganze Willenskraft aufbringen, um sich an die strengen Regeln zu halten, und ihr Essen in irgendeinem Küchenschrank einschließen. Aber Experimente beweisen, dass Menschen, die solche Diäten machen, auf lange Sicht normalerweise sehr unglücklich sind. Sie werden depressiv. Sie lernen, ihren nagenden Hunger zu einem Fetisch zu machen. Sie neigen dazu, ständig zu frieren – eine Hungerreaktion, bei der der Körper seine Kerntemperatur senkt, um Energie zu sparen.

Diese Erkenntnisse haben eine geradezu beunruhigende Ähnlichkeit mit denen des berühmten Minnesota-Starvation-Experiments, das gegen Ende des Zweiten Weltkriegs durchgeführt wurde. In dieser Studie machte eine Gruppe von 36 Kriegsdienstverweigerern eine drastisch kalorienreduzierte Diät, bei der die Probanden 25 Prozent ihres Körpergewichts abnehmen sollten. Durchgeführt wurde sie von keinem Geringeren als unserem alten Freund Ancel Keys. Er wollte dadurch nähere Erkenntnisse über die Auswirkungen von Hungersnöten im Krieg und die anschließende Erholung von diesen Hungerzeiten gewinnen; doch gleichzeitig lieferten die Ergebnisse dieses Experiments ein Musterbeispiel dafür, was extreme Kalorienrestriktion unserem Körper antut. Zu den Folgen dieser Diät gehörten Depressionen, Reizbarkeit, Lethargie, Apathie, Kälteintoleranz, Abnahme des Sexualtriebs, Schwindel, Haarausfall, Tinnitus, Muskelschmerzen, Ungeschicklichkeit, Konzentrationsstörungen und – was ja eigentlich auch kein Wunder ist – eine ständige Besessenheit vom Essen.[30]

99 Prozent aller Menschen, die dieses Buch lesen, werden jetzt wahrscheinlich sagen: »Ich würde lieber sterben, als so ein Leben zu führen.« Offen gestanden: Ich gehöre auch dazu. Es gibt Hinweise darauf, dass eine dauerhafte Kalorienrestriktion die Lebenserwartung erhöhen kann. Aber wer will schon dauernd frieren, Schmerzen haben und wie benebelt im Kopf herumlaufen – gequält von einem ständig nagenden Hunger, der alle Gedanken beherrscht, während man sich krampfhaft einzureden versucht, dass diese Gefühle normal sind und einem wahrscheinlich sogar irgendwie guttun?

Egal, wie sie heißen oder in was für eine Ernährungsphilosophie sie verpackt sind – CICO-Diäten tun Ihnen *nicht* gut, und zwar deshalb, weil sie keine gesunde Beziehung zwischen Ihnen und Ihrem Essen schaffen. Sie schaffen eigentlich *gar keine* Beziehung zum Essen, weil das Essen dabei auf eine willkürlich gewählte Kalorienzahl reduziert wird. Big Food liebt CICO, weil diese Diäten den Lebensmittelproduzenten eine Ausrede dafür liefern, billige, wertlose Junkfood-Zutaten als gesunde Lebensmittel auszugeben, solange sie nur kalorienarm sind. Bei einer CICO-Diät lernen Sie nicht, darauf zu achten, was für Lebensmittel Sie essen oder wann Sie sie essen sollen und welche Auswirkungen diese Produkte auf Sie haben. Sie lernen nicht, die Verantwortung für Ihr Leben zu übernehmen. Fasten funktioniert viel besser, wenn Sie lernen, sich beim Essen an Ihrem Hungergefühl zu orientieren und nicht an bloßen Kalorien oder Essensgelüsten.

Wenn Sie ein bisschen genauer darüber nachdenken, werden Sie feststellen, dass eine bloße Fixierung auf Kalorien keinen Sinn macht. Ich kann Ihnen versichern, dass 100 Kalorien aus Chips oder Limonade nicht die gleichen Auswirkungen auf Ihren Körper haben wie 100 Kalorien aus einer frischen Kokosnuss oder aus Rindfleisch aus Weidehaltung. Hier zur Veranschaulichung ein einfaches Experiment, anhand dessen Sie feststellen können, ob ich recht habe. Ich schlage es hier zwar nur als Gedankenexperiment vor, aber Sie können es auch in der Praxis durchführen: Probieren Sie einmal eine CICO-Diät aus und nehmen Sie genau die Kalorienmenge zu sich, die Ihr Körper nach den Anleitungen dieser Diät braucht. Wenn Ihnen 2000 Kalorien pro Tag zugestanden werden, nehmen Sie diese 2000 Kalorien zu sich, und zwar nur in Form von Limonade. Führen Sie Ihrem Körper einfach ein paar Tage lang nichts anderes zu als Limonade und warten Sie ab, wie Sie sich dabei fühlen. Wenn es Ihnen nach diesen paar Tagen immer noch genauso geht wie vorher, besitzen Sie wahrscheinlich übermenschliche Fähigkeiten. Kein normaler Mensch kann diesen Test bestehen.

Auch das Timing spielt bei Diäten eine wichtige Rolle. Versuchen Sie einmal zwei Wochen lang, alle Ihre Kalorien um Mitternacht zu essen, und warten Sie ab, wie viel Sie dadurch zunehmen. Als Nächstes versuchen Sie zwei Wochen lang genau die gleiche Kalorienmenge mittags zu sich zu nehmen. Der Unterschied wird Sie erstaunen!

Sie brauchen die biochemischen Erklärungen, warum nicht alle Kalorien gleichwertig sind, nicht zu kennen. Das Einzige, was Sie brauchen, ist ein bisschen gesunder Menschenverstand – und den haben Sie offensichtlich. Schließlich haben Sie soeben den Kalorienmythos widerlegt!

Letzten Endes bewirken CICO-Diäten nicht einmal das, was sie angeblich bewirken sollen: nämlich, Sie schlank zu machen. Die Kalorienpolizei wird Ihnen einreden: »Sie können abnehmen, wenn Sie einfach nur darauf achten, wie viele Kalorien Sie aufnehmen und wie viele Sie verbrauchen.« Dieses Prinzip der Kalorienbilanz habe ich tatsächlich mal eine Zeit lang praktiziert: Ich machte eine kalorien- und fettarme Diät, aß nur noch fettarmen Kuchen und andere fettreduzierte Produkte und trainierte anderthalb Jahre lang an sechs Tagen pro Woche anderthalb Stunden pro Tag – doch am Ende war ich trotzdem immer noch dick. Meine Hosen mit dem 120-Zentimeter-Bund wurden mir nie zu weit.

Dass CICO-Diäten nicht funktionieren, liegt daran, dass Ihr Körper ein bestimmtes Sollgewicht (den sogenannten Set-Point) hat. Und dieser Set-Point hängt von zwei verschiedenen Hormonen ab: dem Hungerhormon Ghrelin, von dem ich bereits im vorigen Kapitel erzählt habe, und dem Sättigungshormon CCK (Cholecystokinin). Wenn Sie einen hohen CCK-Spiegel und einen niedrigen Ghrelin-Spiegel im Blut haben, fühlen Sie sich wohl und haben überhaupt keinen Hunger. Wenn Sie dagegen 150 Kilogramm wiegen, sind Ihre Ghrelin- und CCK-Werte (also Ihr körpereigener

Set-Point) dementsprechend hoch eingestellt. Und wenn Sie viel abnehmen, indem Sie weniger Kalorien zu sich nehmen, ist dieser innere »Hungerpunkt« bei Ihnen *immer noch* so eingestellt, als würden Sie 150 Kilo wiegen. Wenn Sie sich also auf ein Gewicht von 100 Kilo herunterhungern, werden Sie trotzdem immer noch den nagenden Hunger einer 150-Kilo-Person verspüren. Und dieser Hunger wird stärker sein als Ihre Selbstbeherrschung. Dagegen können Sie gar nichts tun.

Sicherlich können Sie einen Tag lang gegen diesen Hunger ankämpfen – vielleicht auch zehn Tage lang. Aber Sie können sich den Hunger und die damit einhergehenden Symptome nicht sechs Monate oder ein Jahr lang vom Leib halten. Das ist der falsche Weg, *Verzicht* zu üben. Wenn Sie glauben, dass es Menschen schwerfällt, mit dem Rauchen oder Trinken aufzuhören, versuchen Sie doch einmal, für immer mit dem Essen aufzuhören. Genau so fühlt sich eine CICO-Diät für Ihren Körper nämlich an. Auf diese Weise werden Sie niemals zu Ihrem besseren Ich finden. Glauben Sie mir: *Bei den meisten Lebensmitteln werden Sie noch mehr Hunger bekommen, wenn Sie nur kleine Portionen davon essen.*

Ich sage das alles als ehemals dicker Mensch, der inzwischen nicht mehr dick ist. Warum bin ich nicht mehr dick? Weil ich keinen Hunger mehr habe. Und das liegt nicht etwa daran, dass ich weniger Kalorien zu mir nehme. Ich habe inzwischen zwar durchaus gelernt, nein zum Essen zu sagen, aber auf die richtige Weise: nämlich auf eine Art, die *mit* den biologischen Systemen meines Körpers arbeitet und nicht *gegen* sie – indem ich zum richtigen Zeitpunkt und für die richtige Zeitdauer auf Essen verzichte. Und genau darum geht es beim intermittierenden Fasten. Vor allem das intermittierende Fasten nach der Bulletproof-Methode dient dazu, Ihren Ketonspiegel in die Höhe zu treiben, sodass Sie sich viel wohler fühlen, als wenn Sie einfach nur blindlings Kalorien einsparen würden. C8 MCT-Öl enthält zwar auch Kalorien, ermöglicht es Ihnen aber, länger zu fasten und mit höherer Wahrscheinlichkeit abzunehmen, weil es Ihrem Körper Ketone liefert, die nicht nur das Hungergefühl ausschalten, sondern Ihren Hunger-Sollwert gleichzeitig auf Ihr jetziges Gewicht zurücksetzen.

Hier noch ein weiteres Beispiel für den krassen Unterschied zwischen Diäten und Fasten. Dabei geht es um ein Experiment, das ich an mir selbst durchgeführt habe. Vor zehn Jahren, als ich für mein im Jahr 2014 erschienenes Buch *The Bulletproof Diet* (das 2018 unter dem Titel *Die Bulletproof-Diät*[11] auch auf Deutsch erschien) recherchierte – das erste große Buch, das beschrieben hat, wie man durch intermittierendes Fasten in die Ketose kommt –, beschloss ich, meine Theorie zu testen, dass Fasten viel positivere Auswirkungen hat als bloßes Kalorieneinsparen. Dabei machte ich (vom Standpunkt der Kalorienpolizei aus gesehen) absichtlich alles falsch: Ich nahm einen Monat lang unfassbare 4500 Kalorien pro Tag zu mir, aber zum Frühstück gab es nur Bulletproof Coffee, den ich mit jeder Menge Butter vermischte, um seine Kalorienzahl zu erhöhen. Ich reduzierte meine Schlafdauer auf weniger als fünf Stunden pro Nacht (was normalerweise zu Fettleibigkeit führt) und hörte auf, Sport zu treiben. Aber ich setzte dabei mein intermittierendes Fastenprogramm fort.

Nach den Berechnungen der CICO-Diät im Stil von Ancel Keys hätte ich dabei ungefähr zehn Kilogramm zunehmen müssen. Insgeheim hatte ich gehofft, dass es nur etwa anderthalb Kilogramm sein würden. Schon allein das hätte die CICO-Diät so unglaubwürdig gemacht, dass diese Gewichtszunahme sich für mich gelohnt hätte. Aber das tatsächliche Ergebnis war noch viel verblüffender: Ich habe dabei sogar *abgenommen*! Und mir ging es ganz hervorragend. Ich stellte fest, dass ich meine hochkalorische Diät monatelang durchhalten konnte, ohne nennenswert zuzunehmen – bis zu dem Punkt, an dem ich einfach keine Lust mehr zum Essen hatte. Es ist tatsächlich ziemlich schwierig, 4500 Kalorien pro Tag zu sich zu nehmen, ständig auf riesigen Steaks herumzukauen und alles, was man isst, mit einer zusätzlichen Portion Butter zu garnieren. Nach einer Weile bekam ich dieses viele Essen über, aber ich fühlte mich wohl dabei. (Allerdings sollten Sie mein Experiment nicht nachahmen: Übermäßig viele Kalorien zu sich zu nehmen, ist nicht gut für den menschlichen Körper, auch wenn er das verkraften kann.)

Dieses Experiment hat mir bewiesen, wie wirkungsvoll intermittierendes Fasten (sogar mit Bulletproof Coffee) sein kann, wenn Sie dieses Prinzip auf Ihre reguläre Ernährung anwenden. Wahrscheinlich nehmen Sie nicht 4500 Kalorien pro Tag zu sich; aber wenn Sie das tun, kann intermittierendes Fasten Ihnen helfen, dabei nicht zuzunehmen. Wenn Sie niemals vorhatten, Ihre Kalorienaufnahme einzuschränken (oder *wenn* Sie es versucht haben, aber leider ohne Erfolg), bietet das Fasten Ihnen quasi »auf Schleichwegen« eine Möglichkeit, Ihre Kalorienzufuhr zu reduzieren – nicht als Endziel, sondern als Nebenprodukt, während Sie Ihre Ernährungsweise verbessern. Und wenn Sie ohnehin schon »Kalorien zählen«, kann intermittierendes Fasten Ihnen die gleichen Vorteile bieten, aber Sie werden dabei gesünder und glücklicher sein.

Hier noch ein weiterer wichtiger Unterschied zwischen Diäten und Fasten: CICO-Diäten zwingen Sie, Ihr Leben nach starren Regeln zu gestalten – Sie müssen sich an die Vorschriften der Kalorienpolizei halten. Intermittierendes Fasten dagegen spornt Sie dazu an, mit verschiedenen Methoden herumzuexperimentieren. Diese Experimente sind völlig gefahrlos und machen sogar Spaß. Sie haben sich und Ihr Leben im Griff.

Vielleicht wird irgendwann ein Augenblick kommen, in dem Sie sagen: »Eigentlich hatte ich das Gefühl zu fasten, aber heute hat es nicht so recht funktioniert. Ich bekam richtigen Hunger – also habe ich einen Kartoffelchip gegessen.« In so einer Situation gibt es zwei mögliche Reaktionen. Wenn Sie sich an die CICO-Philosophie halten würden, müssten Sie sich jetzt bestrafen: »Heute habe ich versagt – also werde ich als Buße zwölf Minuten lang auf dem Laufband trainieren, um diese Kalorien wieder ›abzuarbeiten‹.« Doch so eine Reaktion tut niemandem gut. Dadurch bekommt man höchstens ein noch schlechteres Gewissen. Außerdem kann man sich eine Tüte Kartoffelchips nicht so ohne Weiteres auf dem Laufband oder Heimfahrrad wegstrampeln.

Bei der Philosophie des intermittierenden Fastens dagegen verwandeln Sie diesen vermeintlichen Misserfolg in einen Sieg. Statt sich einzureden, dass Sie ein »Loser« sind, und sich im Kummer über Ihre Erfolglosigkeit zu suhlen, sagen Sie sich einfach, dass Sie heute eben eine Kartoffelchip-Fastenkur gemacht haben: Sie haben den ganzen Tag lang nur einen einzigen Kartoffelchip zu sich genommen – mehr nicht. Und Sie waren in der Lage, nur einen einzigen zu essen und trotzdem weniger hungrig zu sein, als wenn Sie zehn gegessen hätten.

Ein sehr nettes Mitglied meiner Familie, das meiner Frau, Dr. Lana, verdächtig ähnlich sieht, machte einmal eine fünftägige Fastenkur, aß aber am dritten Tag einen Teelöffel Eiscreme. Und wissen Sie was? Zwei Tage später, als sie ihr fünftägiges Fasten beendete, war es trotzdem immer noch eine Fünf-Tage-Fastenkur. Diese fünf Tage hatten ihr trotzdem alle Vorteile des Fastens gebracht, und sie fühlte sich großartig. Werten Sie einen solchen persönlichen Erfolg niemals ab, nur weil Sie vielleicht mal für kurze Zeit schwach geworden sind. Dem Fasten wohnt eine enorme Kraft inne. Also bereiten Sie sich mit den richtigen Biohacks darauf vor – achten Sie genau darauf, was Sie essen und wann, wie lange Sie fasten, wie Sie schlafen und Sport treiben –, und Sie werden feststellen, dass Sie während Ihrer Fastenkur alle möglichen verrückten Sachen anstellen können. Denn diese Superkraft steckt bereits in Ihnen drin und wartet nur darauf, freigesetzt zu werden. Aber das wird Ihnen ganz bestimmt nicht gelingen, wenn Sie sich auf Listen mit Kalorienzahlen fixieren.

Jeder Mensch reagiert anders auf eine Fastenkur – je nach Alter, Gewicht und genetischer Veranlagung. Trotzdem gibt es dabei bestimmte vorhersehbare Gesetzmäßigkeiten; denn der Stoffwechsel reagiert bei allen Menschen ziemlich ähnlich auf eine bestimmte Zeit ohne Nahrungsaufnahme. Gerade auf dieser elementaren biochemischen Ebene führt intermittierendes Fasten zu ganz anderen Ergebnissen als eine CICO-Diät. Und genau das ist der Ursprung Ihrer Superkraft und aller Biohacks, die Ihnen den Weg dorthin erleichtern. Das ist der mikroskopische Weg, der zu Ihrem besten Ich führt.

Verschiedene Stadien des Fastens

FASTENSTADIUM NULL BEGINNT IN DEM AUGENBLICK, IN DEM SIE EINE MAHLZEIT BEENDET HABEN.

Sie können sich die Zeit von einer Mahlzeit bis drei Stunden nach dieser Mahlzeit als »Stadium null« des Fastens (oder Antifasten) vorstellen. Dieses Essverhalten praktizieren die meisten Menschen, wahrscheinlich also auch Sie: Sie frühstücken, drei Stunden später essen Sie zu Mittag und ein paar Stunden danach essen Sie zu Abend. In diesem Stadium null fühlen Sie sich ziemlich normal, da Ihr Körper noch mit der Verdauung der zuletzt eingenommenen Mahlzeit beschäftigt ist. Aber auch während des Antifastens können Sie etwas tun, um Ihren Körper für das Fasten zu trainieren. Die naheliegendste Vorbereitung aufs Fasten besteht darin, auf das ständige Naschen zwischen den Mahlzeiten zu verzichten (vor allem auf die scheußlichen verarbeiteten Lebensmittel, die in vielen Büros und Haushalten ständig vorhanden sind). Denn zwischen den Mahlzeiten passiert eine ganze Menge in Ihrem Körper. Jetzt sollten Sie Ihrem Stoffwechsel also eine Erholungspause gönnen, damit er in Ruhe seine Arbeit erledigen kann.

In den Stunden nach dem Essen verdaut Ihr Körper die Kohlenhydrate, Eiweiße und Fette aus der Nahrung und wandelt sie in Aminosäuren, Fettsäuren und vor allem Glukose um. Ihre Bauchspeicheldrüse schüttet Insulin aus, um all diese Glukose in die Zellen zu transportieren, wo ein Teil davon sofort zur Energiegewinnung und Eiweißsynthese in den Muskeln verwendet wird. Diese Zeitspanne bezeichnet man als Aufbaustoffwechsel oder anabole Phase, da die Nährstoffe, die Ihr Körper benötigt, jetzt in Hülle und Fülle vorhanden sind. (Das Wort *anabol* bedeutet tatsächlich »aufbauend«.) Ihr Körper nutzt die Energie und die Rohmaterialien aus der verdauten Nahrung, um die wichtigsten Moleküle aufzubauen, die er braucht. Ein Teil der überschüssigen Glukose wird mit Wasser verbunden und in Form von Glykogen gespeichert (einem stärkeähnlichen Molekül, das eine effiziente Form der Energiespeicherung darstellt) oder in Fettgewebe umgewandelt. Doch leider gibt es auch eine schlechte Nachricht: Jedes Glykogen-Molekül enthält zwei Wassermoleküle, die Ihren Bauch aufschwemmen, sodass man die Bauchmuskeln nicht mehr sieht. Vielleicht fragen Sie sich, was mit diesen Models auf den Titelseiten von Fitness-Zeitschriften ist. Die haben vor dem Fotoshooting alle gefastet, um keine Glykogen-Wasser-Rettungsringe zu haben.

Zu diesem Zeitpunkt werden auch Ihre Hungerhormone ausgeschüttet. Das wichtigste Hungerhormon ist Ghrelin. Seine Aufgabe besteht darin, Ihrem Körper zu sagen, dass es Zeit zum Essen ist. Leptin dagegen ist das Anti-Hunger-Hormon, das Ihnen signalisiert, wann Sie satt sind. Nach einer Mahlzeit nimmt der Ghrelinspiegel ab, während der Leptinspiegel ansteigt. CCK erzeugt nach dem Essen ein kurzzeitiges Sättigungsgefühl und verlangsamt die Magenentleerung, damit die Nahrung in Ruhe verdaut werden kann.

Viele Diätprogramme empfehlen, alle drei Stunden etwas zu essen, um den Stoffwechsel auf Hochtouren zu halten und auf diese Weise abzunehmen. Wenn Sie diesen Rat befolgen, werden Sie in dem Augenblick, in dem Sie die Drei-Stunden-Marke erreichen und auch nur ein kleines bisschen Hunger verspüren, sofort auf diese Ghrelin-Ausschüttung reagieren und etwas essen. Wenn Sie das nicht tun, bekommen Sie Heißhunger, Ihr Blutzuckerspiegel beginnt zu sinken, und Sie schreien irgendjemanden in Ihrer Umgebung an, weil Sie sich beschissen fühlen. (Das ist die berüchtigte hundsmiserable Unterzuckerungslaune!) Die wichtigste Frage, die Sie nach diesen drei Stunden bewegt, lautet leider nicht, ob Sie jetzt lieber noch ein paar Stunden warten sollten, bevor Sie wieder etwas essen, sondern was für Kalorien Sie Ihrem Körper bei der nächsten Mahlzeit zuführen sollen. Und genau das ist eine schlechte Idee, denn auf diese Weise bekommt Ihr Körper niemals eine Ruhepause, und der konstant hohe Blutzuckerspiegel, der durch das ständige Futtern entsteht, lässt Sie vorzeitig altern.

Wenn Sie drei bis vier Stunden nach Ihrer letzten Mahlzeit schon wieder Hunger bekommen, kann das verschiedene Ursachen haben, zum Beispiel:

- dass Sie Kryptonit-Lebensmittel gegessen haben,
- dass Sie keine guten Fette zu sich genommen haben,
- dass Sie nicht genug gegessen haben,
- dass Ihr Stoffwechsel nicht darauf trainiert ist, mühelos zwischen Zucker- und Fettverbrennung hin und her zu wechseln.

Höchstwahrscheinlich sind sogar alle Ursachen an dem Hungerproblem schuld. Sie haben nun zwei Möglichkeiten: Essen Sie schnell etwas (aber so, dass Sie hinterher stundenlang satt sind) oder löffeln Sie die Suppe aus, die Sie sich eingebrockt haben: Nehmen Sie eine gewisse Unannehmlichkeit auf sich und fasten Sie trotz Ihres Hungergefühls. Fasten nach einer Mahlzeit ist allerdings der schwierigste Start in eine Fastenkur; daher empfehle ich so etwas auch nicht. Sie fasten sowieso schon jede Nacht acht Stunden lang, also ist es am einfachsten, morgens mit Ihrem Fastenprogramm zu beginnen.

FASTENSTADIUM EINS BEGINNT VIER BIS SECHZEHN STUNDEN NACH IHRER LETZTEN MAHLZEIT.

Dies ist das Anfängerfasten oder 16:8-Intervallfasten. Jetzt beginnen Sie, mit dem stereotypen Essensmuster zu brechen, das darin besteht, drei Mahlzeiten pro Tag zu sich zu nehmen. Ein altes Sprichwort besagt, dass ein Frosch, den man direkt in einen Topf mit kochendem Wasser setzt, sofort herausspringt. Wenn man ihn aber in warmes Wasser setzt und dann langsam die Temperatur erhöht, bleibt er in dem Topf, auch wenn das Wasser irgendwann kocht. Das ist eine sehr gute Metapher für die Beziehung zwischen Mensch und Fasten. Als Fastenneuling sind Sie wahrscheinlich noch nicht bereit, auch nur einen einzigen ganzen Tag auf Essen zu verzichten. Wenn Sie sich zu plötzlich und ohne die richtigen Hilfsmittel ins Fasten hineinstürzen, werden Sie vielleicht davon träumen, den Frosch zu essen, und das Fasten schließlich ganz aufgeben. Doch wenn man sich langsam und allmählich daran herantastet, ist eine eintägige Fastenkur gar nicht so schwierig. Erhöhen Sie die Temperatur Ihres Wassers also einfach ganz langsam.

In diesem vier- bis sechzehnstündigen Zeitfenster beginnt der Prozess des intermittierenden Fastens. Die ganze Energie, die nach einer Mahlzeit durch den Körper hindurchfließt, ist inzwischen aufgebraucht. Jetzt schaltet der Körper auf gespeicherte Energie um. Glukose ist zwar immer noch der Hauptbrennstoff; aber jetzt nutzen Sie sie in Form von Glykogen, das Ihr Körper sich aus den Muskeln oder der Leber holen muss.

Wenn Sie das Frühstück weglassen, erstreckt Ihre Fastenphase sich über die drei Stunden nach dem Abendessen und eine Nacht mit gutem Schlaf bis elf Uhr am nächsten Vormittag. Erst dann bekommen Sie wieder etwas zu essen. Das bezeichnet man als 16:8-Intervallfasten (16 Stunden ohne Mahlzeit und dann ein achtstündiges Essenszeitfenster, bevor dieser Zyklus von Neuem beginnt). Das ist einer der häufigsten Rhythmen des intermittierenden Fastens. In diesen 16 Stunden laufen in Ihrem Körper viele chemische Veränderungen ab.

Während des 16:8-Fastens sinkt Ihr Blutzuckerspiegel, sodass Ihre Bauchspeicheldrüse weniger Insulin ausschüttet. Dabei werden Sie vielleicht allmählich Hunger bekommen, sich benommen fühlen und eine gewisse Unruhe verspüren – lauter Zustände, die oft mit niedrigem Blutzucker einhergehen, vor allem, wenn man noch nie gefastet hat. Nach zwölf Stunden ohne Nahrung ist Ihr Blutzuckerspiegel um ungefähr 20 Prozent gesunken. Jetzt wird das Hormon Glukagon ausgeschüttet, um den Glykogenabbau zu aktivieren und mehr Glukose für Ihren Körper bereitzustellen. Wenn Ihr Körper beginnt, das Glykogen aus den Muskeln zu verbrauchen, schüttet er Adrenalin und Cortisol aus, die eine Freisetzung zusätzlicher Energie aus dem Eiweiß in Ihrem Körper für Notfälle in Gang setzen. Sie werden jetzt weniger Schlaf brauchen und sich besonders energiegeladen fühlen, aber vielleicht trotzdem ein bisschen grantig sein.

Sobald Sie diese erste Fastenphase gemeistert haben, werden Sie feststellen, dass Sie um elf Uhr vormittags keinen Hunger mehr haben. Das nagende Hungergefühl ist einfach weg. Ein Kollege könnte Ihnen jetzt an Ihrem Arbeitsplatz einen Teller mit Brötchen vor die Nase stellen, und Sie bräuchten nicht einmal gegen den Drang anzukämpfen, sich eines davon zu schnappen. Sie werden schlichtweg keinen Appetit darauf haben. Den meisten Menschen, die einen Monat lang an mehreren Tagen pro Woche dieses intermittierende 16:8-Fasten von Stadium eins praktizieren, fällt es leicht, anschließend zum Stadium eins für Fortgeschrittene überzugehen, bei dem sie ihre gesamte Essensmenge eines Tages auf zwei Mahlzeiten zwischen etwa 14 und 20 Uhr verteilen.

FASTENSTADIUM ZWEI IST DAS FASTEN MIT EINER MAHLZEIT PRO TAG, OFT ALS »OMAD« ABGEKÜRZT.

Sobald Sie die 16-Stunden-Marke überschritten haben, stellt Ihr Körper fest, dass kaum noch Glukose in Ihrem Blut vorhanden ist, und fängt an, vollständig zur Fettverbrennung überzugehen. Dadurch wird ein komplexes Zusammenspiel zwischen Hormonen und chemischen Substanzen in Gang gesetzt, das Ihren Körper in die Lage versetzt, Fett als Brennstoffquelle zu nutzen – ein wichtiger Schritt, um Ihren Körper auf einen flexiblen Stoffwechsel zu trainieren.

Genau genommen ist OMAD einfach nur ein 24-stündiges Fasten: Sie nehmen eine Mahlzeit zu sich und essen dann gar nichts mehr, bis am nächsten Tag zur selben Zeit wieder eine Mahlzeit auf dem Programm steht. Dieses Fastenprinzip als OMAD zu bezeichnen, gibt dem Ganzen einfach ein besonderes Flair, so wie Tattoos oder eine coole Frisur. Die Abkürzung klingt ein bisschen so wie »Nomade«. Wenn es Ihnen guttut, Ihr 24-stündiges Fasten OMAD zu nennen, dann tun Sie es. Es klingt irgendwie sexy, zu sagen: »Ich bin heute auf OMAD.« Sie können dazu ja auch noch eine Zoolander-Frisur tragen, um den Effekt zu verstärken.

Beim 24-stündigen Fasten aktiviert der Körper die Lipolyse, einen Prozess, bei dem Fettmoleküle in der Leber in Fettsäuren aufgespalten werden. Dieser chemische Umwandlungsprozess wird durch ein Protein namens Peroxisom-Proliferator-aktivierter Rezeptor alpha (kurz: PPAR alpha) gesteuert. Dieses Eiweiß aktiviert die wichtigsten genetischen Mechanismen, die für die Bildung, den Transport und den Verbrauch von Fettsäuren erforderlich sind. Diese Fettsäuren wiederum werden dann durch einen Prozess namens Beta-Oxidation in energiereiche Ketone (genau genommen *Ketonkörper*) umgewandelt. Es gibt drei verschiedene Arten von Ketonen: Aceton, Acetoacetat und Beta-Hydroxybutyrat (BHB). Sie alle sind wichtig für die Ketose, den Zustand, in dem Ihr Körper auf Fettstoffwechsel umgeschaltet hat. Schließlich schleust die Leber die Ketone in den Blutkreislauf ein. Dieser Zustand der Ketose tritt schneller ein, wenn Sie in der Fastenphase bereits vorher durch körperliche Aktivität Muskelglykogen verbrannt haben. Daher ist Sport ein wichtiger Fasten-Biohack. Darüber werden Sie später noch mehr erfahren.

Parallel zu diesen chemischen Veränderungen sinken Herzfrequenz und Blutdruck, da Ihr Körper jetzt in den Energiesparmodus schaltet. Alles in allem sinkt Ihr Grundumsatz (GU) und läuft effizienter ab. In letzter Zeit war das wissenschaftliche Interesse an den Auswirkungen des OMAD-Fastens sehr groß; doch bisher gibt es dazu nur einige wenige veröffentlichte kontrollierte Studien. Eine dieser wissenschaftlichen Untersuchungen, die von einem Forscherteam um David J. Baer am US-Landwirtschaftsministerium durchgeführt wurde, konnte im Blut von gesunden Erwachsenen mittleren Alters, die die Anzahl ihrer Mahlzeiten einschränkten, niedrigere Triglyzeridwerte und höhere HDL-Cholesterinwerte (das ist das »gute« Cholesterin) nachweisen.[31]

OMAD ist ein wichtiger Eckpfeiler meines intermittierenden Fastenprogramms, und das sollte es auch bei Ihnen sein. Sie werden jedoch staunen, wenn ich Ihnen sage, dass es keine gute Idee ist, jeden Tag OMAD zu praktizieren. Bei Fasten-Puristen stellen sich jetzt vielleicht die Nackenhaare auf, doch nachdem ich in meinem Blog zehn Jahre lang Fragen zum Thema Fasten beantwortet habe, weiß ich gar nicht mehr, wie viele Menschen sich beim intermittierenden Fasten im OMAD-Stil fantastisch fühlen, schwören, es jeden Tag zu machen – und ihre Entscheidung zwei bis vier Monate später bereuen, weil sie dann mühsam aus einem Gesundheitsloch herausklettern müssen, das sie sich selbst gegraben haben. *Intermittierend heißt intermittierend!* Wenn Sie jeden Tag OMAD machen, müssen Sie damit rechnen, dass Ihr Geschlechtshormonspiegel sinkt (das gilt sowohl für Männer als auch für Frauen), Ihre Schlafqualität sich verschlechtert und Ihr Haar dünner wird. Menschen über 35 spüren diese negativen Auswirkungen normalerweise eher als jüngere, aber früher oder später machen sie sich bei fast jedem bemerkbar.

Um eine maximale Wirkung zu erzielen, sollten Sie nicht nur die Dauer, sondern auch den Stil Ihres Fastens immer wieder variieren. Versuchen Sie es mal mit einem eiweißreichen Frühstück mit viel Fett am Montag, OMAD am Dienstag, intermittierendem Fasten am Mittwoch, OMAD am Donnerstag und wiederum intermittierendem Fasten am Freitag. Am Samstag essen Sie, was Sie wollen, und am Sonntag kehren Sie wieder zum OMAD-Fasten zurück. Ihr Körper wird stärker, wenn Sie in zyklischem Muster immer wieder in die Lipolyse und Ketose hinein- und hinausgehen. Normalerweise würde Ihre 24-stündige Fastenkur so aussehen, dass Sie nur abends eine Mahlzeit zu sich nehmen. Aber wenn Sie können, fordern Sie sich doch mal zu einer ganz besonderen Kraftprobe heraus und lassen Sie ab und zu auch das Abendessen weg. Wenn Sie dann wieder etwas essen, sind seit der letzten Mahlzeit ungefähr 36 Stunden vergangen – und danach gehen Sie gleich in die nächste Fastenphase über.

FASTENSTADIUM DREI (36 BIS 120 STUNDEN) IST EINE FORTGESCHRITTENERE TECHNIK FÜR MENSCHEN, DIE BEREITS WISSEN, WIE MAN KÜRZERE FASTENKUREN AUF SICHERE UND BEQUEME WEISE DURCHFÜHRT.

Angenommen, Sie haben gerade 36 Stunden gefastet, weil Sie geschlafen haben, bevor Sie wieder etwas zu sich nahmen. Wenn Sie noch nie eine längere Fastenkur gemacht haben, ist es schwer zu glauben, dass so etwas überhaupt möglich ist. Doch mit der Zeit werden Sie lernen, dass das gar nicht so schwierig ist. 36 Stunden sind sogar mein Lieblingsfastenmodus.

Nach 24 Stunden sind Ketone Ihre Hauptbrennstoffquelle: Sie befinden sich jetzt vollständig im Zustand der Ketose. Aber das Gehirn läuft nicht auf Ketonen, sondern auf Glukose. Demnach findet jetzt ein Prozess namens Glukoneogenese statt: Der Körper bedient sich eines genialen Tricks, wandelt Fett, Ketone und Aminosäuren in Glukose um (manchmal produziert er auf diese Weise bis zu 80 Gramm Glukose pro Tag) und hält dadurch Ihr Gehirn fit.

Zu einem Zeitpunkt, an dem Sie vielleicht damit rechnen, dass Ihr Hungergefühl jetzt ein extremes Stadium erreicht haben müsste, fällt die Produktion des Hungerhormons Ghrelin ab, sodass Sie gar nicht mehr unter Heißhungerattacken leiden. Während Ihr Körper seine Fettreserven anzapft, eliminiert er auch die Giftstoffe, die oft zusammen mit den Fettmolekülen gespeichert werden. Ihr Organismus – durch diese Veränderungen in Ihrem Stoffwechsel aufgeputscht – schreit Sie förmlich an, weiterzumachen. Wenn Sie Lust haben, können Sie jetzt leicht ein paar weitere Mahlzeiten weglassen, bevor Sie Ihre Fastenkur beenden. Wenn Sie die 36-Stunden-Marke erreichen und die mutige Entscheidung treffen, zwei ganze Tage auf Essen zu verzichten, werden Sie Ihren Körper vielleicht fragen hören: »Ist es tatsächlich möglich, dass ich 48 Stunden ohne Essen auskomme? Ich glaube, ich kann das tatsächlich schaffen.«

Das 36-stündige Fasten ist mein Favorit, weil es extrem einfach ist: Ich gehe schlafen (das sind acht Stunden Fasten) und trinke dann Bulletproof Coffee zum Frühstück, damit mein Energiepegel hoch und mein Blutzuckerspiegel niedrig ist. Wenn dann die Zeit fürs Mittagessen kommt, habe ich gar keinen Hunger. Ich sage mir: Ich könnte ja später etwas zu Abend essen – was meinen Körper dazu bringt, nicht mehr ans Essen zu denken. Doch zur Abendessenszeit sage ich mir: »Hey, lass das Abendessen doch einfach ausfallen und schlaf eine Nacht darüber, dann bekommst du weitere acht Stunden Fasten – das sind dann insgesamt 32 Stunden!« Und wenn ich am nächsten Morgen aufwache, stelle ich fest, dass ich nicht einmal frühstücken will. Ich habe gar keinen Hunger mehr. Und wenn ich dann zu Mittag esse, musste ich eigentlich nur eine Mahlzeit auslassen: das Abendessen am Vorabend. Ein 36-stündiges Fasten zu praktizieren, ohne besonders großen Hunger oder das Gefühl eines Verzichts zu haben, ist also durchaus möglich.

Fühlen Sie sich immer noch gut? Dann sind Sie vielleicht bereit, Ihr Fasten bis zu 120 Stunden lang fortzusetzen – für fünf Tage oder eine ganze Arbeitswoche. Das ist ein fortgeschrittenes Fastenstadium, das Sie in ein spirituelles Fasten hineinführen kann (auf diese Idee werden wir in Kapitel 7 noch näher eingehen). Dieses Stadium sollten Sie jedoch mit Vorsicht und auch erst dann angehen, wenn Sie schon ein bisschen Erfahrung mit dem Fasten haben.

An diesem Punkt kommen die meisten Menschen in einen Zustand vollständiger Ketose, in dem Ihr Körper sein eigenes Fett zur Energiegewinnung abbaut. Dabei wird er auch kleine Mengen an Muskelmasse abbauen, um sie durch einen Prozess namens Glukoneogenese in Glukose umzuwandeln. Manche Langzeit-Keto-Diät-Anhänger sagen, dass das ein großartiger Zustand ist – und für kurze Zeit stimmt das sogar. Jetzt baut Ihr Körper zuallererst alte Eiweiße ab. Das Problem ist nur, dass es biologisch schwierig ist, Eiweiß in Glukose umzuwandeln, und man das nicht über längere Zeit tun sollte.

Inzwischen ist Ihr Körper in einen längeren Fastenmodus übergegangen. Sie werden sich dabei zwar ein bisschen benommen fühlen, aber trotzdem vor Energie strotzen. Wenn Sie Hunger bekommen, trinken Sie etwas Wasser mit einer Prise Meersalz, Kaffee oder Tee. Das Hungergefühl wird schnell vorübergehen. Ihr Glukose- und Insulinspiegel ist jetzt über längere Zeit gesunken, wodurch Ihr Risiko für Stoffwechselerkrankungen abnimmt. Gleichzeitig sind Ihre Zellen widerstandsfähiger gegen Giftstoffe und Stress geworden. Ihre Ghrelin-Produktion sinkt noch weiter ab, wodurch Ihr Hungergefühl völlig verschwindet. Ihre Ketonproduktion dagegen steigt, da der Bedarf Ihres Körpers an Ketonkörpern zunimmt. Ein angenehmes Nebenprodukt dieser Veränderung besteht darin, dass Ketone auch dazu beitragen, den Ghrelinspiegel zu senken. Dieses Fasten tut also überhaupt nicht weh.

Außerdem bringen solche längeren Fastenphasen Ihrem Körper erhebliche Vorteile. Er wird dann nämlich den Prozess der Autophagie einschalten – also das Recycling von Zellen, Mitochondrien und Zellabfällen. Und Ihre Leber wird die Ausschüttung des insulinähnlichen Wachstumsfaktors 1 oder IGF-1 zurückfahren, eines Hormons, das in seiner chemischen Struktur dem Insulin ähnelt.

Obwohl IGF-1 für unsere normale Körperfunktion eine wichtige Rolle spielt, werden erhöhte IGF-1-Werte mit Krebserkrankungen in Verbindung gebracht. Wenn Sie mehrere Tage oder eine Woche lang gefastet haben, sollte die Mahlzeit, mit der Sie das Fasten brechen, Eiweiß, Fett, Gemüse (Kohlenhydrate) und viele Ballaststoffe enthalten. Mit dieser Kombination erreichen Sie einen ausgewogenen Stoffwechsel und halten gleichzeitig Ihre Darmbakterien gesund.

FASTENSTADIUM VIER WIRD JEMAND, DER SO ETWAS NOCH NIE GEMACHT HAT, SICH VIELLEICHT GAR NICHT VORSTELLEN KÖNNEN.

Eine Fastenkur, die länger als 120 Stunden oder fünf Tage dauert? Wirklich? Ja, man kann tatsächlich über längere Zeit im Zustand der Ketose leben, wenn man dabei sehr genau auf die Bedürfnisse seines Körpers achtet.

An diesem Punkt haben Sie die äußerste Zone des Fastens betreten. Immer wenn Sie mehr als 120 Stunden fasten, können Sie ziemlich sicher sein, dass Sie abnehmen werden – es sei denn, Sie haben wirklich ernsthafte Stoffwechselprobleme. Allerdings geht mit diesem Gewichtsverlust ein Problem einher: Wenn Sie schnell viel Fett abbauen, werden die Giftstoffe in Ihrem Körper (sowohl die von Big Food als auch die von Mutter Natur – all die Schwermetalle, Pestizide und Schimmelpilzgifte, die in Ihrem Körperfett gespeichert sind) alle gleichzeitig freigesetzt. Als Reaktion darauf werden Sie Kopfschmerzen bekommen. Sie werden sich groggy fühlen, schlecht gelaunt sein und Ihre Mitmenschen anschreien. Darauf sollten Sie innerlich vorbereitet sein.

Während dieses vierten Fastenstadiums treten Sie in einen Zustand ein, in dem Ihr Körper auf reine Fettverbrennung umgeschaltet hat. Als Reaktion auf diesen neuen Stoffwechselzustand der vollständigen Ketose erleben viele Menschen ein »Fastenhoch«. Wenn Sie mit Ihrem Fasten so weit gekommen sind, werden Sie wahrscheinlich keinen Bulletproof Coffee mehr brauchen, denn jetzt wird Ihr eigener innerer Ofen Ketone auf Hochtouren produzieren. Gönnen Sie sich jetzt einfach ein bisschen Ruhe. Die meisten Menschen können sich während einer so langen Fastenkur nicht auf wirklich anspruchsvolle Aufgaben konzentrieren – es sei denn, sie haben sehr viel Übung im Fasten.

Ihre Glukose-, Insulin- und IGF-1-Werte sind zu diesem Zeitpunkt schon sehr tief abgesunken. Sie haben den Teufelskreis der Insulinresistenz durchbrochen, was zur Vorbeugung von Diabetes beitragen könnte. Und Sie haben jetzt kaum noch Appetit, auch wenn der Gesamtenergieverbrauch Ihres Körpers konstant bleibt.

Sie haben keinen Hunger, fühlen sich aber auch nicht geschwächt. Der Prozess der Autophagie ist jetzt in vollem Gange und beseitigt Giftstoffe und abgestorbene Zellteile aus Ihrem Körper. Ihre Mitochondrien arbeiten effizienter, sodass sie weniger von den reaktionsfreudigen, zerstörerischen elektrisch geladenen Molekülen namens freie Radikale freisetzen. Erhöhte NAD+-Spiegel in Ihrem Blut tragen dazu bei, die kontinuierlichen Oxidationsprozesse in Ihren Zellen zu verzögern. All diese Mechanismen haben einen Anti-Aging-Effekt.

Trotz dieser Vorteile sollten Sie es sich zweimal überlegen, bevor Sie es mit einer Fastenkur des Stadiums vier versuchen. Einige Studien haben gezeigt, dass ultra-langes Fasten sich positiv auf den Bluthochdruck auswirken[32] und die Wirksamkeit einer Chemotherapie bei Krebspatienten verstärken kann.[33] Doch extremes Fasten kann ziemlich gefährlich und schlimmstenfalls sogar tödlich sein. Es kann das Herz und das Immunsystem schwächen und den Blutdruck zu stark absenken.

Die Entgiftung während dieses langen Fastens ist extrem wichtig, und zwar wegen all der chemischen Substanzen, die Ihr Körper während der Gewichtsabnahme freisetzt. Ich empfehle daher die Einnahme von Aktivkohle, um den Entgiftungsprozess zu unterstützen. Außerdem sollten Sie Nahrungsergänzungsmittel einnehmen, um Ihren Elektrolythaushalt im Gleichgewicht zu halten – vor allem Kalzium, Magnesium, Kalium und Natrium. Das ist besonders wichtig, wenn Sie eine Wasserfastenkur machen oder nur Kaffee und Tee trinken. Davon können Sie so krank werden, dass Sie ins Krankenhaus eingeliefert werden müssen, wenn Ihre Elektrolytwerte während einer langen Fastenkur zu niedrig sind. Daher ist es eine gute Idee, jede Fastenkur, die zehn Tage oder länger dauert, unter ärztlicher Aufsicht durchzuführen. Außerdem sollte man während langer Fastenzeiten keinen Sport treiben.

Beständigkeit macht den Körper träge

Sie werden feststellen, dass jede Fastenmethode andere Auswirkungen auf Ihren Körper hat und Ihnen andere Vorteile bringt. Gerade deshalb ist es so sinnvoll, verschiedene Fastenmethoden miteinander zu kombinieren. An manchen Tagen werden Sie vielleicht feststellen, dass Sie nicht genügend Energiereserven haben, um so lange zu fasten, wie Sie eigentlich wollten. Und das ist auch gar nicht schlimm.

Trotzdem liegt es in der menschlichen Natur, zu denken: Hey, wenn etwas gut ist, dann muss mehr davon doch eigentlich noch besser sein. Wenn Sie eine OMAD-Fastenkur machen, werden Sie sich großartig und bärenstark fühlen. Warum also nicht *jeden Tag* OMAD machen? Sie können sich die Antwort auf diese Frage ungefähr so vorstellen: Ein Stück Käsekuchen ist gut, oder? (Wenn Sie kein Fan von Käsekuchen sind, ersetzen Sie ihn einfach durch irgendetwas anderes, das Sie furchtbar gern mögen.) Wie wäre es mit zwei Stücken Käsekuchen – noch besser? Naja … vielleicht. Dann wird Ihnen das dritte Stück serviert, und Sie denken: »Boah, das ist schon ein bisschen viel … Aber ich kann es ja mal versuchen.« Vier Stück, und Ihnen wird fast schon schlecht: »Ich kann einfach keinen Käsekuchen mehr sehen!« Aber nein, nein, nein! Sie haben doch gesagt, dass mehr davon etwas Gutes ist. Also müssen Sie den Kuchen jetzt auch essen.

Inzwischen haben Sie sicherlich verstanden, worum es geht. Das gleiche Prinzip gilt auch für vegane Ernährung, für Keto und für das Fasten: Viele Menschen übertreiben es damit, und das ist nicht gut. Man kann vom Fasten süchtig werden, genauso wie jede andere Art von Diät süchtig machen kann. Ich bezeichne das als die »Fastenfalle« (mehr darüber erfahren Sie in Kapitel 10). Offen gesagt: Die meisten Menschen würden sich ihre Gesundheit ruinieren, wenn sie ständig OMAD praktizierten. Eine Zeit lang bekommt ihnen das vielleicht hervorragend, doch dann merken sie: »Irgendetwas stimmt nicht.« Wenn Sie eine Frau sind, werden Sie das Gefühl haben, dass mit Ihrem Zyklus plötzlich etwas nicht in Ordnung ist. Wenn Sie ein Mann sind, werden Sie Ihre »Morgenlatte« vermissen. Das sind warnende Anzeichen dafür, dass Sie es mit dem Fasten übertrieben haben. Deshalb empfehle ich, intermittierendes Fasten in Zyklen zu betreiben: der Reihe nach verschiedene Fastenmethoden zu praktizieren und zwischendurch immer wieder mal eine Fastenpause einzulegen.

Diätbücher und Fastenratgeber überschütten einen gerne mit lauter Regeln. Nur eines sagen sie uns fast nie: *Der Körper liebt Beständigkeit, weil er sich in einer konstanten Welt nicht so sehr anstrengen muss, um zu überleben.* Das Problem ist nur:

Wenn der Körper sich weniger anstrengt, wird er faul. Wenn Sie Ihrem Körper das Signal senden, dass die Welt *nicht* konstant ist, wird er sich umstellen, um in dieser Welt gut überleben zu können. Ihr Körper wird also viel stärker, wenn Sie ihm keine Beständigkeit bieten: Denn dadurch wird er immer wieder aufs Neue gefordert, und das gibt ihm Kraft.

Die natürliche Selektion übt einen enormen evolutionären Druck auf alle Lebewesen aus, möglichst viel Nahrung aufzunehmen und möglichst wenig Energie zu verbrauchen. Ihr Gehirn, Ihr Körper, die Billiarden von Zellen, aus denen Sie bestehen, ja sogar die uralten Bakterien, die vor ein paar Milliarden Jahren mit tierischen Zellen verschmolzen sind – sie alle sagen Ihnen das Gleiche: Setz dich auf die Couch und iss eine Tüte Chips oder lass dir irgendeine andere Kalorienquelle schmecken. Darauf ist Ihr Körper programmiert, und das wird er immer wieder tun, wenn Sie es ihm erlauben, indem Sie ihn in einer konstanten Umgebung belassen.

Wenn Sie jedoch etwas an Ihrem Verhalten oder an den Ressourcen verändern, die Sie Ihrem Körper zuführen, sind Ihre Zellen gezwungen, belastbarer zu werden. Vor langer Zeit brauchten Sie diese Belastbarkeit vielleicht, um jederzeit aus dem Schlaf aufspringen und vor einem Raubtier wegrennen zu können. Ihr Körper musste stark und beweglich genug dazu sein, sonst hätten Sie solche Gefahren niemals überlebt. Heute sieht unser Leben ein bisschen anders aus: Jetzt können Sie etwas an der Art Ihrer Lebensmittel und am Zeitpunkt Ihrer Mahlzeiten verändern und Ihre Zellen auf *diese* Weise belastbarer machen. Es gibt große Parallelen zwischen Ernährung und körperlicher Aktivität. Lange Zeiten der Untätigkeit schaden Ihrer Gesundheit; und lange Phasen einer konstanten Ernährung wirken sich ähnlich negativ auf Ihre Stoffwechselgesundheit aus. Auch deshalb ist eine unflexible Diät im CICO-Stil nicht gut für Sie.

Je weniger Beständigkeit Sie Ihrem Körper gönnen und je mehr Abwechslung Sie in Ihre Ernährung bringen, umso stärker und flexibler werden Ihre Zellen. Schließlich kann es jederzeit passieren, dass sie in Aktion treten müssen. Daher werden sie bereit sein, aus jeder Art von Nahrung Energie zu gewinnen. Sie werden nicht mehr darauf fixiert sein, sich nach einem ganz bestimmten Snack oder »Seelentröster-Essen« zu sehnen.

Mit der Lektüre dieses Buches haben Sie bereits begonnen, auf Beständigkeit in Ihrer Ernährung zu verzichten und sich von Ihrem Verlangen nach Essen zu befreien. Das Allerletzte, was Sie jetzt brauchen, ist eine neue Art von Verlangen – das Verlangen nach einem bestimmten Fastenprogramm, das mit der Zeit nur wieder zu einem neuen Gefängnis für Sie werden würde. Sie müssen für Abwechslung in Ihrer Ernährung sorgen. Vielleicht kommen Sie irgendwann an einen Punkt, an dem

Sie denken: »Ich will keine Kohlenhydrate essen. Denn nach dem Verzehr von Kohlenhydraten fühle ich mich irgendwie nicht gut. Nie wieder!« Die richtige Antwort darauf lautet: »Halt die Klappe und iss ab und zu ein paar Kohlenhydrate.« Natürlich sollten Sie keinen verarbeiteten Zucker zu sich nehmen und auch keine Zuckerwatte, Schokoriegel oder Karamellbonbons essen. Aber gegen eine Süßkartoffel oder ein bisschen Reis ist nichts einzuwenden. Und gegen milchfreies Eis auch nicht. Das wird Ihnen schon bekommen. Es wird Ihnen dabei sogar ganz hervorragend gehen, denn auf diese Weise bringen Sie Ihrem Körper bei, flexibel mit seinem Stoffwechsel umzugehen.

Sie sollen sich von der Fastenpolizei ebenso wenig einsperren lassen wie von der Kalorienpolizei. Zum Glück ist das intermittierende Fasten von Natur aus flexibel. So unmöglich Ihnen das momentan auch erscheinen mag – Sie können so lange fasten, wie Sie möchten. Sobald Sie die einfachen Stadien des Fastens gemeistert haben, können Sie sich an die längeren, anspruchsvolleren Stadien heranwagen. Mit der Zeit werden Sie die unterschiedlichen Vorteile dieser Fastenmethoden schätzen lernen und es auch als angenehm empfinden, dass Sie sich bei jeder Fastenmethode ein bisschen anders fühlen. Aber sprechen Sie immer mit Ihrem Arzt, bevor Sie sich auf eine längere Fastenkur einlassen, und brechen Sie sie vorzeitig ab, wenn Sie sich sehr unwohl dabei fühlen – vor allem bei längeren Fastenperioden.

Ob Sie es glauben oder nicht –auf einen der größten Vorteile des intermittierenden Fastens sind wir bisher noch gar nicht zu sprechen gekommen. Dieser Vorteil wird Sie von etwas befreien, von dem Sie wahrscheinlich nicht einmal wissen, dass es Ihnen im Weg steht. Also lesen Sie weiter!

4

FASTEN FÜR EIN LANGES LEBEN

Schon bevor ich die Höhle betrat, in der meine Visionssuche stattfinden sollte, hatte ich das Gefühl, an einem ganz besonderen Ort gelandet zu sein. Von außen sah es so aus, als hätten sich sämtliche Mächte der Natur dazu verschworen, die perfekte Kulisse für ein Instagram-Foto abzugeben: Jahrmillionen geologischer Entwicklung und Erosion schienen in diesem Augenblick für einen Schnappschuss zu posieren (obwohl Mutter Natur Instagram wahrscheinlich hasst). Durch ein großes rundes Loch in der wunderschönen roten Felswand, die das darunter liegende Tal überschattete, schien das Sonnenlicht herein. In der Nähe des Höhleneingangs lag eine Feder auf dem Boden, die wie ein Talisman aussah. Instinktiv hob ich sie auf, sah, wie sie das Sonnenlicht reflektierte, und befestigte sie an meinem Rucksack. Am Ende meiner Visionssuche erfuhr ich, dass es eine Weißkopfseeadlerfeder war. Damals wusste ich noch nicht, dass es eigentlich verboten ist, solche Federn zu besitzen – es sei denn, man gehört zu einem Stamm der nordamerikanischen Ureinwohner –, aber Adlerfedern soll bei Visionssuchen eine besondere spirituelle Bedeutung zukommen. Für viele amerikanische Ureinwohner ist der Adler ein Symbol für Weisheit und Mut, und eine Adlerfeder kann als Werkzeug zur Heilung dienen. Wie auch immer sie dorthin gekommen war – ich freute mich, sie gefunden zu haben, und gab sie Delilah bei meiner Rückkehr.

Doch trotz dieser scheinbaren Zufälle, die sich während meiner Visionssuche in ähnlich verblüffender Weise aneinanderreihten wie in einem Film, war eine Stimme in meinem Inneren unzufrieden und nörgelte an allem herum. Bei einer Visionssuche geht es nicht darum, in glitzerndem Licht zu baden und mit Federn herumzuwedeln; eine Visionssuche ist harte körperliche und geistige Arbeit. Ich war hierhergekommen, um zu hungern, einsam zu sein und einen starken Menschen aus mir zu machen. Am liebsten wäre ich in eine andere Höhle gegangen, in der es weit und breit keine Menschenseele gab. Aber anscheinend hatte das Schicksal etwas anderes mit mir vor. Also blieb mir nichts anderes übrig, als einfach alles auf mich zukommen zu lassen und das Beste aus der Situation zu machen, indem ich Delilahs Anweisung befolgte, zu schweigen.

Ich suchte mir eine relativ flache, ruhige Stelle in der Höhle, wo ich stundenlang halbwegs allein sitzen konnte, und breitete meinen Schlafsack dort aus, wobei ich (fast) die ganze Zeit über ganz still war. Doch obwohl ich es nach Kräften versuchte, konnte ich meine Ohren nicht vor den Geräuschen meines Magens und der Stimme in meinem Kopf verschließen, die über den nagenden Hunger murrten. Ich hatte den ganzen Tag und die ganze Nacht über richtigen Wolfshunger, tat aber, was ich konnte, um diesem Verlangen entgegenzutreten und es zu besiegen. In dieser ersten Nacht sehnte ich mich danach, meine Sachen zu packen und zu einer anderen Höhle zu wandern, von der Delilah gesagt hatte, sie sei ungefähr anderthalb Kilometer weit entfernt. Dort, dachte ich, könnte ich den Kampf mit meinem Hunger wirklich allein ausfechten.

Als ich am nächsten Morgen pflichtbewusst mein Handy einschaltete, um Delilahs SMS abzurufen und ihr anschließend zu bestätigen, dass ich in Sicherheit war, summte es tatsächlich und zeigte mir eine neue Nachricht von der Schamanin an. »Packen Sie Ihre Sachen und kommen Sie um acht Uhr zum Ausgangspunkt«, hatte Delilah geschrieben. »Ich bringe Sie zu einer anderen Höhle.« Es war also kein Scherz gewesen, als sie gesagt hatte, sie würde aus der Ferne über uns wachen.

Also wanderte ich zum Ausgangspunkt, und Delilah kam mit ihrem alten Kleintransporter vorgefahren. Und dann sagte sie etwas, das mich beinahe umgehauen hätte: »Gestern Abend haben Sie darüber nachgedacht, dass Sie unbedingt zur First Woman Cave gehen wollen, um Ihre Visionssuche dort zu machen. Deshalb bin ich jetzt hier, um Sie abzuholen und dorthin zu bringen.«

Es heißt, dass richtige Schamanen unsere innersten Wünsche und Sehnsüchte lesen können, aber ich hatte so etwas noch nie am eigenen Leib erlebt. Schließlich hatte ich kein Wort über meine Unzufriedenheit mit dieser Höhle verloren und mir bis dahin auch immer eingebildet, ein ziemlich gutes Pokerface zu haben. Das war nur eine von mehreren verblüffenden Begebenheiten, die ich während meiner Visionssuche erlebte. Es gibt viele Hypothesen über intuitionsbegabte Menschen und auch etliche seriöse wissenschaftliche Studien, die darauf hindeuten, dass manche Leute Gedanken lesen können. Vielleicht hatte Delilah auf unserem Weg zu der ursprünglich für meine Visionssuche bestimmten Höhle ein kleines, unbewusstes Zögern bei mir beobachtet. Oder vielleicht konnte sie sich wirklich aus der Ferne auf meine Energie einstimmen. Der erste Schritt jedes wissenschaftlichen Vorgehens besteht darin, einfach zu beobachten, was passiert. Daher kann ich nur berichten, dass sich das damals tatsächlich alles so abgespielt hat.

Ich möchte nicht in die Falle tappen, die Wissenschaftlern schon so oft im Weg gestanden hat – dass man trotz offenkundiger Beweislage sagt: »Ich glaube nicht, dass so etwas passieren konnte, also *ist* es auch nicht passiert.« Wenn man sich von Anfang an darauf versteift, dass etwas nicht sein kann, wird man die Beweise dafür ignorieren oder beiseite schieben. Doch das ist ein großer Fehler, denn dabei übersieht man vielleicht etwas sehr Wichtiges, das die eigene Sichtweise der Welt verändern könnte.

Nennen Sie es Freidenkertum oder wissenschaftliche Vorgehensweise, aber auf jeden Fall werden Sie ein besseres Leben führen, wenn Sie sich die Freiheit nehmen, einfach nur zu beobachten – ohne Vorurteile oder vorgefasste Meinungen. Es gibt viele Beweise dafür, dass Ihr Körper nicht verhungert oder gar Schaden nimmt, wenn Sie ein paar Tage – oder Wochen – lang auf Essen verzichten. Vielleicht fällt es Ihnen schwer, daran zu glauben. Schließlich gibt es eine sehr große und mächtige Lebensmittelindustrie, die nicht will, dass Sie das glauben, und Ihr Körper wurde ebenfalls darauf programmiert, nicht daran zu glauben – so wie mein Verstand damals nicht glauben wollte, dass die Schamanin von meinem nicht ausgesprochenen Wunsch nach einer anderen Höhle gewusst haben könnte. Aber wenn Sie Ihre vorgefassten Überzeugungen beiseite schieben und sich für neue Erfahrungen öffnen, können unglaubliche Dinge geschehen.

Die Evolution hat eine andere Ernährungsweise für Sie vorgesehen

Die Geschichte der menschlichen Evolution ist gleichzeitig eine Geschichte der menschlichen Ernährung und – ob Sie es glauben oder nicht – auch eine Geschichte des Fastens. Unser Körper und unser Gehirn sind von Natur aus auf Fastenphasen eingestellt.

Die ersten Fossilbelege für eine Existenz des *Homo sapiens* auf der Erde zeigen, dass unsere Spezies vor ungefähr 300 000 Jahren entstanden ist. Drei Mahlzeiten am Tag gab es damals so gut wie nie. Unsere Vorfahren waren opportunistische Esser; vor allem aber waren sie Jäger und Sammler, die die afrikanischen Ebenen auf der Suche nach Wild durchstreiften[34]: Sie jagten Gazellen, Antilopen, Gnus, Zebras und Büffel und sammelten zusätzlich auch noch ein bisschen pflanzliche Nahrung. Sie durchstreiften die Wildnis in Familienclans und wanderten auf der Suche nach Beute oft kilometerweit. Tempo war dabei nicht so wichtig wie Ausdauer oder Intelligenz, da Tiere von Natur aus schneller sprinten können als Menschen. Wenn man dann endlich eine Antilope oder Gazelle oder irgendein anderes Tier gefangen hatte, wurde das Festmahl mit allen Mitgliedern des Familienverbandes geteilt. Das Fleisch reichte selten länger als ein paar Tage.

Wenn nichts mehr zu essen da war, gingen unsere Vorfahren wieder auf die Jagd. Außerdem ernährten sie sich von den wenigen essbaren Pflanzen, die die Jahreszeit hergab. Bis die nächste Mahlzeit erjagt werden konnte, hungerten alle. Doch niemand starb daran, ein paar Tage auf Nahrung verzichten zu müssen. Fasten – entweder ganz ohne Nahrung oder mit nur sehr wenigen Kalorien aus Pflanzen – gehörte einfach zur Lebensweise unserer Vorfahren dazu. Sie hatten keine andere Wahl. Diese Gewohnheit, etwas zu essen und dann wieder eine Zeit lang zu fasten, praktizierten die Menschen nicht nur ein paar Jahrzehnte, Jahrhunderte oder gar Jahrtausende, sondern fast 290 000 Jahre lang. Und das Fasten ist sogar noch viel älter: Es ist die Lebensweise der meisten großen fleischfressenden Tiere. Löwen setzen sich zum Beispiel nicht dreimal täglich zu einer Mahlzeit hin. Wenn sie einen guten Fang machen, fressen sie. Doch dann kann es drei oder vier Tage dauern, bis sie wieder eine größere Mahlzeit zu sich nehmen.

Vielleicht haben Sie schon von der »Fleischfresser-Diät« gehört, bei der man nur Fleisch aus Weidehaltung isst und dann wieder intermittierendes Fasten praktiziert. Das Gute an dieser Diät ist, dass sie keine pflanzlichen Giftstoffe enthält, die das Hungergefühl verstärken, sodass einem das Fasten wirklich nicht schwerfällt. Man kann sich die Fleischfresser-Diät einfach als Verzicht auf pflanzliche Nahrung vorstellen. Die meisten Menschen, die diese Diät ausprobieren, werden sich dabei ein paar Wochen lang ganz fantastisch fühlen und dann irgendwann einen Kryptonit-freien Salat essen. Und sie werden dabei auch ein neues Verständnis dafür entwickeln, wie gut es einem geht, wenn man auf Lebensmittel verzichtet, die dem Körper Probleme bereiten. Beim Vollfasten lässt man einfach alle Lebensmittel weg, die Blähungen, mentale Erschöpfung oder Stoffwechselprobleme verursachen könnten. Wenn Sie die Fleischfresser-Diät praktizieren wollen, halten Sie sich an die Spielregeln: Essen

Sie nur Fleisch von Tieren, die mit Gras gefüttert oder wild gefangen wurden, und verzehren Sie das *ganze* Tier – einschließlich der inneren Organe und des Bindegewebes, das Ihrem Körper Kollagen liefert. Wie ich schon sagte: Man kann intermittierendes Fasten mit allen Diäten kombinieren, die es gibt.

Ein entscheidender Faktor, der den Menschen von anderen fleischfressenden Tieren unterscheidet, ist die Tatsache, dass wir Werkzeuge benutzen – und dazu gehört vor allem das Feuer. Moderne genetische Untersuchungen deuten darauf hin, dass die Erfindung des Kochens für uns sehr wichtig war, denn dadurch konnten wir unserem Körper Nährstoffe aus Nahrungsmitteln zuführen, die vor dem Essen erst einmal über einer Flamme geröstet werden mussten, weil sie sonst zu zäh gewesen wären oder zu viele Giftstoffe enthalten hätten. Außerdem kann man durch Kochen mehr Teile von einem Tier verzehren und braucht das Fleisch nicht so lange zu kauen. Wissenschaftler haben physische Beweise für Kochstellen gefunden, die 500 000 Jahre alt sind; und der Harvard-Anthropologe Richard Wrangham ist sogar der Ansicht, dass unsere Vorfahren schon vor fast zwei Millionen Jahren mit dem Kochen begonnen haben könnten.[35] Wie auch immer: Die Errungenschaft des Kochens ist älter als *Homo sapiens* selbst. Im Nachhinein wäre ich froh, wenn ich das gewusst hätte, als ich mich fast ein Jahr lang mit einer roh-veganen Ernährung krank gemacht habe.

Dank dieser Fähigkeit, unserem Körper mehr Energie und Fett zuzuführen, konnten wir größere Gehirne entwickeln als die anderen Arten. Aber ein größeres Gehirn erfordert auch mehr Elektrizität. Obwohl Ihr Gehirn nur 2 Prozent Ihres Gewichts ausmacht, verbraucht es 15 bis 20 Prozent Ihrer Stoffwechselenergie. Es erfordert eine Menge Elektronen, um die rund 100 Milliarden Zellen in diesem Supercomputer mit Energie zu versorgen.

Dieses große Gehirn ist das Geheimnis unseres evolutionären Erfolgs, denn dank ihm konnten unsere Vorfahren durch Nachdenken auf Lösungen für ihre Probleme kommen. Das Gleiche kann Ihr Gehirn auch für *Sie* tun – wenn Sie es richtig nutzen. Einige unserer Nahrungskonkurrenten entwickelten einen dickeren Schädel, größere Krallen oder einen längeren Hals, um Blätter von hohen Bäumen fressen zu können. Wir bekamen das große Gehirn. Sprache, Kultur, Wissenschaft, Technologie, zwischenmenschliche Kooperation und Planung für die Zukunft – all das sind Nebenprodukte dieser Veränderung. Heute beherrschen wir Menschen aufgrund der Größe und Komplexität unseres Gehirns die ganze Erde.

Eine der wichtigsten Leistungen dieses großen Gehirns bestand darin, dass es uns die Möglichkeit gab, uns aus Hungersnöten »herauszudenken«. Doch selbst nach der Erfindung von Speeren, Netzen und Pfeil und Bogen für die Jagd fastete die

Menschheit weiter. Und dabei gediehen nicht nur wir, sondern auch unser Gehirn ganz hervorragend. Die durchschnittliche Gehirngröße der ersten Menschen nahm immer mehr zu – vor allem eine Hirnregion namens präfrontaler Kortex. Über viele Zehntausende von Jahren entwickelte sich dieser Lappen, der direkt hinter unserer Stirn liegt, zu einer wichtigen Zentrale für Entscheidungsfindung, Planung, kognitives Verhalten und soziale Interaktionen und wurde zum Sitz unserer Persönlichkeit.

Das Fasten hat unseren Körper nicht in seiner evolutionären Anpassungsfähigkeit eingeschränkt, sondern diese im Gegenteil sogar gefördert: Dadurch, dass wir eine Zeit lang nichts aßen und dann wieder fetthaltige tierische Nahrung zu uns nahmen, um unser Gehirn mit Energie zu versorgen, wurden wir schlauer. Vielleicht geraten Sie in Panik, wenn Ihre nächste Mahlzeit schon länger als sechs Stunden zurückliegt, aber Ihr Körper weiß es besser. Wenn Sie eine Zeit lang nichts essen, schaltet Ihr Gehirn einfach von Glukose auf Ketone als Brennstoff um. Diese Umschaltung, die manchmal schon nach 14 Stunden, meist aber nach 24 bis 48 Stunden ohne Nahrungsaufnahme erfolgt, läuft automatisch und fast unmerklich ab – zumindest, wenn Ihr Stoffwechsel sich daran gewöhnt hat. Wenn Ihr Körper noch ein »Fettverbrennungsneuling« ist, dauert diese Umstellung zwei bis vier Tage, und in der Zwischenzeit werden Sie sich nicht besonders wohl fühlen. Dieses Buch liefert Ihnen die Informationen, die Sie brauchen, um diese unangenehme Übergangsphase zu überstehen. Zu diesem Wissen hatten unsere höhlenbewohnenden Vorfahren noch keinen Zugang, weil sie nicht in der Lage waren, ihre Ernährung so zu modifizieren, wie wir es heute tun.

Fasten entfesselt Ihre verborgenen evolutionären Kräfte. Ketone enthalten mehr Elektronen pro Gramm – also mehr Rohenergiedichte – als Glukose. Wenn Sie Ketone in Ihre Zellen hineinschütten, ist das so, als würden Sie zur Tankstelle fahren und hochoktaniges Rennbenzin in Ihren Tank füllen. Da Fett mehr Kalorien pro Gramm enthält als Zucker, kann Ihr Körper, wenn er Ketone verstoffwechselt, mehr Wärme erzeugen, als wenn er Glukose als Brennstoff verwendet. Bildlich gesprochen: Sich von Fett statt von Zucker zu ernähren, ist so, als würde man anstelle eines Biers einen Wodka trinken (wobei es im ersteren Fall nach wie vor völlig in Ordnung ist, anschließend Auto zu fahren). Es hat einfach eine andere Wirkung auf Sie, weil es ein so viel stärkerer Treibstoff ist.

Es gibt einen Grund, warum Tiere fasten, wenn sie verletzt sind. Und auch wenn Ihnen das bisher noch nicht aufgefallen ist: Menschen tun so etwas auch. Hatten Sie das letzte Mal, als Sie richtig krank waren, etwa großen Appetit? Sicherlich nicht. Unser Körper fährt sein Bedürfnis nach Nahrung von Natur aus herunter, wenn wir krank sind, damit er seine Energie in Reparaturarbeiten investieren kann, statt sich um die Verdauung kümmern zu müssen. Außerdem kann der Heilungsprozess schneller ablaufen, wenn keine Giftstoffe in Ihrem Organismus zirkulieren. Das Gleiche passiert, wenn Sie zwischen den Mahlzeiten längere Pausen einlegen. Fasten aktiviert einen eingebauten adaptiven Heilungsprozess unseres Körpers.

Denken Sie einmal darüber nach, wenn Sie das nächste Mal Angst davor haben, sterben zu müssen, wenn Sie auf das Mittagessen verzichten.

Drei Mahlzeiten am Tag – warum?

Nach der Erfindung des Kochens trat vor ungefähr 10 000 Jahren die nächste bahnbrechende Veränderung in der menschlichen Ernährung ein, als *Homo sapiens* lernte, Landwirtschaft zu betreiben. Statt auf der Suche nach Nahrung zu Fuß durch die Savanne zu streifen – mit langen Fastenpausen und ohne zu wissen, wann wir das nächste Mal etwas zu essen bekommen würden –, wurden wir sesshaft und begannen Nutztierherden zu halten. Jetzt waren wir an einen bestimmten Aufenthaltsort gebunden, denn wir konnten unsere Gehöfte nicht aufgeben. Die Dörfer, die rund um diese landwirtschaftlichen Anwesen entstanden, brauchten Arbeiter für verschiedene Aufgaben. Schon bald bewegten wir uns nicht mehr so viel wie früher und begannen eine eher sitzende Lebensweise zu pflegen. Nachdem wir über eine Viertelmillion Jahre lang immer wieder gefastet hatten, bedeutete das neue Nahrungsangebot, das wir auf unseren kleinen Grundstücken anbauten, dass wir jeden Tag eine Mahlzeit zu uns nehmen konnten. Und als wir dann mit der Zeit immer gewieftere Bauern und Viehzüchter wurden, konnten wir sogar zwei Mahlzeiten pro Tag einplanen. Unsere heutige Gewohnheit, morgens, mittags und abends etwas zu essen, ist noch nicht einmal zwei Jahrhunderte alt.[36] Später begannen wir uns zwischen diesen drei Mahlzeiten auch noch Salzbrezeln und Kartoffelchips einzuverleiben, während wir vor dem Fernseher saßen.

Bei diesem Essen in Hülle und Fülle hätten wir eigentlich alle kreative Genies werden müssen. Vielleicht legten diese ersten Bauern damals auch schon den Grundstein für die CICO-Ernährung, denn mit der Zeit nahmen sie weniger Fleisch- und Fettkalorien von Tieren und dafür jede Menge Kohlenhydrate aus pflanzlicher Nahrung zu sich. Damit war es mit dem Fasten schlagartig vorbei. Außerdem wurden die nahrhaftesten Lebensmittel jetzt durch Mais und Weizen ersetzt. Das ist ein fantastisches System – zumindest, wenn man zu den wenigen Glücklichen an der Spitze der sozialen Hierarchie gehörte. All die Dummen durften auf dem Feld schuften, sodass die Eliten jede Menge Zeit hatten, sich mit Kunst, Wissenschaft und Chemie zu befassen, und zusätzlich auch noch das beste, teuerste Essen (von grasgefütterten Tieren) bekamen, statt den ganzen Tag jagen zu müssen. Aber wenn man zur Mehrheit der Menschen gehörte, die auf den Feldern arbeiteten, führte man ein langweiliges Leben und bekam kein besonders nahrhaftes Essen. Diese neue Ernährungsweise führte sogar dazu, dass die durchschnittliche Körpergröße der Menschen abnahm, denn wir befanden uns fast ständig im Krieg gegen unsere eigene Biologie.

Ab dem frühen 19. Jahrhundert, als die industrielle Revolution begann, fingen die Menschen in der westlichen Welt an, mehr oder weniger alle nach dem gleichen Zeitplan zu essen. Davor hatte Zeit keine so wichtige Rolle gespielt. Man brauchte nicht genau zu wissen, wie spät es war; die Bauern kümmerten sich nur darum, wann die Sonne auf- und unterging. Doch nach der industriellen Revolution wurde eine Taschenuhr zu einem unglaublich wertvollen Besitz, denn sie zeigte an, wann die Züge ankamen und abfuhren – und diese Züge richteten sich nach genauen Fahrplänen. Dann begannen auch Fabriken und Geschäfte, sich an genaue Zeitpläne zu halten. Unsere neue Beziehung zur Zeit, die hauptsächlich von den Zugfahrplänen bestimmt wurde, führte dazu, dass wir auch anfingen, unsere Mahlzeiten zu festen Tageszeiten einzunehmen: Wir planten unser Essen nicht nach unserem tatsächlichen Hungergefühl oder den Bedürfnissen unseres Körpers, sondern nach den Zügen.

Kehren wir nun noch einmal zu der Metapher des Volltankens Ihres Autos zurück. Angenommen, jemand sagt Ihnen, dass Sie jeden Dienstag und Donnerstag um 15 Uhr zur Tankstelle fahren müssen, um 35 Liter Benzin in den Tank Ihres Autos zu füllen. Warum? Nun, es gibt keine Erklärung dafür; Sie wissen einfach, dass alle Leute das so machen, also muss es wohl normal sein. Es spielt keine Rolle, wo und wann oder wie viel Sie Ihr Auto gefahren haben. Es spielt nicht einmal eine Rolle, ob Ihr Tank leer oder voll ist. Jeden Dienstag und Donnerstag um 15 Uhr tanken Sie Ihren Wagen voll. So ist das nun einmal.

Manchmal geht man zur Tankstelle, steckt den Zapfhahn in die Öffnung und stellt fest, dass der Tank schon voll ist. Man kauft aber trotzdem immer 35 Liter – also lässt man das Benzin dann eben einfach auf den Boden laufen oder füllt es vielleicht in einen separaten kleinen Vorratskanister im Kofferraum. Allmählich fängt die Sache zwar an, wirklich komisch zu werden, aber trotzdem – es muss ja schließlich einen Grund dafür geben, warum das so üblich ist, oder? Ziemlich bald ist Ihr Auto voll mit zusätzlichem Treibstoff im Kofferraum, den Sie gar nicht brauchen. Jetzt haben Sie also gewissermaßen Schrott in Ihrem Kofferraum. Jeden Tag um dieselbe Zeit eine immer gleich große Mahlzeit zu sich zu nehmen, ergibt genauso wenig Sinn wie das Volltanken Ihres Autos nach diesem hirnrissigen Zeitplan – und wenn Sie nicht aufpassen, ist auch Ihr körpereigener Kofferraum bald voll mit »Treibstoff«, den Sie gar nicht brauchen. Aber es ist nun mal so üblich, also halten wir uns normalerweise daran, ohne darüber nachzudenken.

Viele unserer seltsamen Einstellungen zum Essen sind aus dem Zusammenprall zwischen unseren evolutionären Ursprüngen und unseren modernen kulturellen Traditionen entstanden. Essen ist überlebenswichtig, aber es ist nicht nur ein biologisches Gebot, sondern auch ein sinnliches Erlebnis und ein Ritual der Gemeinschaft zwischen Menschen. Füreinander zu kochen und sich gegenseitig zu bewirten, ist ein intimer, spiritueller Akt. Es baut Stress ab und führt unserem Körper gleichzeitig Brennstoff und Nährstoffe zu. Unser großes Gehirn braucht viel Energie, aber es braucht auch Fasten- und Regenerationsphasen. Andererseits sagen uns unsere gesellschaftlichen Strukturen und die Lebensmittelindustrie, die von unseren großen Gehirnen geschaffen wurden, immer wieder, dass wir regelmäßig etwas essen sollten – egal, ob wir Hunger haben oder nicht –, sodass es uns ständig nach Nahrung verlangt.

Aber wie wir inzwischen wissen, liefert Essen unserem Organismus nicht nur Energie und Nährstoffe, sondern auch Giftstoffe. In früheren Zeiten haben wir gelernt, uns vor allem auf die Erfüllung unseres Energiebedarfs zu konzentrieren, denn nur so konnten (und können) wir am Leben bleiben. Als Nächstes lernten wir, unser Augenmerk auf den Geschmack unseres Essens zu richten, denn ein angenehmes Aroma war (und ist manchmal auch heute noch) ein Indikator dafür, dass ein Lebensmittel nährstoffreich und hochwertig ist. Aber wir haben nie wirklich gelernt, wie man es vermeidet, seinem Körper Giftstoffe zuzuführen – es sei denn, diese Toxine bringen uns sofort um oder machen uns zumindest schnell handlungsunfähig. Die subtilen, langsam wirkenden Toxine in Lebensmitteln sind leider nur schwer zu erkennen. Und ehrlich gesagt haben wir uns in unserer Geschichte fast immer für die Giftstoffe entschieden, wenn wir vor der Wahl standen, entweder zu verhungern oder Lebensmittel zu essen, die außer Kalorien auch noch ein paar Toxine enthalten. Manchmal schmecken solche Giftstoffe sogar gut!

Ein überraschendes Beispiel dafür ist Reis. Brauner Reis (auch als Naturreis bezeichnet) enthält mehr Kalorien und Ballaststoffe als weißer Reis, doch in den Ländern, in denen Reis traditionell ein wichtiger Nahrungsbestandteil ist, haben die Menschen schon immer weißen Reis gegessen, wenn sie ihn sich leisten konnten. Brauner Reis galt lange Zeit als Nahrungsmittel der Bauern. Und warum? Alle Menschen wussten, dass es ihnen nicht so gut ging, wenn sie braunen Reis aßen, weil er den Darm belastet. Heute weiß man, dass brauner Reis Lektine enthält – jene fiesen Pflanzengifte, die Tiere davon abhalten, Reis zu fressen – und dass darin außerdem ungefähr achtzigmal so viel Arsen enthalten ist wie in weißem Reis. Das ist der

Grund, warum es weißen Reis gibt: Er wird poliert, um die Giftstoffe in der Schale zu entfernen. Doch dann trat die moderne Wissenschaft auf den Plan, ignorierte die Giftstoffe und lobte stattdessen die zusätzlichen Ballaststoffe und das Mehr an Vitaminen in den Reisschalen. Ernährungsexperten rieten uns, braunen Reis zu essen, weil er mehr wertvolle Nährstoffe enthält. Der Preis, den wir dafür zahlen müssen (in Form von Darmreizungen durch Lektine, Arsenvergiftungen und Heißhungerattacken), war in dieser Gleichung nicht enthalten. Spüren Sie nach dem Verzehr von braunem Reis nicht auch ein »Food Baby« – einen leicht aufgeblähten Bauch?

Immer wenn in Ihrem Körper eine Entzündung im Gang ist, bedeutet dies, dass einige der Elektronen, die Ihren Organismus eigentlich mit Energie versorgen sollten, stattdessen in den Entzündungsmodus gegangen sind. In dem Moment will Ihr Körper, dass Sie mehr essen, um den Verlust dieser Elektronen auszugleichen. Probieren Sie es ruhig einmal aus: Brauner Reis hält Sie ein bisschen länger satt, weil er schwer verdaulich ist, doch danach kommt der große Heißhunger. Weißer Reis dagegen ist schnell verdaut, erzeugt aber keinen Heißhunger. Unsere Vorfahren wussten, dass die zusätzlichen Nährstoffe in braunem Reis die Probleme, die man sich durch die darin enthaltenen Giftstoffe einhandelt, nicht wert sind. Wenn Sie das verwirrend finden, denken Sie einfach mal über die Reizüberflutung und die widersprüchlichen Informationen nach, die auf Sie einstürmen, wenn Sie durch die Gänge eines Supermarkts gehen. Ihr armes Gehirn wurde nun einmal nicht dafür entwickelt, dieses Überangebot an Informationen zu verarbeiten.

Ihr Gehirn sagt: Das Wichtigste ist, dass dieses Essen mir jede Menge Energie liefert, weil ich vielleicht keine weitere Mahlzeit mehr bekomme. Und diese seltsame viszerale Programmierung hat bereits stattgefunden, bevor Sie auch nur die geringste Chance hatten, darüber nachzudenken – es sei denn, Sie fasten und drücken dadurch auf die »Neustarttaste« Ihres Gehirns.

Oder nehmen wir stattdessen ein anderes Beispiel: einen Keks. Ihr Körper hat ein eingebautes automatisches System, das dafür sorgt, dass Ihnen niemals die Energie ausgeht. Wenn Sie dieses automatisierte System irgendwie sichtbar machen könnten – wenn Sie den Keks mit den gleichen Augen betrachten könnten wie Neo aus dem Film *Matrix* und die vielen Nullen und Einsen sehen würden, die das Betriebssystem Ihres Körpers repräsentieren –, dann würde Ihnen klar, dass dieser Keks eine Menge Energie enthält. Brauchen Sie jetzt gerade Energie? Vielleicht nicht, aber Ihr Gehirn weiß, dass Ihnen diese Energie ein gutes Gefühl geben wird. Sind in dem Keks wertvolle Nährstoffe enthalten? Vielleicht, vielleicht auch nicht – aber das ist kein Problem. Sie können ja schließlich ein Nahrungsergänzungsmittel einnehmen, wenn Ihr Körper Nährstoffe braucht. Außerdem werden einige der anderen Lebensmittel, die Sie essen, den Nährstoffmangel dieses Kekses wahrscheinlich ausgleichen. Selbst wenn Sie nicht viel Geld für Nahrungsergänzungsmittel übrig haben, werden Ihnen die Nährstoffe also ganz bestimmt nicht ausgehen.

Aber enthält der Keks womöglich auch Giftstoffe? Davon hat Ihr Gehirn keine Ahnung, und wenn Sie die Liste der Inhaltsstoffe auf dem Etikett nicht gelesen und richtig interpretiert (oder den Keks selbst gebacken) haben, wissen Sie wahrscheinlich auch nichts darüber. In Ermangelung solcher Informationen lautet die evolutionsbedingte Botschaft, die Sie von Ihrem Gehirn erhalten: Nur zu, iss den Keks ruhig! Sie werden sehr bald feststellen, dass Ihr Körper Ihnen dazu rät, *alles* zu essen – auch Lebensmittel, die voller Giftstoffe stecken oder Ihnen mehr Energie liefern, als Sie eigentlich brauchen. Und die Giftstoffe selbst verursachen dann noch mehr Essensgelüste, wenn sie die Arbeit Ihrer Mitochondrien verlangsamen.

Dann fragen Sie sich: »Warum will mein Körper, dass ich diesen Keks esse?« Das ist kein rationaler Impuls. Ganz im Gegenteil: Dahinter stecken hauptsächlich Emotionen. Denken Sie daran: Wir alle wollen uns sicher und geborgen fühlen. Wir alle wollen uns geliebt fühlen. Und es gibt keinen besseren Weg, sich geliebt, sicher und geborgen zu fühlen, als ein Baby zu sein, das an der Brust seiner Mutter liegt und gestillt wird. Diese uralte Programmierung steckt immer noch in uns drin – tief in unserem Unterbewusstsein. Kein Wunder, dass Sie schon auf den bloßen Gedanken an Fasten allergisch reagieren.

Wir alle haben eine emotionale Beziehung zum Essen. Manche Menschen gehen sogar noch einen Schritt weiter und nutzen Essen als eine Art Trost oder haben sogar eine richtige Leidenschaft dafür. Das ist einer der Gründe, warum ich mich damals zu meinem Aufenthalt in dieser Höhle entschieden hatte: Ich wollte mich während meiner Visionssuche unbedingt mit meiner emotionalen Beziehung zum Essen auseinandersetzen. Ich wollte genau verstehen, warum zum Teufel ich immer wieder Essen in mich hineinstopfte, auch wenn ich genau wusste, dass ich es eigentlich gar nicht wollte oder brauchte, und auch obwohl mein Körper bereits von Dehnungsstreifen entstellt war. Es fällt mir nicht leicht, Ihnen solche Geständnisse zu machen, und sicherlich ist es für Sie auch nicht einfach, über solche Probleme nachzudenken – aber sie existieren nun einmal. Man muss sich ihnen stellen und sie akzeptieren, um sich letztendlich davon befreien zu können.

Jemanden zu ernähren, ist ein intimer Akt. Und sich selbst zu ernähren, ist ebenfalls ein intimer Akt: Sie nehmen etwas aus Ihrer Umwelt auf, stecken es in sich hinein, resorbieren Brennstoff, Nährstoffe und Giftstoffe aus Ihrem Verdauungstrakt und machen diese Nahrung zu einem Teil Ihres Körpers. Wir Menschen schleppen allen möglichen emotionalen Ballast mit uns herum, der mit dem Akt des Essens verbunden ist. Das meiste davon ist vorbewusst, weil jede Zelle in Ihrem Körper will, dass Sie etwas essen – egal, ob Sie tatsächlich den Wunsch oder das Bedürfnis danach haben. In unserer heutigen Welt ist Essen so reichlich vorhanden, dass dieser Wunsch ständig aktiviert werden kann – es sei denn, Sie trainieren sich selbst darauf, *zu verzichten* und sich dabei trotzdem sicher, geborgen und geliebt zu fühlen.

Sie hören einen ständigen Dialog zwischen Ihrer Biologie, die Ihnen einzureden versucht, dass Sie sterben werden, wenn Sie nichts essen, und Ihrem erwachsenen, bewussten, hochentwickelten menschlichen Gehirn, das Ihnen sagt, dass es Nahrung braucht, um sich sicher zu fühlen. Aber Sie brauchen nicht auf diese inneren Stimmen zu hören. Sagen Sie sich immer wieder: Keine dieser beiden Botschaften ist wahr.

Unser heutiger Überfluss hat seinen Preis

In unserem heutigen Zeitalter des Nahrungsüberflusses brauchen sich die meisten Menschen keine Sorgen mehr um Hungersnöte zu machen. Die Angst vor dem Verhungern, die unsere Spezies während des größten Teils ihrer Geschichte bedrohte, ist besiegt. Doch dieser Überfluss hat auch seine Schattenseiten – wir verzichten jetzt nämlich auf das Fasten und all die Vorteile, die es bietet.

Mark Mattson, Neurowissenschaftler an der Johns Hopkins University und früherer Leiter des Laboratory of Neurosciences am National Institute on Aging, hat dieses Dilemma in einem Übersichtsartikel aus dem Jahr 2014 zusammengefasst und kam zu ganz ähnlichen Schlussfolgerungen wie ich damals in meiner Höhle. »Infolge unseres heutigen ›Stubenhockerdaseins‹ wurden Signalwege, die positive Effekte von Umweltherausforderungen auf Gesundheit und Krankheitsresistenz vermitteln, außer Kraft gesetzt«, schreibt er. »… Die Krankheitsepidemie rückgängig zu machen, die durch einen uns körperlich unterfordernden Lebensstil entstanden ist, wird gesellschaftsweite Bemühungen zur Wiedereinführung von intermittierendem Fasten, körperlicher Aktivität und dem Verzehr pflanzlicher Nahrungsmittel erfordern.«[37]

In den Anfängen unserer Landwirtschaft kam es durch die beengten Arbeitsverhältnisse und die räumliche Nähe zu Nutztieren, aber auch durch die vielen Abfälle in den Dörfern zu einem noch nie dagewesenen Anstieg von Todesfällen durch Parasiten und Infektionserkrankungen. Diese Liste umfasste viele der Krankheiten, die in den Anfängen der Geschichtsschreibung auftauchen, beispielsweise Cholera, Typhus, Lepra, Pocken, Malaria, Tuberkulose und Herpes. Wir gaben Krankheiten an unsere Tiere weiter, und mit der Zeit gaben sie sie an uns zurück. Irgendwann wanderte *Homo sapiens* von Afrika in den Kontinent ein, den wir heute Europa nennen, wo er sich mit den eng verwandten Neandertalern kreuzte, die sich bereits vorher dort angesiedelt hatten. Auch diese beiden Rassen steckten sich gegenseitig mit Krankheiten an, und es gibt einige Hinweise darauf, dass die Infektionen, die wir damals nach Europa brachten, zum Aussterben der Neandertaler beigetragen haben.

Früher aßen die Bauern nicht jeden Tag zur selben Zeit. Es brauchte wie gesagt Fabriken, Züge und die industrielle Revolution, um unsere Essgewohnheiten zu reglementieren. Bevor wir anfingen, drei Mahlzeiten pro Tag zu uns zu nehmen, war die Wahrscheinlichkeit, an Bluthochdruck, Insulinresistenz, Herzinfarkt oder Krebs zu sterben, sehr viel geringer als heute. Überernährung und Fettleibigkeit gab es jahrtausendelang fast gar nicht – heute gelten sie als globale Pandemien. Jedes Jahr sterben schätzungsweise 18 Millionen Menschen an Herz-Kreislauf-Erkrankungen. Und laut Angaben der Weltgesundheitsorganisation leiden über 400 Millionen Menschen weltweit an Diabetes.[38]

Intermittierendes Fasten ist ein guter Weg, wieder ins Gleichgewicht zu kommen. Es kann Ihr evolutionäres Ich mit Ihrem heutigen Ich in Einklang bringen und innere Spannungen abbauen.

Ich muss oft darüber lachen, dass so viele Menschen intermittierendes Fasten als neue, umstrittene Idee ansehen; dabei ist diese Fastenmethode eher so etwas wie eine uralte menschliche Weisheit, die uns verloren gegangen ist und auf die wir uns nun wieder besinnen müssen. Die Praxis des bewussten Fastens reicht Jahrtausende zurück und ist kein bloßer Verzicht, sondern wird schon seit Langem mit Wohlbefinden, innerem Wachstum und einem langen Leben in Verbindung gebracht. Fasten ist ein zentrales Element des Ayurveda, eines Gesundheitssystems, das vor 3000 Jahren in Indien entstanden ist. Der alte griechische Philosoph Pythagoras nutzte es als Weg zur Erleuchtung und soll von seinen Studenten verlangt haben, dass sie vor ihren Prüfungen 40 Tage lang fasteten. Paracelsus – ein Schweizer Arzt aus dem 16. Jahrhundert, der bei der medizinischen Revolution der Renaissance eine führende Rolle spielte – bezeichnete Fasten als »unseren inneren Arzt«. Gegen Ende des 19. Jahrhunderts versuchte der amerikanische Arzt Edward H. Dewey, diese Ideen wieder ins Leben zu rufen, indem er in seinem damals ungeheuer populären Buch *The True Science of Living* einen auf Fasten basierenden »No-Breakfast-Plan« (Morgenfasten) propagierte. Er behauptete, dass fast alle unsere heutigen Krankheiten durch »mehr oder weniger gewohnheitsmäßiges Essen im Übermaß« verursacht werden.[39] Und da hatte er recht!

Bei vielen indigenen Völkern Amerikas war das ganz ähnlich. Die amerikanischen Ureinwohner praktizierten das Fasten sowohl in privaten als auch in öffentlichen Zeremonien. Bei manchen Stämmen der kanadischen Ureinwohner begann das bereits in der Pubertät: Die jungen Menschen durchlebten eine ein bis vier Tage dauernde einsame Zeit des Fastens und Betens. Erwachsene fasteten vor wichtigen Ereignissen wie der Jagd oder einem Krieg. Manchmal fasteten sogar ganze Stämme gleichzeitig, um ihr Gemeinschaftsgefühl zu stärken. Ein spiritueller Führer der Cherokee bezeichnete das Fasten als »einen Weg, um die menschliche Natur zu vergeistigen und die spirituelle Sicht durch Verzicht auf irdische Nahrung zu beflügeln«.[40]

Im Lauf der Geschichte haben fast alle Weltreligionen eine ähnliche Beziehung zum Fasten als Mittel zur Förderung der spirituellen Entwicklung aufgebaut. Der christliche, jüdische, muslimische, buddhistische und hinduistische Glaube befürwortet eine Fastenzeit als Weg zur spirituellen Erleuchtung. Im Alten Testament fasteten Moses und Daniel, um ihren Glauben zu vertiefen. Später fastete Jesus 40 Tage und Nächte lang in der Wüste. Katholiken verzichten traditionell am Aschermittwoch und Karfreitag und oft auch an anderen Tagen während der Fastenzeit auf Fleisch. Die Juden fasten an Jom Kippur, um ihre Beziehung zu ihrer Glaubensgemeinschaft und zu Gott zu erneuern. Auch im islamischen heiligen Monat Ramadan spielt das Fasten eine wichtige Rolle: In diesem Monat verzichten die Gläubigen zwischen Sonnenaufgang und Sonnenuntergang völlig auf Essen und Trinken.

Und viele Mönchsorden aller Religionen intensivieren ihren ohnehin schon asketischen Lebensstil, indem sie jeden Tag ab Mittag nichts mehr essen. Mahatma Gandhi fastete mindestens vierzehnmal aus politischen Gründen, wobei drei dieser Fastenphasen jeweils mindestens 21 Tage dauerten. Zu diesen Zeiten ernährte Gandhi sich nur von Wasser und Salz. »Was die Augen für die äußere Welt sind«, sagte er, »ist das Fasten für die innere.«

Es ist durchaus plausibel, dass ein hochentwickeltes Gehirn, das von der Sorge um die Nahrungsbeschaffung befreit ist und von energiereichen Ketonen gespeist wird, den höchsten Aspekt seiner kognitiven Fähigkeiten verwirklichen kann. Doch noch bis vor Kurzem konnte man die spirituelle Seite des Fastens nicht so ohne Weiteres wissenschaftlich untersuchen. Erst die neuesten Errungenschaften der Neurowissenschaft haben uns in dieser Hinsicht weitergebracht. Aber selbst ohne Elektroden am Kopf wird jeder, der ein bisschen Erfahrung mit Meditation und Fasten hat, bestätigen, dass bestimmte Bewusstseinsstadien durch Fasten viel leichter zu erreichen sind. Eines dieser erhöhten Bewusstseinsstadien bezeichnet man als Samadhi. Im hinduistischen Yoga ist Samadhi ein Stadium der Ekstase und überbewussten Wahrnehmung, in dem der Mensch spürt, dass er mit dem ganzen Universum eins wird und in Gott aufgeht. Fasten beschleunigt diesen Prozess.

Anscheinend war ich also doch kein Spinner, als ich damals beschloss, in eine Höhle zu gehen und zu fasten. Die Weisen der Menschheitsgeschichte haben auf ihrer Suche nach Erleuchtung und Selbstverwirklichung ganz ähnliche Dinge getan. Ich befinde mich vielleicht nicht annähernd auf demselben Niveau wie diese großen Weisen, doch in einer Höhle zu sitzen und zu fasten, bringt einem wirklich etwas. Wie viel davon war auf die physische Umgebung der Höhle, wie viel auf die Einsamkeit und wie viel auf das Fasten zurückzuführen? Das kann ich Ihnen nicht sagen, aber ich bin auf jeden Fall als anderer Mensch aus diesem Erlebnis hervorgegangen.

Warum fasten heute so wenige Menschen, außer bei religiösen Ritualen (oder im Rahmen einer elenden, selbstverleugnenden Kalorienzähl-Diät)? Das liegt hauptsächlich an den unangenehmen Emotionen und Gefühlen, unter denen man dabei zu leiden hat – vor allem in den ersten Fastenphasen. Sie können die Schuld daran auch auf Ihre Vorfahren schieben – oder besser gesagt, auf die evolutionären Prozesse, die diese ersten Menschen geprägt haben. Trotz des Überflusses an Nahrung in unserer heutigen entwickelten Welt gibt es immer noch einen Signalprozess in Ihrem Gehirn, der Ihnen einzureden versucht: »Faste nicht, denn Fasten bedeutet Leid und Gefahr!«

Wenn Sie so eine innere Stimme hören, dann senden Sie einfach folgende Botschaft an Ihr Gehirn zurück: »Das ist Quatsch.«

Fasten ist genauso wichtig für Sie wie Essen. Klingt verrückt, oder? Man muss essen, um zu leben. Aber man muss auch fasten, um gesund zu leben. Essen kostet uns keine Mühe oder Überwindung, und eine Fastenkur durchzuziehen, bereitet Ihnen ebenfalls keine Mühe, wenn Sie die in diesem Buch beschriebenen Fähigkeiten erlernen und sich die dazugehörige Geisteshaltung zu eigen machen. Man *kann* ab und zu auf Essen verzichten. Und man wird dann besser aussehen, sich wohler fühlen und die Energie haben, alles zu tun, was man tun möchte – bewusst, wohlüberlegt und frei.

Wie wirkt sich Fasten auf Ihr Gehirn aus?

Durch Fasten werden Sie auch geistig fitter. Sie glauben mir nicht? Dann denken Sie doch einmal daran, was mit Tieren passiert, wenn sie nichts zu fressen bekommen: Sie achten ganz genau auf ihre Umgebung, um wieder Nahrung zu finden. Das ist ein weiterer alle Spezies betreffender evolutionärer Druck, der den heutigen *Homo sapiens* sehr stark geprägt hat.

Zur Veranschaulichung möchte ich Ihnen die Geschichte eines alten Freundes namens Chris erzählen. Chris diente in der Armee, wo er mit einer Art Spezialeinheit weiträumige Patrouillen auf feindlichem Gebiet durchführte. Während der Ausbildungszeit musste sein kleines Team sich mit schweren Rucksäcken durch unwegsames Gelände kämpfen und zwei bis drei Tage ohne Nahrung auskommen. Es ging darum, ihnen zu beweisen, dass sie das scheinbar Unmögliche schaffen konnten: 40 Kilogramm schwere Rucksäcke auf Berge zu schleppen und dabei gleichzeitig zu fasten. Die Soldaten sollten lernen, dass man dabei nicht verhungert, auch wenn es einem anfangs vielleicht so vorkommt. Um ihnen zu zeigen, wie sehr Fasten die Sinne schärft, hängten die Ausbildungsleiter am Zielort hoch oben in einem Baum einen Cheeseburger auf.

Chris erzählte mir, dass er diesen Cheeseburger aus drei Kilometern Entfernung gerochen habe. Das glauben Sie nicht? Ich zuerst auch nicht, aber Chris hat mir geschworen, dass es tatsächlich so war, und er ist ein ehrlicher Kerl. »Doch, wirklich, wir alle konnten den Cheeseburger riechen«, versicherte er mir. »Sie hatten uns vorher nicht gesagt, dass sie ihn dort hinhängen würden. Sein Geruch ist uns einfach in die Nase gestiegen. Wir wussten, dass er da war, und es zog uns förmlich zu ihm hin.«

Ihr Körper und Ihr Gehirn entfalten eine erstaunliche Kraft, wenn sie im Einklang miteinander arbeiten. Wenn Sie 24 Stunden lang nichts essen, schärfen sich Ihre Sinne, und Ihr Konzentrationsvermögen nimmt zu. Je weniger Giftstoffe in Ihrem Blutkreislauf und Lymphsystem zirkulieren, umso besser und logischer können Sie denken. Das liegt daran, dass die enorme Menge an Energie, die Ihre inneren Organe normalerweise für die Verdauung benötigen, nun ins Gehirn umdirigiert wird. Und sobald die Giftstoffe aus Ihrem Blut verschwunden sind, erhält das Gehirn gesundes, giftfreies Blut und kann seine Ressourcen auf diese Weise besser nutzen. Ihre Fähigkeit, sich auf alles zu konzentrieren, was Ihnen wichtig ist, nimmt ebenfalls zu, weil Ihr Gehirn jetzt nicht mehr durch Essen abgelenkt wird. Sie können sich auf Ihre Arbeit konzentrieren, Sie können sich darauf konzentrieren, wie Sie sich fühlen, Sie können sich auf Ihre Meditation konzentrieren – Sie können sich konzentrieren, worauf Sie wollen. Komplizierte Probleme, bei denen Sie früher nicht weiterwussten, erscheinen Ihnen jetzt plötzlich ganz einfach.

Viele Menschen berichten auch, dass Fasten ihnen noch nie dagewesene Einblicke in ihr eigenes Inneres bietet. Eine lange Fastenkur kann lebensverändernde Gefühle der Euphorie und emotionalen Stabilität hervorrufen. Warum wohl, glauben Sie, beinhalten alle wichtigen religiösen Praktiken Fastenzeiten? Warum bringen Kulturen auf der ganzen Welt, die überhaupt keine Berührungspunkte miteinander haben, Fasten mit spiritueller Erleuchtung in Verbindung? Das hat einen ganz einfachen Grund: Wenn Sie Ihr Gehirn schärfen, verbessern sich dadurch automatisch alle Ihre Fähigkeiten.

Trotzdem ist es wichtig, Ihre Erwartungen nicht zu hoch zu schrauben. Wenn Sie das erste Mal fasten, wird Ihr Gehirn wahrscheinlich nicht so sehr mit dem Zustand der Erleuchtung beschäftigt sein. Denn wenn das so einfach wäre, hätten die Menschen nie mit dem Fasten aufgehört. Sie müssen sich erst mal darauf trainieren, nicht an Kekse oder irgendwelche anderen Leckerbissen zu denken, auf die Sie gerade Appetit haben. Vergessen Sie nicht, dass jeder Gedanke Energie verbraucht. Denken verbraucht Elektronen. Genau wie jede App, die Sie auf Ihrem Handy laufen lassen, Batteriestrom verbraucht, verbraucht jeder Gedanke in Ihrem Kopf *Gehirnleistung*.

Studien zufolge kreisen rund 15 Prozent unserer täglichen Gedanken um die Frage: »Was gibt es heute zum Abendessen? Brauche ich gerade etwas zu essen?«[41] Wenn Sie eine Diät machen, könnte dieser Anteil sogar bei bis zu 50 Prozent liegen. Diese Essensfixierung ist ein Relikt aus unserer Evolution, das keinen sinnvollen Zweck mehr erfüllt – genau wie Ihre Weisheitszähne oder Ihr Blinddarm. (Wobei der Blinddarm vielleicht tatsächlich eine gewisse Funktion erfüllt, indem er Ihr Mikrobiom gesund erhält[42] – Ihre Essensgelüste sind also weniger nützlich als Ihr Blinddarm!) Das intermittierende Fasten kurbelt Ihren Stoffwechsel an und versorgt Ihre Nervenzellen mit Ketonen. Dadurch lernt Ihr Gehirn, keine Zeit mit obsessiven Gedanken an Essen zu verschwenden.

Ich garantiere Ihnen: Sobald Sie anhand der in diesem Buch beschriebenen Techniken intermittierendes Fasten praktiziert haben, werden Sie immer seltener an Essen denken. Und wenn Sie dann auch noch weniger entzündungsfördernde Lebensmittel zu sich nehmen, werden Sie staunen, wie schnell Sie diese Gedanken völlig abstellen können. Einem alten Mythos zufolge nutzt der Mensch nur 10 Prozent seines Gehirns (was absolut nicht stimmt). Aus diesem Mythos sind viele abstruse Vorstellungen darüber entsprungen, zu was für erstaunlichen Dingen wir fähig wären, wenn wir nur die volle Leistung unseres heutigen hochentwickelten Gehirns nutzen könnten. Ich möchte Ihnen an dieser Stelle lieber etwas erzählen, was überhaupt kein Mythos, sondern real und überprüfbar ist: Sie können seltener ans Essen denken und haben dafür mehr Zeit und Gehirnenergie für andere Dinge – einfach durch intermittierendes Fasten.

Apropos Denken: In unserem Gehirn gibt es zwei Haupttypen von Zellen, und beide beeinflussen unsere Beziehung zum Essen und zum Hungergefühl. Der eine Zelltyp sind die Nervenzellen oder Neuronen, die Rockstars unseres Gehirns; jeder weiß über sie Bescheid. Aber es gibt auch noch die Gliazellen, die längst nicht so bekannt sind, obwohl sie im Gehirn genauso häufig vorkommen: Sie besitzen ungefähr 100 Milliarden Neuronen und 100 Milliarden Gliazellen. Letztere dienen als Stützzellen, aber auch zur Isolation, Regulation und Ernährung der Neuronen; sie sind also gewissermaßen für die Wartung Ihres Gehirns zuständig. Bezeichnenderweise fungieren sie auch als Immunsystem des Gehirns: Wenn die Gliazellen in ihrer Funktion gestört werden, kommt es zu Entzündungen im Gehirn. Solche dysfunktionalen Gliazellen können Schmerzen und einen Drang zu übermäßigem Essen in uns auslösen.[43]

Und das wollen wir natürlich nicht.

Sowohl Neuronen als auch Gliazellen können entweder Glukose oder Fett als Brennstoff verwenden, haben aber sehr unterschiedliche Präferenzen: Gliazellen funktionieren am besten, wenn Sie etwas Glukose im Körper haben, die sie nutzen können, und sie empfinden es als Stress, wenn Ihr Blutzuckerspiegel zu stark absinkt. Neuronen dagegen erfüllen ihre Funktion am besten, wenn man ihnen Ketone aus Fett als Brennstoff anbietet; sie nutzen aber auch gern Zucker als Backup-System. Wenn Sie fasten, haben Sie einen hohen Ketonspiegel und zufriedene Neuronen und fühlen sich großartig. Wenn Sie kohlenhydrathaltige Lebensmittel essen, haben Sie weniger energiegeladene Neuronen, aber dafür zufriedene Gliazellen, und die Wartung Ihres Gehirns funktioniert gut. Was ist besser?

Bedenken Sie, dass Neuronen jede Menge Energie brauchen. Sie benötigen viel chemischen Treibstoff, um Ihre Denkkapazität voll auszuschöpfen. Wenn Sie wirklich großen Hunger haben, ist Ihr Blutzuckerspiegel niedrig, und Sie befinden sich nicht in Ketose. Dann passiert Folgendes: Sie können nicht mehr klar denken. Ihre Reaktionszeit verzögert sich, und Sie fühlen sich in all Ihren Aktivitäten verlangsamt, weil Ihre Neuronen nicht genügend Rohmaterial bekommen, um Elektrizität zu erzeugen. Aber wenn Ihr Gehirn und Ihr Körper auf Ketonen anstelle von Glukose laufen, passiert etwas ganz Erstaunliches: Ketone haben nämlich eine entzündungshemmende Wirkung und dämmen daher auch Entzündungsprozesse im Bereich der Gliazellen ein. Durch Fasten bekommt Ihr Körper diese Ketone, die beruhigend auf Ihre Gliazellen wirken und die Funktion Ihrer Neuronen verbessern, und dadurch können Sie besser denken.

Zumindest ist das das Ziel. Wenn Sie eine mehrtägige Fastenkur machen und Ihr Körper Glukose für vorrangige Funktionen wie die Gehirnleistung benötigt, treten Sie in einen Zustand namens *Glukoneogenese* ein. Manche Befürworter der Paläo-Diät und der schmutzigen Keto-Diät machen einen richtigen Fetisch aus dieser Glukoneogenese. Dahinter steckt folgende Idee: Sobald Sie diesen Zustand erreichen, stellt Ihr Organismus sämtliche Kohlenhydrate, die Sie benötigen, aus den Eiweißen her, die in Ihrem Körper vorhanden sind. Genau genommen stimmt das auch: Wenn Sie hungern oder sehr lange fasten, kann es zum Muskelabbau kommen, weil Ihr Körper sich dann Eiweiß aus den Muskeln holt, um Kohlenhydrate daraus herzustellen.

Das Problem ist nur, dass man für diese Umwandlung von Eiweiß in Zucker einen sehr hohen biologischen Preis zahlen muss. Außerdem hinterlässt dieser Vorgang alle möglichen Abfallprodukte im Körper, beispielsweise Ammoniak. Diese Abfallprodukte rufen Entzündungen hervor, die wiederum zu Heißhungerattacken führen und Ihren Hüftspeck wachsen lassen.

Die Anhänger der schmutzigen Keto-Diät haben eine ausgeklügelte Theorie dazu entwickelt, warum das etwas Gutes ist. Und sie haben insofern recht, als kurze Eiweißmangelphasen im Körper den Prozess der Autophagie fördern. Aber man sollte nicht zu viel des Guten tun: Wenn Sie ständig Fasten und Keto miteinander kombinieren, wird Ihr Stoffwechsel mit der Zeit unflexibel, weil Ihre Zellen dann nicht mehr so gut mit Kohlenhydraten umgehen können. Deshalb ist es viel besser, manchmal zu fasten, manchmal in Ketose (Verzicht auf Kohlenhydrate) und manchmal im Kohlenhydratverbrennungsmodus zu sein.

Es ist wichtig, den Prozess der Gluconeogenese so schnell wie möglich einzuschalten und so schnell wie möglich in die Ketose zu kommen. Genau das ist das Ziel des intermittierenden Fastens. Die Sonderform des intermittierenden Fastens nach der Bulletproof-Methode wurde entwickelt, um Ihnen dabei zu helfen. Wenn Ihr Körper Ketone verbrennt, können die Gliazellen ihre Aufgaben, nämlich die Wartung Ihres Gehirns und die Bekämpfung von Entzündungen – Aufgaben, für die sie von der Evolution geschaffen worden sind –, effizient erfüllen.

Ein Tune-up für Ihre Gedächtnismaschine

Intermittierendes Fasten spielt nicht nur für Ihre kurzfristige geistige Klarheit, sondern auch für das langfristige Wohlbefinden Ihres Gehirns eine wichtige Rolle. Es ist extrem schwierig, wissenschaftlich saubere klinische Daten über die Auswirkungen von intermittierendem Fasten auf die Gesundheit des menschlichen Gehirns zu gewinnen. Erstens brauchen solche Studien viel Zeit, und zweitens muss man dabei zwischen den Auswirkungen der Essgewohnheiten und den Auswirkungen aller anderen Aktivitäten trennen, denen wir Menschen in unserem täglichen Leben nachgehen. Doch in letzter Zeit haben Tierversuche uns viele sehr ermutigende positive Erkenntnisse zum intermittierenden Fasten geliefert.

In immer mehr Studien an Nagetieren konnte gezeigt werden, dass diese Fastenmethode unser Gedächtnis, unsere Lernprozesse und die Neurogenese (Bildung neuer Nervenzellen) verbessert. Im Jahr 2019 berichtete ein Wissenschaftlerteam der National University of Singapore, dass intermittierendes Fasten vor allem zur Entstehung neuer Neuronen im Hippocampus führt – einer Hirnregion, die für Lernprozesse und die Überführung von Gedächtnisinhalten aus dem Kurzzeit- ins Langzeitgedächtnis eine wichtige Rolle spielt.[44] Mark Mattson, der als Neurowissenschaftler an der Johns Hopkins University tätig ist, hat festgestellt, dass Fasten und körperliche Aktivität die Bildung eines Proteins namens Wachstumsfaktor BDNF zu verstärken scheinen, welches die Anzahl der energieerzeugenden Mitochondrien im Hippocampus erhöht und außerdem den Prozess der Neurogenese fördert.[45] Interessanterweise haben Mattson und sein Team herausgefunden, dass Fasten auch den Spiegel eines anderen Proteins, SIRT3 (Sirtuin 3), erhöht, mit dessen Hilfe die Mitochondrien im Hippocampus effizienter arbeiten können.[46] Tatsächlich schneiden Ratten, die intermittierend fasten, bei Lern- und Gedächtnisaufgaben besonders gut ab.

Lassen sich diese Ergebnisse auch auf den Menschen übertragen? Ich denke schon. Als ich mein Hippocampusvolumen mit einem funktionellen Magnetresonanztomografen (fMRT) gemessen habe, lag ich im 87. Perzentil für mein Alter. Wenn man bedenkt, dass der Hippocampus mit der Zeit schrumpft, ist das ein Beweis dafür, dass *mein* Hippocampus nicht geschrumpft ist oder sein Volumen sich mit der Zeit zumindest wieder erhöht hat. Und da ich in meinen Zwanzigern einen chemisch induzierten Hirnschaden durch toxische Schimmelpilze erlitten habe, stehen die Chancen gut, dass der Hippocampus bei mir tatsächlich nachgewachsen ist.

Wenn im Gehirn etwas schiefläuft, scheint Fasten ebenfalls eine große Hilfe zu sein. Unser Freund Mattson und sein Team haben nämlich in einer weiteren Studie an Nagetieren festgestellt, dass Fasten nach einem Schlaganfall zu einer schnelleren Genesung führt – offenbar durch eine Eindämmung von Entzündungsprozessen im Gehirn und durch die Beschleunigung der Reparatur verletzter Neuronen.[47]

Die Frage, inwieweit Fasten vor neurodegenerativen Erkrankungen wie Alzheimer und Parkinson schützen kann, ist noch offen, obwohl eine im Jahr 2018 durchgeführte Nagetierstudie aus Südkorea auch in dieser Hinsicht vielversprechende Ergebnisse geliefert hat.[48] Ein möglicher Zusammenhang könnte darin bestehen, dass Ketone im Gegensatz zu Glukose nicht zur Entstehung zerstörerischer Plaques im Gehirn beitragen. Valter Longo, ein Gerontologe von der University of Southern California, hat noch weitere interessante Puzzleteile zu diesem neuen Forschungsgebiet geliefert: Seine wissenschaftlichen Untersuchungen haben nämlich gezeigt, dass Fasten die Spiegel biochemischer Marker für Diabetes (einen Alzheimer-Risikofaktor), aber auch für Herz-Kreislauf-Erkrankungen und Krebs senkt. Professor Longo vermutet, dass Fasten den Gehirnstoffwechsel neu programmiert und zur Beseitigung funktionsgestörter Zellen beiträgt; dazu gehören auch die selbstzerstörerischen Immunzellen, die multiple Sklerose verursachen.[49] Hohe BDNF-Spiegel senken das Risiko, an Parkinson, Alzheimer, Chorea Huntington oder multipler Sklerose zu erkranken. Und dank der Unterdrückung von Entzündungsprozessen im Gehirn scheint Fasten auch die Durchblutung zu verbessern, was ebenfalls zur Erhaltung der kognitiven Funktion beiträgt.

Diese lange Liste gesundheitlicher Vorteile des Fastens erscheint Ihnen vielleicht kaum glaubhaft. Wie kann Fasten uns so viel Gutes bringen? Darauf gibt es eine ganz einfache Antwort: Ihr Körper steckt bereits voller sinnvoller Reparatur- und Verjüngungsmechanismen. Diese Mechanismen sind während der Evolution im Laufe von Jahrtausenden – nein, Jahrmillionen – nein, *Milliarden* von Jahren entstanden. Ihre Vorfahren haben einen wahren Spießrutenlauf hinter sich, bei dem alle Urmenschen, die sich nicht gut an ihre Umwelt anpassen konnten, ausgestorben sind. Sie und ich sind also das Ergebnis eines unvorstellbar brutalen Ausleseprozesses. Wir wären nicht hier, wenn wir all diese hilfreichen Zellen und Moleküle, die uns gesund erhalten, nicht besäßen.

Fasten beseitigt einfach nur die Ernährungshindernisse, die wir uns selbst in den Weg legen, sodass wir den größtmöglichen Nutzen aus diesen Geschenken der Evolution ziehen können. Es gibt uns also die Vorteile eines vier Milliarden Jahre langen Evolutionsprozesses in die Hand. Und es gibt Ihnen vor allem insofern die Kontrolle über Ihr Gehirn, als Sie zufriedener mit sich selbst sein werden, wenn Sie regelmäßig fasten. Dadurch, dass wir Essen mit bestimmten Tageszeiten, Familientreffen und emotionalem Trost verbinden (warum, glauben Sie, bezeichnet man bestimmte Speisen als »Seelentröster«?), räumen wir ihm eine ungeheure Macht über uns ein. Dabei verschließen wir die Augen vor der Tatsache, dass wir uns durch die Nahrungsmittel, die wir essen (und durch die Art und Weise, *wie* wir sie essen) oft alles andere als getröstet oder innerlich aufgebaut fühlen. Ein Food-Hangover ist keineswegs nur eine neumodische Erfindung, so etwas gibt es tatsächlich: Es ist der Preis, den wir dafür zahlen müssen, dass wir minderwertige, entzündungsfördernde und giftstoffhaltige Lebensmittel in uns hineinstopfen, nur weil wir darauf konditioniert worden sind, Heißhunger darauf zu haben, oder weil sie uns vorübergehend Trost spenden.

Machen Sie doch einmal folgendes Experiment in bewusster Ernährung: Achten Sie einen Tag lang genau darauf, wie Ihr Körper sich nach jeder Mahlzeit fühlt. Konzentrieren Sie sich darauf. Fühlen Sie sich nach dem Verzehr eines bestimmten Lebensmittels träge und lustlos? Oder aufgeputscht? Leiden Sie danach unter leichten Bauchbeschwerden? Oder noch schlimmer: unter *starken* Bauchbeschwerden? Achten Sie bei diesem Experiment bitte auch auf Stimmungsschwankungen und Angstzustände – Empfindungen, die man oft gar nicht mit dem Essen in Verbindung bringt, die aber nach Speisen, die einem nicht gut bekommen, ebenso häufig auftreten können. Denken Sie einfach einmal darüber nach, wie Ihr Gehirn und Ihr Körper auf Ihr Essen reagieren.

Während des größten Teils der Menschheitsgeschichte standen uns keine Nahrungsmittel mit hohem Zuckergehalt zur Verfügung, die schnelle Kalorien lieferten. Viele Zutaten unserer heutigen Ernährung werden höchstens seit ein paar hundert Jahren angebaut – und so schnell kann unser Körper sich nicht an neue Lebensmittel anpassen. Moderner Weizen steckt voller Stärke. Im Vergleich zu wilden, sauren Äpfeln ist unser heutiges Obst so süß wie Schokolade. Unseren heutigen Mais, der vor Zucker nur so strotzt, gab es in vielen Teilen der Welt bis vor Kurzem noch nicht. Und Rapsöl galt als ungenießbar – bis es einem aufwendigen industriellen Entgiftungsprozess unterzogen wurde. Das bedeutet nicht unbedingt, dass unser heutiges Obst, Gemüse oder Getreide etwas Schlechtes ist, doch wissenschaftliche Untersuchungen zeigen, dass es größtenteils mehr Zucker enthält, als gut für uns ist. Manche Lebensmittel (beispielsweise Mais, Soja und Weizen) schaden zudem Ihren Darmbakterien oder Ihrem Stoffwechsel tatsächlich. Intermittierendes Fasten trägt dazu bei, dieses Schadenspotenzial zu reduzieren – egal, was Sie essen.

Auch die durch den Verzehr von Fertigprodukten entstehenden Entzündungsprozesse spielen eine wichtige Rolle dabei, wie unser Gehirn emotionale Gesundheit wahrnimmt. Ein Glas aus Konzentrat hergestellter Orangensaft ist im Grunde nichts anderes als Zuckerwasser (zwar mit wertvollen Inhaltsstoffen, aber eben doch Zuckerwasser), das Ihren Blutzucker innerhalb kürzester Zeit in die Höhe schießen und dann wieder absinken lässt. Das führt oft zu Missstimmung und vermehrtem Hunger. Es versteht sich von selbst, dass zuckergesüßte Limonade das Gleiche bewirkt – nur ohne die Inhaltsstoffe von Orangensaft. Aber wussten Sie, dass auch Diätlimonaden auf die Stimmung drücken können? Unsere heutigen künstlichen Süßstoffe ahmen den Geschmack von Zucker nämlich so gut nach, dass es den Rezeptoren in Ihrem Magen schwerfällt, zwischen echter Limonade und Diätlimonade zu unterscheiden; daher führt auch der Konsum von Diätlimonade zu einer Insulinausschüttung.

Auch sogenannte Light-Salatdressings werden ohne Zucker und Maissirup mit hohem Fruktosegehalt hergestellt, enthalten aber dafür Aspartam, einen künstlichen Süßstoff, der möglicherweise Depressionen verursacht. Ketchup enthält jede Menge Zucker. Nudeln und Weißbrot werden oft aus stark verarbeitetem Weißmehl hergestellt, das nach dem Essen schnell zu Glukose abgebaut wird und ins Blut übergeht, was zu Energiespitzen, Depressionen und Angstzuständen führt. Auch der Verzehr von frittierten Lebensmitteln, Pizzateig, Kuchen, Keksen, ja sogar Crackern kann Depressionen verursachen, ebenso wie der Genuss von Süßigkeiten, Mehlspeisen, verarbeitetem Fleisch und Frühstücksflocken. All diese Lebensmittel entsprechen nicht der Ernährung, zu der der Mensch sich im Lauf der Evolution entwickelt hat. Und je mehr Sie fasten, umso seltener können diese minderwertigen Lebensmittel von Big Food Sie in Versuchung führen.

Zusätzlich zu seinen zellulären Reparaturmechanismen besitzt Ihr Gehirn auch noch übergeordnete emotionale Reparaturmechanismen, die nur darauf warten, aktiviert zu werden. Nach einer Fastenperiode gibt das Gehirn den Nebennieren – zwei dreieckigen kleinen Drüsen, die im unteren Rückenbereich auf den Nieren aufsitzen – den Befehl, Katecholamine freizusetzen. Das sind Nervenbotenstoffe (sogenannte Neurotransmitter), die starke neuronale Reaktionen auslösen. Früher, als unsere Vorfahren hauptsächlich von der Jagd lebten und oft tagelang nichts zu essen bekamen, erfüllten diese Katecholamine eine überlebenswichtige Funktion: Sie sorgten dafür, dass der Jäger optimistisch blieb und stets auf die Strapazen der Jagd vorbereitet war. Zu den Katecholaminen gehören mehrere bekannte körpereigene chemische Substanzen, die die Stimmung verändern und uns einen Energieschub geben: Adrenalin, Noradrenalin, Cortisol und Dopamin. Vielleicht sind Ihnen diese Namen geläufig, und das ist auch kein Wunder – denn das sind die chemischen Substanzen oder Zielsubstanzen, die bei der medikamentösen Bekämpfung von Depressionen und Stress eine wichtige Rolle spielen. Ihr Körper nutzt diese Substanzen auch, um Ihren Blutzucker zu stabilisieren, falls er während des Fastens einmal zu stark absinken sollte.

Ist es nicht wunderbar, dass Ihr Körper diese Stimmungsaufheller während des Fastens auf natürlichem Weg produziert? Das ist die Ursache für den Energieschub, den ich am Ende meiner Visionssuche verspürte (und über den ich Ihnen bald noch genauer berichten werde). Diese Gefühle des Glücks und Wohlbefindens kann jeder Mensch jederzeit ohne pharmazeutische Hilfe erleben.

Essen ist ein fester Bestandteil unserer Evolutionsgeschichte. Übernehmen Sie die Kontrolle über Ihre Nahrungsaufnahme. Das kann der Schlüssel zu Ihrem zukünftigen Glück sein.

5

FASTEN FÜR EINEN BESSEREN SCHLAF – SCHLAFEN FÜR EIN BESSERES FASTEN

Endlich war ich unterwegs zu dem einsamen Abenteuer, nach dem ich mich von Anfang an gesehnt hatte. Delilah fuhr mich zu einem neuen Ausgangspunkt und gab mir Anweisungen, wie ich die First Woman Cave finden konnte, die einen knappen Kilometer weiter unten in einem Canyon lag.

Dabei handle es sich um einen heiligen Ort, ermahnte sie mich in strengem Ton, der bereits seit 10 000 Jahren für Zeremonien genutzt werde. Der Name »First Woman« geht auf einen Mythos des Yavapai-Stammes in Arizona zurück. Die Yavapai glauben, alle von einer Frau namens Kamalapukwia abzustammen, deren Nachkommen im Yavapai-Äquivalent der Geschichte von Adam und Eva aus dieser Höhle hervorgegangen sind. Außerdem verdankt diese Höhle ihren Namen der Tatsache, dass ihre Öffnung wie eine riesige Vagina geformt ist. Diese Ähnlichkeit war kaum zu übersehen, als wir hinauffuhren. (Anmerkung: Diese Höhle ist kein Ausflugsziel für Touristen. Ich drücke mich in einigen Details bei meiner Beschreibung absichtlich vage aus, um die Höhle für die rechtmäßige Nutzung der Menschen zu bewahren, die die Erlaubnis haben, sich dort aufzuhalten. Sie werden sie nicht im Internet finden.)

Das war nun schon das zweite Mal, dass ich mich zu einer Visionssuche in eine Höhle zurückzog, aber das erste Mal, dass es sich für mich auch wirklich real anfühlte. Es war Oktober. Um diese Jahreszeit ist es in der Sonora-Wüste tagsüber noch heiß, nachts aber bereits kühl. Ich war froh über meinen Schlafsack. Das Wetter erinnerte mich an die Herbsttage meiner Kindheit in New Mexico, wo man wusste, dass man entweder schwitzen oder frieren würde. Am ersten Tag, als ich mich aus der First Woman Cave in die pralle Sonne hinauswagte, zog ich mein Hemd aus, weil ich wusste, dass niemand die Dehnungsstreifen sehen würde, für die ich mich immer noch schämte – Narben von meinem hart erkämpften Sieg gegen die Fettleibigkeit.

Am zweiten Tag meiner Visionssuche und meiner allerersten langen Fastenkur wanderte ich mit einem Rucksack auf dem Rücken anderthalb Kilometer in die Wildnis hinein. Neulinge wie ich verspüren am zweiten Fastentag den größten Hunger, und das war auch bei mir der Fall. Allerdings kann einen an diesem zweiten Tag auch eine gewisse Euphorie überkommen. Auch das war bei mir der Fall. Danke, Katecholamine!

Ich nahm alle physischen Details um mich herum übergenau wahr. Es fühlte sich so an, als könnten meine Augen jedes Staubkorn in der Höhle erkennen, obwohl ich gleichzeitig spürte, dass die Luft voller Schmutzpartikel war, die viel zu klein waren, um sie zu sehen. Ich erkundete die Höhle bis an ihr Ende und überlegte, an welcher Stelle dieser endlosen unebenen Fläche ich mein Lager aufschlagen sollte. Es war eine trockene Sandsteinhöhle, ungefähr neun Meter tief und dreieinhalb Meter breit, und das Dach war so niedrig, dass ich es an den meisten Stellen mit den Händen berühren konnte. Überall meinte ich Spuren der Geschichte dieser Höhle wahrzunehmen. Wie viele Zehntausende von Feuern hatten die dicke Rußschicht am Dach der Höhle gebildet? Wer war wohl vor mir hier gewesen, und waren diesen Menschen ähnliche Gedanken durch den Kopf gegangen wie mir? Schließlich hörte ich auf, mir über diese Dinge den Kopf zu zerbrechen, und schlug mein kleines Lager auf einem schönen flachen Felsvorsprung in der Mitte der Höhle auf – einem Stück des Dachs, das wahrscheinlich vor Jahrtausenden heruntergefallen war. Ich breitete meinen Schlafsack aus, legte meine Wasservorräte dazu und machte mich auf den Weg, um ein paar Stöcke zu sammeln und ein Feuer zu machen.

Danach gab es nichts mehr zu tun, außer mich zu fragen, ob ich wohl Besuch von einem Skorpion, einer Klapperschlange oder irgendeinem großen Raubtier bekommen würde. Ich war allein – wirklich ganz allein – in einer Höhle, von jeder menschlichen Hilfe abgeschnitten und ohne etwas zu essen. Die tanzenden Schatten meines

Feuers hatten eine halluzinogene Wirkung, und ich befand mich bereits in einem hungrigen und zugleich meditativen Zustand. Ich dachte an all die anderen Menschen, die an der gleichen Höhlenwand ähnliche Schatten flackern gesehen haben mussten – schließlich wurde diese Höhle schon seit 10 000 Jahren für Zeremonien genutzt. Von da an wanderten meine Gedanken überall hin, auch in die furchteinflößenden Ecken der Angst und Einsamkeit.

Obwohl mir das in der völligen Dunkelheit dieser einsamen Höhle unmöglich vorkam, versuchte ich, ein bisschen Ruhe zu finden. Ich bemühte mich, auf die Rhythmen meines Körpers zu hören und mich von Nahrung und menschlicher Gesellschaft befreit zu fühlen. Meine Fantasie beschwor immer wieder Visionen von einer sehr großen Schlange herauf, die mich fressen wollte. Aber schließlich übermannte mich der Schlaf dann doch, und ich glitt in einen Zustand der Bewusstlosigkeit.

Erholsamer Schlaf reinigt Ihr Gehirn

Eine erholsame Nachtruhe ist eine der besten Methoden, um die Wirkung Ihrer Fastenkur zu verbessern. Aus rein rechnerischer Sicht liegt der Zusammenhang zwischen Schlaf und Fasten auf der Hand: Während man schläft, isst man nicht; also macht der Schlaf es einem verdammt viel einfacher, ein 16:8-Fasten zu überstehen. Aber es gibt auch noch viele andere, weniger oberflächliche Zusammenhänge. Ebenso wie das Fasten beeinflusst auch der Schlaf die zellulären und biochemischen Prozesse in unserem Körper. Wenn man intermittierendes Fasten mit gesunden Schlafmustern kombiniert (die die Schlafforschung als »gute Schlafhygiene« bezeichnet), hat das einen synergistischen Effekt.

Sie können sich sicherlich vorstellen, wie lebenswichtig Schlaf ist, auch wenn Sie nichts darüber wissen, was er Ihnen bringt. Im Durchschnitt verbringen wir ein ganzes Drittel unseres Lebens in einem Zustand der Bewusstlosigkeit, bewegungslos und ohne auf Anblicke oder Geräusche zu reagieren. Für die heutigen Menschen, die in ihren gemütlichen Schlafzimmern vor sich hin dösen, ist das ja auch gar kein Problem, aber denken Sie einmal daran, was all diese Schlafstunden für unsere Vorfahren bedeuteten: Sie waren ein Drittel ihrer Lebenszeit schutzlos allen möglichen Angriffen ausgesetzt. Auf den ersten Blick betrachtet, scheint Schlaf also eine katastrophale Überlebensstrategie zu sein, die von der Evolution schnell ausgemerzt worden wäre, und doch schläft jeder Mensch. Auch jedes lebende Tier schläft, und soweit wir wissen,[50] ist das schon so, seit vor über 500 Millionen Jahren, im Ediacarium, erstmals Tiere auf der Erde entstanden sind.[51] Die Evolution ist gnadenlos effizient. Wenn alle

Menschen und Tiere schlafen, muss Schlaf etwas Lebensnotwendiges sein – sogar noch wichtiger als die Fähigkeit, vor einem Raubtier wegzulaufen, das einen fressen will. Wir müssen unser Bedürfnis nach Schlaf also ernst nehmen.

Haben Sie schon mal 24 Stunden oder noch länger nicht geschlafen und sich hinterher so gefühlt, als würden Sie gleich tot umfallen? Tod durch Schlafentzug ist keine Erfindung, sondern eine Realität. In einer berühmten Studie aus dem Jahr 1989[52] haben Forscher der Universität von Chicago dieses Phänomen tatsächlich bei Laborratten beobachtet. (Natürlich wäre es unethisch, ein solches Experiment bei Menschen durchzuführen, aber es gibt allen Grund zu der Annahme, dass Schlafentzug für uns ebenso gefährlich ist.) Menschen würden an Schlafmangel sterben, lange bevor sie an Nahrungsmangel sterben. Trotzdem würden sich die meisten Menschen instinktiv dafür entscheiden, lieber müde statt hungrig zu sein.

Und wissen Sie auch, wie geistig fit und konzentriert Sie sich nach einem besonders erholsamen Schlaf fühlen? Es scheint, als würde jeden Tag eine neue Studie veröffentlicht, die uns in diesem Gefühl bestätigt und die die Vorteile einer guten Nachtruhe wissenschaftlich dokumentiert. Durch die stundenlange nächtliche Inaktivität können wir uns regenerieren – sowohl geistig als auch körperlich. In dieser Zeit löst Ihr Unterbewusstsein Probleme, Ihre Muskeln ruhen sich aus und werden durch eine vermehrte Eiweißproduktion immer stärker. Während des Schlafs spült das erst vor Kurzem entdeckte glymphatische System[53] Entzündungen aus dem Gehirn, denn dann öffnen die Gliazellen kleine Müllschlucker, um Zellabfälle aus dem Liquor zu beseitigen. Die reinigende Wirkung des glymphatischen Systems scheint das Risiko für die Alzheimer-Krankheit und andere Funktionsstörungen des Gehirns zu senken. Möglicherweise verlangsamt sich dadurch auch der allgemeine Alterungsprozess des Gehirns. Sechseinhalb bis acht Stunden Schlaf pro Nacht scheinen außerdem das Herzinfarktrisiko zu verringern, weil sie einem Bluthochdruck vorbeugen. Es gibt auch Hinweise darauf, dass eine gute, erholsame Nachtruhe das Krebsrisiko senkt, und zwar gleich über mehrere verschiedene Mechanismen: unter anderem durch einen höheren Melatoninspiegel, weniger Entzündungsprozesse und die Zellreparatur, da während des Schlafs eiweißverdauende Enzyme aktiv werden.

Trotzdem geben laut einer Statistik der amerikanischen Seuchenschutzbehörde Centers for Disease Control and Prevention (CDC) 35 Prozent aller Amerikaner an, regelmäßig weniger als sieben Stunden pro Nacht zu schlafen.[54] In Deutschland sind es einer statista-Umfrage zufolge sogar 44 Prozent, die angeben, pro Nacht weniger als sieben Stunden zu schlafen.[55] Höchstwahrscheinlich gehören auch Sie zu diesen Menschen, die zu wenig Schlaf bekommen, und mit hundertprozentiger Sicherheit hat die CDC (im Gegensatz zu statista) nicht danach gefragt, ob die Menschen, die *mehr* als sieben Stunden schlafen, auch *gut* schlafen. Bevor wir uns also mit den engen Zusammenhängen zwischen Schlaf und Fasten beschäftigen, sollten Sie sich zunächst einmal die Wichtigkeit des Schlafs vor Augen halten:

- Schlaf lindert Stress.
- Schlaf dämmt Entzündungsprozesse ein.
- Schlaf beschleunigt Heilungsprozesse.
- Schlaf verbessert die kognitive Funktion und das Gedächtnis, macht Sie wach und geistig fit.
- Schlaf steigert den Sexualtrieb.
- Und Schlaf erleichtert Ihnen auch das Abnehmen.

Solange Sie nicht in einem Dschungel schlafen, wo Sie in der Dunkelheit jederzeit von einem Raubtier angegriffen werden könnten, bringt eine gute, erholsame Nachtruhe Ihnen keinerlei Nachteile; und Fasten kann Ihnen zu einem besseren Schlaf verhelfen.

Genau genommen ist die Zeit, in der Sie schlafen, eine Fastenphase. Wenn Sie sich entscheiden, das Frühstück wegzulassen und noch ein paar Stunden lang auf Essen zu verzichten, haben Sie mit dem intermittierenden Fasten begonnen. Wenn Sie ein paar Stunden nach dem Aufwachen weiterfasten, nimmt die Insulinausschüttung Ihres Körpers sehr stark ab, während die Ausschüttung des humanen Wachstumshormons (HGH), auch Somatropin genannt, gleichzeitig zunimmt. Das ist wichtig, weil HGH an der Zellreparatur und am Aufbau fettfreier Muskelmasse mitwirkt und die Fettverbrennung anregt.

Um diese Vorteile zu maximieren, sollten Sie nach dem Aufstehen mindestens sechs Stunden warten, bevor Sie Ihre erste Mahlzeit zu sich nehmen. Ihr individueller Schlaf-Wach-Rhythmus bestimmt übrigens auch über den Zeitpunkt, an dem Sie Ihre Nahrungsaufnahme für den jeweiligen Tag beenden sollten. Wenn Sie spät am Abend (vor allem kurz vor dem Schlafengehen) etwas essen, ist Ihr Körper noch aktiv mit der Verdauung beschäftigt, wenn Sie sich schlafen legen. Der Speisebrei in Ihrem Darm sendet Ihrer inneren Uhr das Signal, dass es noch fast Tag sein muss, denn der Mensch ist kein nachtaktives Wesen. Wenn Sie Ihre Stoffwechselenergie für die Verdauung aufwenden, fällt es Ihnen wahrscheinlich schwerer, einzuschlafen. Außerdem bleiben Ihre Blutzucker- und Insulinwerte nach einer Abendmahlzeit länger erhöht als bei einer Mahlzeit am Tag. Dadurch steigt das Risiko für Glukoseintoleranz, Typ-2-Diabetes und Bluthochdruck. In den letzten Jahren habe ich bei mir selbst Langzeit-Blutzuckermessungen durchgeführt und dabei immer wieder festgestellt, dass ein spätes Abendessen sich ungünstig auswirkt: Danach habe ich am nächsten Tag einen höheren Blutzuckerspiegel – sogar während des intermittierenden Fastens. Also verzichten Sie lieber auf ein spätes Abendessen.

Nach dem Einschlafen können diese erhöhten Blutzucker- und Insulinwerte außerdem dazu führen, dass Sie öfter aufwachen, weil Ihr Körper noch mit der Verdauung beschäftigt ist. Vielleicht spüren Sie diese nächtlichen Aufwachereignisse gar nicht, weil Sie sich dabei noch in einem Zwischenzustand zwischen Halbschlaf und Wachsein befinden und Ihr Gehirn dementsprechend umnebelt ist. Aber Sie werden auf jeden Fall bemerken, dass Sie sich geistig nicht richtig fit und konzentriert fühlen, wenn Sie am nächsten Morgen aufwachen. Eine einfache Möglichkeit, etwas über Ihre Schlafqualität herauszufinden, besteht darin, sich eines der vielen guten im Handel erhältlichen Geräte zur Schlafüberwachung anzuschaffen. Diese Geräte zeigen genau an, wie oft Sie nachts aufwachen. Die Ergebnisse könnten Sie dazu veranlassen, es sich zweimal zu überlegen, ob Sie wirklich spätabends noch etwas essen wollen. Gute Schlafhygiene und gute Fastengewohnheiten gehen Hand in Hand.

Idealerweise sollten zwischen Ihrer Mahlzeit und Ihrer Zubettgehzeit immer mindestens drei Stunden liegen. Ruth Patterson und Dorothy Sears, die als Gesundheitsforscherinnen an der Universität von Kalifornien in San Diego tätig sind, haben vor Kurzem eine gründliche Metaanalyse der wissenschaftlichen Fachliteratur über die Zusammenhänge zwischen Essen und Schlafen durchgeführt.[56] Sie kamen zu dem Ergebnis, dass jede Verlängerung des Zeitraums zwischen der letzten Mahlzeit und dem Schlafengehen um drei Stunden die Wahrscheinlichkeit eines erhöhten Blutzuckerspiegels und eines erhöhten Spiegels des C-reaktiven Proteins (eines Indikators für Entzündungsprozesse) signifikant verringert. Andere Studien zeigen, dass Nachtschichtarbeit viele ähnliche negative biologische Reaktionen auslöst wie Essen direkt vor dem Schlaf und dass diese Probleme sich durch Fasten kompensieren lassen.

Auch hier gilt: Gute Schlafhygiene und gute Fastengewohnheiten gehen Hand in Hand. Warum das so ist? Nun ja, das ist eine ganz andere Geschichte, und sie ist sehr faszinierend.

Ihre innere Uhr

Unser Körper wird von einer inneren Uhr gesteuert, die man auch als zirkadianen Rhythmus bezeichnet. Diese Uhr gibt uns vor, wann wir einschlafen und aufwachen. Außerdem bestimmt sie darüber, wann unsere Zellen verschiedene energieproduzierende chemische Wege (beispielsweise die Verbrennung von Fetten anstelle von Zuckern) aktivieren sollten, während wir schlafen. Zu kurz vor dem Schlafengehen noch etwas zu essen, führt zu Stoffwechselstörungen, weil es unserem natürlichen zirkadianen Rhythmus zuwiderläuft. An Stoffwechselerkrankungen ist also nicht nur die Nahrung schuld, die Sie zu sich nehmen, sondern auch Ihr Körper selbst – vor allem eine winzig kleine Hirnregion, der sogenannte suprachiasmatische Kern, der direkt hinter den Augen sitzt. Dieser Kern ist unsere Hauptuhr; er sendet chemische Signale aus, die uns sagen, wann wir schlafen und wann wir aufwachen sollen.

Vereinfacht ausgedrückt, hat sich der zirkadiane Rhythmus entwickelt, um unseren Schlaf-Wach-Rhythmus mit dem Auf- und Untergang der Sonne zu synchronisieren. Dass biologische Rhythmen (unsere innere Uhr) nicht nur vom Wechsel zwischen Tag und Nacht abhängen, hat erstmals im Jahr 640 vor Christus der griechische Dichter Archilochos von Paros festgestellt, der schrieb, dass wir »erkennen müssen, welche Rhythmen den Menschen bestimmen«. (Von Archilochos stammt übrigens auch der scharfsinnige Aphorismus: »Der Fuchs weiß viele Dinge, aber der Igel weiß eine große Sache.« Es ist sehr sinnvoll, ein Igel zu sein, der auf grundlegende Wahrheiten achtet, und kein Fuchs, der sich von vielen kleinen Details ablenken lässt.)

Von da an dauerte es erstaunlich lange, bis wir Menschen mehr über unsere innere Uhr erfuhren. Der französische Astronom Jean-Jacques d'Ortous de Mairan leitete im Jahr 1729, mehr als zwei Jahrtausende nach Archilochos, aus Experimenten die Existenz eines regelmäßigen biologischen Rhythmus bei Pflanzen ab. Die Entdeckung entsprechender Rhythmen bei Tieren folgte erst Anfang des 20. Jahrhunderts. Diese Fortschritte gingen so langsam vonstatten, dass die Biologen Jeffrey C. Hall, Michael Rosbash und Michael W. Young »für ihre Entdeckungen der molekularen Mechanismen, die den zirkadianen Rhythmus steuern« den Nobelpreis für Physiologie oder Medizin erhielten, und zwar im Jahr 2017![57]

Heute wissen wir, dass die zirkadiane Uhr eine Vielzahl von Stoffwechselprozessen reguliert, und zwar so, dass sie regelmäßig jeden Tag zu einem für das Funktionieren und Überleben unseres Organismus optimalen Zeitpunkt ablaufen. Tageslicht trägt dazu bei, diesen Rhythmus immer wieder aufs Neue an den 24-Stunden-Tag anzupassen, doch unsere innere Uhr tickt auch dann weiter, wenn wir den Sonnenaufgang und -untergang nicht sehen. Leider stimmt unser moderner Lebensstil nicht immer mit dem Ticken dieser inneren Uhr überein, genauso wie unsere heutigen genau geplanten Mahlzeiten der Evolution unserer Spezies zuwiderlaufen. Unsere Hauptuhr lässt sich leicht durch äußere Reize beeinflussen, zum Beispiel durch soziale Ereignisse, Bildschirmzeit und den spätabendlichen Snack, den Sie sich zehn Minuten vor dem Schlafengehen unbedingt noch einverleiben mussten.

Die Schlafforschung bezeichnet diese Reize manchmal als *Zeitgeber*. Solche Zeitgeber können Ihre Leber, Ihre Muskeln und Ihr Fettgewebe dazu veranlassen, zu Zeiten aktiv zu sein, in denen sie ihre Aktivität eigentlich herunterfahren sollten, weil es Nacht wird. Das kann das Gehirn verwirren, das gerade versucht, Ihren Körper aufgrund der Tageszeit und Ihres normalen Schlaf-Wach-Musters aufs Schlafengehen vorzubereiten, obwohl bestimmte Organe und Gewebe sich gerade in Hochbetrieb befinden. Die daraus resultierende Störung der zirkadianen Rhythmik führt zu Entzündungsprozessen und veränderten Immunreaktionen. Diese Veränderungen wiederum können Ihren Rhythmus noch mehr durcheinanderbringen – ein verhängnisvoller Teufelskreis.

Das kann laut einer Studie der Universität Sydney (Australien) aus dem Jahr 2017 eine ganze Kaskade entzündungsbedingter Erkrankungen wie chronisch obstruktive Lungenerkrankung (COPD), allergische Rhinitis und Asthma zur Folge haben.[58] Oder um es kurz und knapp auszudrücken: Es bringt Ihnen eine Menge Ärger.

Doch selbst wenn Sie Ihren Körper durch Komaglotzen oder stundenlanges Durchscrollen von Instagram-Fotos und Snacken zum falschen Zeitpunkt gnadenlos durcheinanderbringen, kann eine Einschränkung des Essenszeitfensters Sie in ein regelmäßigeres Schlaf-Wach-Muster bringen. Eine solche Routine erleichtert das Einschlafen und ermöglicht Ihnen ein natürliches Aufwachen ohne das lästige Schrillen des Weckers. Ebenso wie bei der natürlichen Stimmungsaufhellung durch die Ausschüttung körpereigener Endorphine während des Fastens brauchen Sie Ihren Körper auch hierbei nicht mit Medikamenten zu belasten. Sie brauchen keine Schlaftabletten und auch keine sonstige pharmakologische Unterstützung, um in einen tiefen, natürlichen Schlaf zu sinken. Sie müssen dazu nur Ihren zirkadianen Rhythmus in Ordnung bringen.

Ich weiß: Das Wort »nur« scheint zu verharmlosen, wie schwierig das ist. Wie wollen Sie ohne Netflix, soziale Medien und Ihr Seelentröster-Essen auskommen? Wie gesagt: *Verzichten* bedeutet nicht unbedingt, dass man *auf alles verzichten* muss! Denken Sie auch daran, dass ich eine ganze Reihe von Biohacks kenne – Tricks, dank denen man verzichten kann, ohne zu leiden. Das geht tatsächlich, wenn Sie wissen, wie Ihr Körper funktioniert, und auf das richtige Timing achten!

Schlummern Sie sich in ein müheloses Fasten hinein

Intermittierendes Fasten ist ein Biohack, der Ihnen zu einem besseren Schlaf verhilft. Erholsamer Schlaf ist wiederum ein Biohack, der Ihnen beim Fasten hilft. Wie cool ist das denn?

Oft brauchen Menschen in ihrer zweiten Fastennacht (oder auch noch länger) weniger Schlaf. Normalerweise benötigen sie während eines mehrtägigen Fastens, beim Intervallfasten oder sogar dann, wenn sie einfach nur weniger entzündungsfördernde Lebensmittel zu sich nehmen, jede Nacht eine Stunde weniger Schlaf. Die Produktion von Neurochemikalien, die einen Zustand der Wachheit im Gehirn stimulieren, steigt während der Fastenzeit tagsüber an; nachts sinken die Spiegel dieser chemischen Substanzen normalerweise wieder ab, was den Tiefschlaf fördert. Bei einer gesunden Schlafarchitektur bekommen Sie in der ersten Nachthälfte Ihren Tiefschlaf; die zweite Nachthälfte dagegen wird vom REM-Schlaf beherrscht, in dem man intensiv träumt und die Augen sich rasch hin und her bewegen. (REM ist die Abkürzung für »Rapid Eye Movement« = schnelle Augenbewegungen.) Wenn Sie während Ihrer Fastenzeit eine Stunde früher aufwachen, bekommen Sie weniger REM-Schlaf; wenn Sie eine Stunde später ins Bett gehen, bekommen Sie weniger Tiefschlaf. So oder so werden Sie sich beim Aufwachen erholter fühlen als vor Ihrer Fastenkur.

Betrachten Sie das Fasten als Geschenk. Die Stunde weniger, die Sie jetzt schlafen müssen, können Sie nutzen, um zu lesen, zu schreiben, zu meditieren, das Zusammensein mit Freunden und Familie zu genießen oder sich einfach irgendetwas Gutes zu tun. Eine Stunde pro Tag ergibt, aufs Jahr umgerechnet, 15 ganze 24-Stunden-Tage oder ungefähr sechs Arbeitswochen (wenn man von jeweils acht Stunden Arbeit pro Tag ausgeht). Ist ein spätes Abendessen es wirklich wert, dieses Zeitgeschenk wegzuwerfen?

Die Festlegung eines Essenszeitfensters wird Ihnen sehr dabei helfen, in den Genuss dieser Vorteile zu kommen. Das ist einfacher, als es sich anhört, da in unserer Gesellschaft ohnehin schon regelmäßige Essenszeiten üblich sind. Damit haben Sie eine vorgegebene Struktur, von der Sie ausgehen können, um das intermittierende Fasten nach Ihren individuellen Vorlieben zu gestalten. Mein persönliches Essenszeitfenster liegt im Winter, wenn es früh dunkel wird, zwischen 12 und 18 Uhr und im Sommer zwischen 14 und 20 Uhr. Früher zu essen, ist besser; Mahlzeiten nach Einbruch der Dunkelheit sind nicht optimal. Sie können natürlich auch sagen: »Ich werde nur zwischen 10 und 14 Uhr essen«, wenn dieses Zeitfenster gut in Ihr Leben hineinpasst. Der Schlüssel zum Erfolg besteht darin, einen Zeitplan zu finden, der für Sie sinnvoll ist und den Sie problemlos durchhalten können. Vielleicht werden Sie feststellen, dass später am Abend stattfindende Geschäftsessen Ihnen einen Strich durch die Rechnung machen. In solchen Situationen nehme ich normalerweise mein richtiges Abendessen pünktlich zu mir und begnüge mich dann bei dem anschließenden Geschäftsessen mit einem Salat; denn wenn ich gar nichts mehr essen würde, hätten die anderen Gäste vielleicht ein schlechtes Gewissen.

Sich an ein Essenszeitfenster zu halten, bedeutet aber nicht, dass Sie während dieser sechs oder acht Stunden alles essen sollten, was Sie wollen. Das hier ist keine schmutzige Keto-Diät und auch keine Cola-und-Chips-Diät. Sie werden viel zufriedener sein, wenn Sie einfache, gesunde Mahlzeiten zu sich nehmen. Doch selbst bei einer Cola-und-Chips-Diät werden Sie auf diese Weise wenigstens nur in Maßen essen und drei Stunden vor dem Schlafengehen ganz auf Nahrungsaufnahme verzichten. Selbst dann werden Sie immer noch abnehmen und besser schlafen.

Das praktikabelste intermittierende Fastenschema für alle außer den extremsten Fastenliebhabern besteht darin, aufs Frühstück zu verzichten und nur das Mittag- und Abendessen einzunehmen. Vielleicht erscheint es Ihnen übertrieben, eine so einfache Empfehlung als »Biohack« zu bezeichnen, aber es ist tatsächlich einer. Überlegen Sie sich einen Essensrhythmus, der gut zu Ihrem Schlafrhythmus und Ihrem zirkadianen Rhythmus passt. Nehmen Sie Ihre Abendmahlzeit nicht zu spät ein. Das Weglassen des Frühstücks beim Fasten ist eine sehr pragmatische Lösung. Der für unseren zirkadianen Rhythmus bestmögliche Fastenplan besteht zwar darin, das Essenszeitfenster auf den Vormittag zu legen – also Frühstück und Mittagessen, aber dafür kein Abendessen zu sich zu nehmen –, doch das gelingt auf die Dauer nur wenigen Menschen, weil der Verzicht aufs Abendessen nicht in ihr soziales Leben hineinpasst.

Bei manchen Menschen – vor allem bei solchen wie mir, denen es schwerfällt, abends zeitig ins Bett zu gehen oder einzuschlafen – wirkt das Fasten viel besser, wenn sie sich strikt an die Regel »Kein Essen nach Einbruch der Dunkelheit« halten. Für Menschen, die an einer mittelschweren bis schweren Schlafapnoe leiden, kann eine Kalorienaufnahme kurz vor dem Schlafengehen die Anzahl der nächtlichen Weckreaktionen (verursacht durch Sauerstoffmangel im Gehirn aufgrund wiederkehrender Verschlüsse der oberen Atemwege) erhöhen, die wiederum dazu beitragen können, dass man nicht genügend tiefen, erholsamen Schlaf bekommt. Andererseits ist es für Fastenanfänger schwierig, ganz aufs Abendessen zu verzichten.

Hier ein kleiner Tipp, der Ihnen hilft, schneller einzuschlafen und beim Zubettgehen keinen Hunger zu haben: Gönnen Sie sich zum Abendessen ein bisschen weißen Reis und eine kleine Süßkartoffel. Vielleicht werden Sie jetzt sagen, dass ich mir damit selbst widerspreche: Wie kann ich Ihnen zum Verzehr von Kohlenhydraten raten, obwohl Kohlenhydrate doch der Feind der Ketose sind? Betrachten Sie dies als letzten Schliff, den Sie Ihrer Fastenkur geben, denn man sollte beim Fasten stets flexibel bleiben. Sie brauchen es damit ja nicht zu übertreiben, aber eine kleine Dosis Kohlenhydrate zum Abendessen hilft wirklich gegen die körperlichen Symptome innerer Anspannung. Denn aus Kohlenhydraten stellt der Körper Serotonin her – einen Neurotransmitter (Nervenbotenstoff im Gehirn), von dem man weiß, dass er beim Einschlafen hilft. Wenn Sie drei bis vier Stunden vor dem Schlafengehen ein Abendessen mit einer kleinen Menge Kohlenhydrate zu sich nehmen, ist das eine sehr gute Vorbereitung auf einen tieferen, erholsameren Schlaf.

Solange es nur wenige Bissen Kohlenhydrate sind, können Sie sie essen und trotzdem in Ketose bleiben, wenn Sie sie mit MCT-Öl kombinieren. Sie können sogar ein kleines Dessert mit ein paar Gramm Zucker oder – noch besser – ein- bis zweimal pro Woche ein bisschen rohen Honig genießen. Das kann Sie zwar für kurze Zeit aus der Ketose bringen, aber Sie werden schon nach kurzem Fasten wieder in den Zustand der Ketose zurückkehren. Ich empfehle rohen Honig, weil er den Glykogenspiegel in der Leber anhebt. Das Glykogen in der Leber ernährt vor allem Ihr Gehirn. Und so sehr sich Ihre Muskeln während eines guten Nachtschlafs regenerieren und erholen, profitiert Ihr Gehirn doch am allermeisten von dieser Ruhephase. Es braucht jetzt genügend Energie, um seine Reinigungs- und Regenerationsarbeit zu leisten. Guter Schlaf, gute Ernährung und ein gesundes Gehirn gehen Hand in Hand.

Allerdings gibt es hierbei eine wichtige Einschränkung: Es kann durchaus sein, dass Sie während des Fastens in einen Zustand geraten, in dem Sie mitten in der Nacht aufwachen – vor allem am Anfang. Bitte verzweifeln Sie deshalb nicht. Sie machen nichts falsch. Sie sind trotzdem immer noch auf dem Weg zu besserem Schlaf und einer Verbesserung Ihrer kognitiven Funktionen. Was Sie jetzt erleben, ist die Wirkung von Cortisol, einem Hormon, das in Ihrem Körper wie ein Alarmsignal wirkt: Es sendet Ihnen die Nachricht, dass Sie jetzt ein paar Kohlenhydrate essen oder ein bis zwei Tage mit dem intermittierenden Fasten pausieren sollten.

Viele Menschen reden über Cortisol, als handle es sich dabei um einen Erzfeind. Gesundheitsjournalisten bezeichnen es normalerweise als Hormon, das mit zu viel Stress, Kaffeekonsum, Sitzen und negativen Emotionen einhergeht. Manche Menschen bringen zu hohe Cortisolspiegel auch mit einer Erschöpfung der Nebennieren in Verbindung, was ein echtes Problem ist. (Ich kann das bestätigen, weil ich so etwas schon einmal hatte; eine Nebennierenschwäche kann zu Lethargie, Schmerzen, Schlafstörungen und Verdauungsproblemen führen.) Doch wie bei allen chemischen Substanzen, die Ihr Körper herstellt, hat auch Cortisol eine verdammt gute Existenzberechtigung. Ein zu niedriger Cortisolspiegel ist nämlich noch viel schlimmer als ein zu hoher: Ohne ausreichend Cortisol kann Ihr Körper nicht genug Energie erzeugen, Entzündungen nicht richtig unter Kontrolle bekommen und nicht einmal den normalen Blutdruck aufrechterhalten, den wir zum Denken brauchen. Wenn Ihr Stoffwechsel auf Fasten trainiert ist, können Ihre Zellen leicht zwischen Glukose- und Ketonverbrennung hin und her schalten, Sie haben mehr Energie, und Ihr Cortisolspiegel wird sich wahrscheinlich auf einen goldenen Mittelweg einpendeln: nicht zu hoch, aber auch nicht zu niedrig!

Wenn Ihr Körper durch das Fasten den Eindruck gewinnt, dass ihm die Energie (vor allem die Glukose) ausgeht, wird er als möglichst schnelle Lösung für dieses Problem Cortisol ausschütten, weil Cortisol den Blutzucker sofort erhöht – ein Mechanismus, der dazu dient, Sie am Leben zu erhalten. Das ist so etwas Ähnliches wie die Kampf-oder-Flucht-Reaktion, die Sie mit Energie versorgt, wenn Sie das Gefühl haben, in Gefahr zu sein. Dann ruft Ihr Gehirn als Erstes den Notstand aus und sorgt für eine rasche Ausschüttung von Cortisol und Adrenalin, um Ihren Blutzuckerspiegel in die Höhe zu treiben. Ihr ganzer Körper gerät in einen Zustand höchster Alarmbereitschaft. Deshalb bezeichne ich die nächtliche Cortisolausschüttung als chemisches Alarmsignal Ihres Körpers.

Wenn Sie mit dem Fasten beginnen, kann diese »Notfallhilfe« zu einem besonders ungünstigen Zeitpunkt – ungefähr um drei Uhr morgens – einsetzen. Für das Gehirn fällt diese Zeit mit einem sehr wichtigen Teil des Schlafzyklus zusammen, in dem es eine Menge Energie braucht, um sich von Giftstoffen zu reinigen. Dieser Prozess – die sogenannte glymphatische Zirkulation – spielt für die Festigung von Gedächtnisinhalten und deren Speicherung im Langzeitgedächtnis eine sehr wichtige Rolle. Im Rahmen dieser nächtlichen »Gehirnwäsche« pumpen Ihre Neuronen ihr Wasser ab, um die toxischen Eiweiße loszuwerden, die sich während des Tages darin angesammelt haben. Anschließend füllt sich das Gehirn erneut mit frischem, sauberem Liquor, damit Sie sich wieder topfit fühlen, wenn Sie am nächsten Tag aufwachen.

Das ist alles schön und gut, wenn dieser Prozess so abläuft wie vorgesehen. Aber Fastenanfänger – oder Leute, die am liebsten ständig auf »keto« sein würden – können eine unliebsame Überraschung erleben, wenn diese »Kampf-oder-Flucht/ Wo-ist-meine-Energie?«-Reaktion mitten in der Nacht einsetzt. Durch die Ausschüttung von Cortisol und Adrenalin bekommt das Gehirn zwar sehr schnell die Energie, die es für die glymphatische Zirkulation braucht, und danach sind Ihre Neuronen auch wieder sauber und zufrieden. Sie selbst werden jedoch nicht ganz so glücklich sein. Denn dieses totale Ausflippen Ihres Körpers um drei Uhr nachts geht mit rasenden Gedanken einher, sodass man hinterher nicht wieder einschlafen kann. Wenn Ihnen so etwas öfter passiert, sollten Sie vor dem Schlafengehen ein bisschen rohen Honig essen. Das ist eine einfache Lösung, um Ihren Körper so lange auf Trab zu halten, bis er sich an das Fasten gewöhnt hat. Etwas Süßes wird nicht nur Ihr Gehirn, sondern auch Sie selbst befriedigen. Falls Kohlenhydrate nicht das Richtige für Sie sind, kann Ihnen sogar ein bisschen MCT-Öl weiterhelfen, denn es erhöht den Spiegel der in Ihrem Blut zirkulierenden Ketone, die Ihrem Gehirn als alternative Energiequelle dienen.

Respektieren Sie den Rhythmus des Lebens

Sie haben jetzt begonnen, die Kontrolle über Ihren zirkadianen Rhythmus zu übernehmen. Das soll Ihnen helfen, die Biologie Ihres Körpers besser in den Griff zu bekommen. Doch um dieses Ziel zu erreichen, sollten Sie zunächst noch mehr darüber erfahren, wie Ihre innere Uhr funktioniert. Denn der zirkadiane Rhythmus ist nicht nur für die Regulation von Schlaf und Wachsein zuständig, sondern auch für einen gesunden Stoffwechsel und ein gesundes Immunsystem. Deshalb wirkt guter Schlaf sich in so vielerlei Hinsicht positiv auf Ihre Gesundheit aus.

Ihr zirkadianer Rhythmus übt einen sehr subtilen, komplexen Einfluss auf die 30 Billionen Zellen in Ihrem Körper aus. Und dieser Einfluss geht sogar noch weiter: Denn jede aktive Zelle enthält Hunderte bis Tausende von Mitochondrien, die Ihren Stoffwechsel in Gang halten, indem sie chemische Energie aus Ihrer Nahrung extrahieren. Im Idealfall weiß jedes einzelne Mitochondrium in Ihrem Körper, wann es Tag und wann es Nacht ist. Und genauso ideal ist es, wenn alle Mitochondrien im Einklang miteinander arbeiten, auf die chemischen Signale Ihres zirkadianen Rhythmus reagieren und daran mitwirken, dass sich dieser Rhythmus im Tagesverlauf in einer wechselnder Stimmung und einem wechselnden Energielevel und Aktivitätsniveau ausdrückt.

Doch dieser subtile Tanz kann aus dem Takt geraten, wenn sensorische Signale mit Ihrem inneren Rhythmus kollidieren. Das stärkste dieser Signale ist dasjenige, das dem Gehirn sagt, ob es Tag oder Nacht ist: Licht. Bestimmte Zellen in Ihren Augen messen ständig die Farbe und Stärke des Lichts in Ihrer Umgebung und auch seinen Einfallswinkel und leiten diese Informationen an den suprachiasmatischen Kern und andere Hirnregionen weiter. Dabei spreche ich nicht von den Dingen, die Sie sehen, sondern von viel subtileren, unbewusst ablaufenden Wahrnehmungen, die Sie aber trotzdem tief innerlich beeinflussen. Ihr zirkadianer Rhythmus passt sich immer wieder aufs Neue an den Hell-Dunkel-Zyklus der Natur an. Wenn Sie sich mit künstlichem Licht umgeben – zu unnatürlichen Zeiten und mit unnatürlichen Farben –, verändert sich dieser zirkadiane Rhythmus, und auch Ihre Mitochondrien verändern sich. Dann kann Ihr im Lauf der Evolution so raffiniert ausgeklügelter biochemischer Tanz ins Stolpern geraten. So entsteht eine Stoffwechselstörung. Denn wenn Licht etwas an der Funktion Ihrer Mitochondrien verändert, wirkt sich das auch auf Ihren Blutzuckerspiegel aus.

Deshalb schaffe ich mir ganz bewusst eine optimale Schlafumgebung. Ich trage eine Schlafbrille, die nachts störendes Licht herausfiltert, dimme das Licht vor dem Schlafengehen so weit wie möglich herunter oder verwende schlaffreundliche Glühbirnen (auf dieses Thema werde ich gleich noch näher eingehen), und vor meinen Fenstern hängen Verdunkelungsvorhänge. So mache ich mein Schlafzimmer zu meiner ganz persönlichen Höhle. Auch wenn Sie nicht ganz so weit gehen wollen, sollten Sie doch auf Ihre abendliche Beleuchtung achten: Es ist sehr wichtig, Ihre Lampen abends zu dimmen, vor allem während des Fastens. Wenn Sie das nicht tun, machen Sie am Ende womöglich einen großen Teil der guten Arbeit, die Sie geleistet haben, wieder zunichte.

Sie sollten auch nicht mehr so oft auf Bildschirme und Displays schauen oder vielleicht sogar ganz damit aufhören, wenn es auf die Schlafenszeit zugeht. Kein Fernsehen. Kein Laptop. Kein Smartphone. Eine Stunde vor dem Schlafengehen auf solche Dinge zu verzichten, ist ein gutes Ziel, das Sie anstreben sollten. Denn elektronische Bildschirme strahlen ein mit Blau angereichertes Licht aus, das den Strahlen der Mittagssonne ähnelt. Bestimmte optische Rezeptoren in Ihren Augen lassen sich dadurch täuschen und glauben dann, dass es noch Tag ist. Diese Rezeptoren lösen die Ausschüttung von Hormonen aus, die Sie wachhalten und den Spiegel des schlafeinleitenden Hormons Melatonin senken. Und wenn Sie dann schließlich doch einschlafen, führt dieses blaue Licht dazu, dass Ihr Schlaf nicht so tief und erholsam ist, wie er eigentlich sein sollte.

Paul Gringras vom King's College in London hat bereits im Jahr 2015 auf dieses Problem hingewiesen.[59] Seitdem haben viele Elektronikfirmen einen »Nachtmodus« in Form von dunklerem, rötlicherem Licht in ihre Smartphones eingebaut. Im Jahr 2008 besaß ich eine extra für mich persönlich angefertigte Brille, die das Licht, das dem Schlaf schadet, herausfilterte. Seitdem habe ich immer weiter geforscht, Patente angemeldet und schließlich eine Firma namens TrueDark gegründet, die spezielle Glühbirnen und Brillen herstellt, damit wir abends und nachts nicht mehr den tageslichtähnlichen Lichtstrahlen ausgesetzt sind. (Sie können alle Ratschläge in diesem Buch auch ohne meine Brille befolgen, aber sie funktioniert – deshalb berichte ich an dieser Stelle darüber.) Man kann Bildschirme auch bis zum Schlafengehen benutzen, wenn man dabei die Beleuchtung und die Strahlung des Bildschirms herunterdimmt und diese Brille trägt. Ich mache das oft und schlafe danach wie ein Baby, aber Sie müssen wirklich sehr genau darauf achten, welchem Licht Sie sich aussetzen.

Trotzdem sind diese Hacks kein Ersatz für ein komplettes Abschalten der Geräte. Das liegt daran, dass die Einschränkung der Zeit, die Sie vor dem Fernseher verbringen oder in der Sie auf Ihre elektronischen Geräte starren, auch ein hervorragender erster Schritt in Richtung Dopaminfasten ist. In Kapitel 10 werde ich Ihnen noch mehr darüber erzählen, wie das geht. Der Hauptgedanke dabei ist, nicht nur das blaue Licht von Bildschirmen und Displays einzudämmen, sondern gleichzeitig auch auf das süchtig machende Verhalten zu verzichten, das darin besteht, ständig auf Videos, SMS und die Feeds in sozialen Medien zu starren. Das ist ein weiteres Verlangen, das Sie in den Griff bekommen können, um sich lebendiger zu fühlen.

Auf jeden Fall aber sollten Sie auf eine gute Schlafhygiene (also auf die Ausschaltung sämtlicher Faktoren, die Ihren Schlaf stören können) achten. Denn dann können Schlaf und intermittierendes Fasten sich gegenseitig umso besser unterstützen. Wenn man schlecht geschlafen hat, fällt einem das Fasten schwer. Sie können schon vor Ihrer ersten Fastenkur anfangen, etwas für Ihren Schlaf zu tun. Bei den meisten Menschen wird die Einschlaf- und Aufwachzeit mehr von Gewohnheiten und Verpflichtungen bestimmt als von dem, was ihr Körper will oder was am besten für sie ist. Also versuchen Sie einen Plan zu entwickeln, der Ihnen regelmäßig sechseinhalb bis acht Stunden Nachtruhe ermöglicht. Überlegen Sie sich genau, wann Sie zu Bett gehen und wann Sie aufwachen möchten. Dann können Sie entscheiden, wo Sie Ihr »Schlafzeitfenster« – die Stunden, die Ihnen als Erholungszeitraum dienen sollen – platzieren möchten.

Es gibt zwei Dinge, die Ihrem Körper signalisieren, dass es nun an der Zeit ist, aufzuwachen und Ihr Schlafzeitfenster zu schließen: helles Licht (vor allem Sonnenlicht) und die Verfügbarkeit von Kalorien. Experimentieren Sie ruhig ein bisschen herum, um herauszufinden, ob Sie von nun an vielleicht lieber zu anderen Zeiten einschlafen und aufwachen möchten. Wenn Ihre gewünschten Schlaf- und Wachzeiten nicht zu Ihrem täglichen Leben passen, können Sie sie mithilfe von Fasten und Licht »hacken«.

So können Sie Ihren zirkadianen Rhythmus schnell umstellen

Eine weitere Möglichkeit, die Muster von Schlaf und Fasten, die im Lauf der Evolution entstanden sind, zu Ihrem Vorteil zu nutzen, bezeichne ich als *Fasten zur Umstellung der inneren Uhr*. Diese Fastenkur führen Sie nur für einen kurzen Zeitraum durch, um Ihren Schlaf-Wach-Rhythmus schnell zu ändern, damit er besser zu dem Leben passt, das Sie sich wünschen oder das Sie zurzeit führen müssen, um Jetlag zu überwinden oder um besser mit Schichtarbeit zurechtzukommen.

Ich verfolge meinen Schlaf inzwischen schon seit 14 Jahren. Als Buchautor und Mensch, der gerne gründlich und intensiv recherchiert, habe ich die Erfahrung gemacht, dass es eine besonders produktive Zeit zum Schreiben gibt, die bei mir sehr spät in der Nacht liegt. Denn dann ist es ruhig, und ich kann mich gut konzentrieren. Und da zu dieser Zeit bei mir zu Hause sonst niemand wach ist, bin ich auch ganz ungestört. Doch so sehr ich diese späten Nachtstunden auch genieße, hat dieser Genuss doch seinen Preis: Denn morgens muss ich die Kinder trotzdem zur üblichen Zeit zur Schule bringen. Bis zwei Uhr morgens aufzubleiben und fünf Stunden später schon wieder aufstehen zu müssen, zermürbt mich. Das würde jeden zermürben. Nach einer Weile fühlt man sich bei so einem Zeitplan am nächsten Morgen wie ein nasser Lappen und fragt sich, ob der Rausch des nächtlichen Kreativitätsschubs das wirklich wert ist.

Also beschloss ich, nach einem Biohack zu suchen, der mir helfen sollte, wieder zu normalen Zeiten zu schlafen, wenn ich mit dem Schreiben eines Buches wie diesem hier fertig bin. (Während ich diesen Text tippe, ist es drei Uhr morgens – die Zeit, in der ich mich in meinem besten Schreibmodus befinde.)

Um sein gewohntes Schlafmuster zu überwinden, muss man Milliarden Jahre alte evolutionäre Mechanismen »hacken«, die noch vor der Entwicklung der Tiere entstanden sind – ja sogar vor der Entstehung des Schlafs selbst. Ich spreche von der Zeit, als die komplexeste Lebensform auf der Erde einzellige Bakterien waren, die im Ozean herumschwammen. Für diese Bakterien waren die meisten Nährstoffe um die Mittagszeit verfügbar, wenn die Sonne am höchsten stand. Die Sonne ging auf, und die Urbakterien schwammen aus den kalten Tiefen des Ozeans nach oben. Als sie die Meeresoberfläche erreichten, traf sie der erste Strahl des Morgenlichts, das eine rötliche Farbe hatte – denn so sieht der Sonnenaufgang aus, wenn man in einem Urmeer herumschwimmt. Und dann fingen diese Bakterien an, Energie von der Sonne zu bekommen und sich an allem zu laben, was im Wasser dieses Urozeans um sie herumwuselte. Dieses Erbe lebt auch heute noch in Ihnen weiter. Der tägliche Zyklus von Licht und Nahrung ist in Ihre Zellen einkodiert, und zwar schon seit Urzeiten, weil er uns immer wieder aufs Neue mit dem Leben auf unserem Planeten synchronisiert. Durch selektiven *Verzicht* auf Nahrung, künstliches Licht oder Ablenkungen durch elektronische Geräte können Sie diesen harmonischen Einklang mit Ihrem uralten inneren Rhythmus wiederherstellen.

Als Nächstes werden Sie lernen, das Timing von Essen und Schlaf miteinander zu kombinieren, um Ihr Gehirn auszutricksen, damit es Ihr Schlafzeitfenster verschiebt. Denken Sie an die Reize, die Ihre Körperuhr beeinflussen. Der wichtigste dieser Reize ist Licht – einschließlich seiner Farbe und Intensität und seines Einfallswinkels. Der zweite Reiz sind Kalorien – oder besser gesagt: verbrauchte Kalorien. Diesen Faktor können Sie beeinflussen, wenn Sie wissen, wie man fastet. Wenn Sie glauben, ohne drei Mahlzeiten am Tag zu verhungern, werden Sie Ihr Schlafzeitfenster nicht unter Kontrolle bekommen. Bisher gibt es zwar noch keine hieb- und stichfesten wissenschaftlichen Untersuchungen, die meine Theorie untermauern, aber ich schätze, dass Ihr zirkadianer Rhythmus ungefähr zu 70 Prozent durch Licht und zu 20 Prozent durch Nahrung gesteuert wird. (Ihre Raumtemperatur macht wahrscheinlich die restlichen 10 Prozent aus.) Das sind die Variablen, an denen wir nun arbeiten wollen, um unsere innere Uhr wieder auf null zurückzustellen. Dazu habe ich mir folgendes Rezept ausgedacht:

- Wachen Sie zu Ihrer gewünschten neuen Zeit auf – mit oder ohne Wecker.
- Schalten Sie eine helle Innenbeleuchtung (am besten Halogen) ein oder gehen Sie ohne Sonnenbrille nach draußen.
- Trinken Sie Kaffee (mit Butter und C8 MCT-Öl) und nehmen Sie innerhalb von 30 Minuten nach dem Aufwachen mindestens 30 bis 50 Gramm Eiweiß zu sich.
- Essen Sie dann ganz normal zu Mittag – mit viel Fett und Protein von grasgefütterten Tieren.
- Fasten Sie ab 14 Uhr.
- Dimmen Sie das Licht und/oder setzen Sie zwei Stunden vor dem Schlafengehen eine TrueDark-Brille auf.
- Praktizieren Sie das eine Woche lang und verzichten Sie ganz aufs Abendessen – denn dabei handelt es sich um ein »umgekehrtes intermittierendes Fasten«, bei dem Sie alle Ihre Kalorien innerhalb eines Essenszeitfensters am Vormittag zu sich nehmen.

Dieses Rezept funktioniert erstaunlich gut. In den letzten 14 Jahren bin ich fast immer erst zwischen zwei und vier Uhr morgens eingeschlafen. Vorher werde ich einfach nicht müde. Doch mithilfe der oben beschriebenen Techniken überkommt mich jetzt doch schon vorher die Müdigkeit: Ich gehe um 23 Uhr schlafen und wache sechseinhalb bis sieben Stunden später ohne Wecker auf. Ich wünschte, ich hätte diese Schlaf-Hacks schon gekannt, als ich noch ganz normal berufstätig war und morgens immer zeitig aufstehen musste.

Wenn Sie dagegen zu den wenigen Menschen gehören, die abends schon um 21 Uhr ins Bett gehen und um vier Uhr morgens aufwachen, können Sie Ihre Schlafenszeit nach dem gleichen Prinzip auf später verschieben:

- Essen Sie eine Stunde nach Einbruch der Dunkelheit zu Abend. Nehmen Sie dabei viel Eiweiß und ein paar Kohlenhydrate zu sich.
- Lassen Sie in Ihrer Wohnung nach Sonnenuntergang eine oder vielleicht auch zwei Stunden lang helles Licht brennen.
- Verzichten Sie abends auf Koffein.
- Schlafen Sie in einem sehr dunklen Zimmer.
- Wachen Sie am nächsten Morgen so spät wie möglich auf.
- Schalten Sie nach dem Aufwachen eine schwache Beleuchtung ein und/oder tragen Sie ein bis zwei Stunden lang eine TrueDark-Brille.
- Trinken Sie in den ersten zwei Stunden nach dem Aufwachen keinen Kaffee.
- Essen Sie morgens nichts; Butter und C8 MCT-Öl in Ihren Kaffee zu geben, ist jedoch okay, wenn Sie Hunger haben.
- Nehmen Sie um 14 Uhr ein spätes Mittagessen zu sich, das viel Fett und Protein von grasgefütterten Tieren enthält.
- Praktizieren Sie das eine Woche lang.

Es ist wirklich erstaunlich, wie diese Kombination aus Fasten und Lichteinwirkung Ihre innere Uhr umstellen kann.

Wie behebt man Schlafstörungen?

Bis jetzt haben wir eher über allgemeine Schlafprobleme gesprochen: Einschlafstörungen, Schwierigkeiten beim Aufwachen, zu wenig Schlaf oder unruhiger Schlaf – Probleme, die fast jeder Mensch hat. Wenn Sie Ihr Schlaf- und Essenszeitfenster verändern, werden sich diese Probleme bessern. Aber viele Menschen leiden an spezifischeren Schlafstörungen. Intermittierendes Fasten und eine bewusste Veränderung Ihres Schlafzeitfensters können auch dagegen helfen.

Die bekanntesten Schlafstörungen sind Schnarchen und Schlafapnoe (krankhaftes Schnarchen mit Atemaussetzern). Umfragen zufolge leiden bis zu 7 Prozent der amerikanischen Bevölkerung an einer Schlafapnoe.[60] Schnarchen (offiziell definiert als das Geräusch, das die Luft macht, wenn sie über entspanntes Rachengewebe strömt und es zum Vibrieren bringt) ist sogar noch sehr viel häufiger.

Wenn Sie ein paar Stunden vor dem Schlafengehen nichts mehr essen, damit Ihr Körper seinen Verdauungsprozess zumindest teilweise abschließen kann, wirkt sich das sehr positiv auf Ihre allgemeine Schlafqualität aus. Dadurch dürfte sich auch leichtes bis mittelschweres Schnarchen bessern. Das Problem ist nur, dass viele Menschen ein ziemlich hektisches Leben führen und sich daher nicht immer an optimale Essenszeiten halten können.

Angenommen, Sie besuchen einen wichtigen Kunden in einer weit entfernten Stadt. Ihr Geschäftsessen zieht sich in die Länge, und als Sie in Ihr Hotel zurückkehren und ins Bett gehen wollen, haben Sie erst vor einer Stunde etwas gegessen. Sie sind sich darüber im Klaren, dass das nicht optimal ist, denn Ihr Körper ist jetzt immer noch damit beschäftigt, diese letzte Mahlzeit in Energie umzuwandeln – er fährt Ihren Stoffwechsel also ausgerechnet zu einer Zeit hoch, in der er aufgrund Ihres zirkadianen Rhythmus eigentlich zur Ruhe kommen und sich auf die Nacht vorbereiten sollte. Trotzdem tun Sie Ihr Bestes: Sie schalten den Fernseher nicht ein. Sie ziehen die Verdunkelungsvorhänge zu, um das Außenlicht aus Ihrem »Zuhause für eine Nacht« zu verbannen. Vielleicht haben Sie auch so etwas Ähnliches wie die SleepSpace-App auf Ihrem Smartphone. (Diese App erzeugt ein weißes Rauschen, also ein neutral klingendes Geräusch, damit Sie sich in Ihrem Hotelbett trotz ungewohnter Geräusche so fühlen wie zu Hause.)

Doch dann wälzen Sie sich trotzdem die ganze Nacht schlaflos hin und her und wachen mit trockenem Mund auf, was bedeutet, dass Sie mit offenem Mund geschlafen haben. Offensichtlich haben Sie geschnarcht. Und als Sie dann morgens an Ihrem Kaffee nippen und versuchen, zu Ihrer normalen geistigen Schärfe zurückzufinden, stellen Sie fest, dass Sie ein bisschen erschöpft sind. Was ist da schiefgelaufen?

Erstens war Ihr Magen zur Schlafenszeit noch zu voll. Und bei einem vollen Bauch hat Ihr Zwerchfell weniger Platz, um sich auszudehnen und wieder zusammenzuziehen (oder wie Sie es wahrscheinlich ausdrücken würden: Ihre Bauchdecke kann sich dann beim Atmen nicht so gut heben und senken). Ihre inneren Organe sind zu eng in der Bauchhöhle zusammengepfercht – aneinandergepresst wie Pendler in einer U-Bahn zur Hauptverkehrszeit. Ein voller Magen drückt nach oben auf das Zwerchfell, was wiederum Druck auf die Lungen ausübt, sodass sie sich nicht richtig ausdehnen können. Es gibt Hinweise darauf, dass Schlafen auf der linken Seite den Druck auf den Magen verringern kann – eine gute Angewohnheit, wenn Sie mit vollem Magen schlafen gehen. Ansonsten ist Schlafen auf der rechten Seite jedoch besser für Ihr Herz.

Zweitens haben Sie höchstwahrscheinlich etwas gegessen, was Sie nicht so gut vertragen (auch wenn Ihnen das gar nicht bewusst war) und was bei Ihnen womöglich einen sauren Reflux oder gar Beklemmungen ausgelöst hat. Solche Nahrungsmittel können entspannend auf das Ventil wirken, das Speiseröhre und Magen voneinander trennt. Saure Lebensmittel reizen die Rachenschleimhaut, was zu saurem Reflux führt: einem Zustand, bei dem Speisebrei aus dem Magen nach oben in die Speiseröhre zurückfließt und bis in die Atemwege gelangt. (*Flux* ist das lateinische Wort für Fluss, und *Reflux* ist ein Fluss, der in die falsche Richtung geht.) Saurer Reflux kann so stark sein, dass er sogar das Postnasal-Drip-Syndrom verursacht – eine weitere wichtige Ursache für Schnarchen. Dabei handelt es sich um überschüssigen Schleim, der sich im hinteren Bereich der Nase und im Rachen ansammelt. Auch Milchprodukte, Weizen und Alkohol sind häufige Auslöser für diese übermäßige Schleimbildung.

Eine späte Mahlzeit führt zu saurem Reflux, der das Postnasal-Drip-Syndrom verursacht, was wiederum Husten und eine Reizung und Entzündung der Atemwege nach sich zieht. Husten ist eine weitere Hauptursache für Schnarchen – es kommt also tatsächlich alles zusammen. Falsches Essen plus falsches Timing ergeben einen schlechten Schlaf.

Vielleicht glauben Sie, keine Kontrolle über all diese Faktoren zu haben, die zu Ihrem schlechten Schlaf und Ihrem benebelten Zustand am nächsten Morgen geführt haben – aber das stimmt natürlich nicht. Vielleicht hätten Sie das Abendessen auf einen anderen Zeitpunkt legen können. Mit Sicherheit konnten Sie auch selbst entscheiden, was Sie gegessen haben (Wein? Kohlenhydrate? Käsesticks?). Und bestimmt – *ganz bestimmt* – konnten Sie an diesem Abend ins Bett gehen, wann Sie wollten. In diesem Fall wäre es ein kluger Kompromiss gewesen, ein bisschen später schlafen zu gehen und im Austausch für eine bessere Schlafqualität lieber ein bis zwei Stunden Ihrer Nachtruhe zu opfern: insgesamt weniger Schlaf, aber dafür eine höhere Schlafqualität – ein guter Tausch. Sie hätten auch ein schlafförderndes Präparat wie Melatonin, Magnesium oder 5-Hydroxytryptophan (5-HTP, auch unter dem Namen Oxitriptan bekannt) einnehmen können.

Schwerwiegendere, chronische Schlafprobleme wie eine obstruktive Schlafapnoe in den Griff zu bekommen, ist schon schwieriger. Diese potenziell lebensbedrohliche Schlafstörung tritt auf, wenn sich die Weichteile im Rachen zu sehr entspannen und die Atemwege blockieren. Schlafapnoiker wachen Dutzende Male pro Nacht keuchend oder würgend auf und schnarchen normalerweise so laut, dass ihr Bettpartner dabei kein Auge zutun kann. Außerdem ist ohrenbetäubendes Schnarchen alles andere als sexy, und früher oder später ergeht dann wahrscheinlich doch die unvermeidliche Aufforderung an den Schnarcher, in einem anderen Zimmer zu schlafen. Das kann eine Beziehung sehr stark belasten. Und zu allem Überfluss ist eine der Hauptnebenwirkungen der Schlafapnoe (neben Bluthochdruck und nächtlichem Schwitzen) der Verlust des sexuellen Verlangens.

Durch Fasten allein kann man eine Schlafapnoe nicht vollständig beheben. Wenn Sie unter dieser nächtlichen Atemstörung leiden, sollten Sie zunächst mal eine Schlafuntersuchung in einem seriösen Schlaflabor durchführen lassen und Ihr Problem mit einer Aufbissschiene, die den Unterkiefer nach vorn schiebt, oder vielleicht auch mit einem CPAP-Gerät behandeln lassen.[61] Doch da Fasten oft zu einer Gewichtsabnahme führt, kann es im Kampf gegen das krankhafte Schnarchen eine große Hilfe sein. Die häufigste Ursache für Schlafapnoe ist Übergewicht – vielleicht aufgrund von Fettablagerungen, die sich in den oberen Atemwegen ansammeln. Eine vor Kurzem an der Perelman School of Medicine der Universität von Pennsylvania durchgeführte Studie hat einen sehr ähnlichen Risikofaktor aufgedeckt: Menschen mit überschüssigem Zungenfett leiden überproportional häufig an Schlafapnoe.[62] Leider gibt es keine Möglichkeit, Fett aus der Zunge abzusaugen. Einige wissenschaftliche Untersuchungen legen nahe, dass Dronabinol – ein Cannabinoid, das vor dem Schlafengehen eingenommen wird – gegen Schlafapnoe helfen könnte. Doch eine Maßnahme, die mit hundertprozentiger Sicherheit funktioniert, ist Abnehmen. Wissenschaftlichen Untersuchungen zufolge führt eine Abnahme des Körpergewichts um 10 Prozent zu einem Rückgang der Schlafapnoe-Symptome um 20 Prozent.[63] Fasten ist also auch hier wieder die Rettung!

Eine weitere häufige Schlafstörung (wenn auch nicht so sehr in aller Munde wie die Schlafapnoe) ist das Restless-Legs-Syndrom. An diesem auch als Willis-Ekbom-Krankheit bezeichneten Syndrom der unruhigen Beine leiden rund 5 Prozent der Allgemeinbevölkerung und 10 Prozent aller Menschen über 65 Jahre.[64] Wie der Name schon sagt, führt dieses Syndrom zu unkontrollierbaren Beinbewegungen. Diese treten meist nachts auf und können die Qualität des Nachtschlafs sehr stark beeinträchtigen. Viele Menschen wissen nicht einmal, dass sie unter dem Restless-Legs-Syndrom leiden; sie spüren nur, dass ihre Schlafqualität zu wünschen übrig lässt und dass sie beim Aufwachen am nächsten Morgen oft müde sind.

Obwohl der Zusammenhang hier nicht so eindeutig ist wie bei der Schlafapnoe, scheint auch das Restless-Legs-Syndrom mit Fettleibigkeit zu korrelieren.[65] Außerdem gibt es Hinweise darauf, dass dieses Syndrom durch leichte Entzündungsprozesse und Störungen des Nervensystems ausgelöst werden kann, hervorgerufen durch Giftstoffe, Schwermetalle, Schimmelpilze im Wohnumfeld und den Verzehr von Lebensmitteln, auf die man allergisch reagiert. Wenn Sie unter solchen unruhigen Beinen leiden, gibt es eine einfache Methode, um festzustellen, ob Giftstoffe aus Ihrer Ernährung die Ursache dafür sind: Machen Sie ein Fastenexperiment. Fasten Sie einen Tag lang und gehen Sie dann schlafen. Wenn Ihre unruhigen Beine plötzlich wie durch ein Wunder geheilt sind, ist wahrscheinlich irgendein Bestandteil Ihrer Ernährung die Ursache dafür. Ich hatte früher ständig unruhige Beine – bis ich eines Tages entdeckte, dass diese Beschwerden verschwanden, wenn ich Lebensmittel wegließ, auf die ich empfindlich reagierte (beispielsweise solche, die viel Histamin, Lektine und vor allem Schimmelpilzgifte enthielten). Durch Fasten können Sie herausfinden, ob Ihre unruhigen Beine auf eine Nahrungsmittelunverträglichkeit oder auf irgendetwas anderes zurückzuführen sind.

Nein, Sie brauchen keinen Schlummertrunk

Apropos Giftstoffe: Jedes sinnvolle Programm zur Verbesserung Ihrer Schlafqualität und zu einer bewussten Ernährung sollte auch die Toxine berücksichtigen, die so viele Menschen wissentlich und offenbar sogar mit Begeisterung konsumieren.

Alkohol zu trinken macht Spaß; aber er ist eine Katastrophe für Ihre Gesundheit. Schon ein Gläschen Wein an mehreren Abenden pro Woche ruiniert Ihre Schlafqualität. Das werden Sie mit eigenen Augen feststellen, sobald Sie sich einen Oura-Ring oder ein Handgelenkmessgerät zur Dokumentation Ihres Schlafs anschaffen: Dann sehen Sie es schwarz auf weiß, auch wenn Sie noch so gern die Augen davor verschließen würden. Dr. Daniel Amen, ein bekannter Psychiater und Experte zum Thema Gehirngesundheit, hat 3-D-Scans der Gehirne von Menschen veröffentlicht, die an mehreren Abenden pro Woche ein Glas Wein trinken, und dabei eindeutige Störungen des Gehirnstoffwechsels festgestellt.

Ansonsten macht das Trinken von Alkohol tatsächlich Spaß – aber nur, solange man es offenen Auges tut. Wenn Sie etwas trinken möchten, gönnen Sie sich das teuerste alkoholische Getränk, das es gibt: Sie werden dann mehr Genuss davon haben und letzten Endes auch weniger trinken. Seien Sie sich dabei darüber im Klaren, dass Alkoholkonsum eine Unterbrechung Ihres Fastens bedeutet und dass Ihr Blutzuckerspiegel am nächsten Tag wahrscheinlich weniger stabil sein wird. Sie werden das intermittierende Fasten dann am nächsten Morgen noch dringender brauchen, aber es wird Ihnen schwerer fallen als sonst. Doch wir alle haben unsere Fehler und Schwächen, also trinken Sie ruhig – in Maßen – Alkohol. Denn Sie sollen weder unglücklich sein noch wie ein Asket leben.

Die vielleicht überraschendste Auswirkung von Alkohol ist, dass er eine Stressreaktion auslöst, die den Körper zur Ausschüttung von Schutzmolekülen (sogenannten Hitzeschockproteinen) veranlasst. Wenn Sie Ihre Freunde mit einem Argument für den Alkoholkonsum beeindrucken wollen – hier ist es: Alkohol führt zu einem kurzfristigen Anstieg der Körpertemperatur und erhöht dadurch die Produktion von Hitzeschockproteinen. Deshalb trugen Schneerettungshunde früher ein kleines Fässchen Schnaps um den Hals – um unterkühlten Menschen mithilfe von Alkohol einen schnellen Wärmeschub zu verschaffen. Dieser Effekt könnte die positive Korrelation zwischen leichtem bis mäßigem Alkoholkonsum und dem Herz-Kreislauf-Sterblichkeitsrisiko erklären, die in der bahnbrechenden Zutphen-Studie beobachtet wurde – einer Studie, die den Gesundheitszustand von 1373 Männern über einen Zeitraum von 40 Jahren verfolgte.[66] Doch leider wiegen die Nachteile des Alkoholkonsums trotzdem immer noch schwerer als die Vorteile, und Sie können Ihr Herz viel effektiver schützen, indem Sie einfach fasten. *So ist das leider.*

Während Sie fasten (oder sich bemühen, Entzündungsprozesse in Ihrem Körper einzudämmen), können Sie Alkoholarten konsumieren, die weniger Giftstoffe und weniger Zucker enthalten. Destillierte Getränke ohne Zusatzstoffe – Wodka, Tequila und Whiskey – sind bei Weitem die beste Wahl. An nächster Stelle kommt trockener französischer Weißwein und danach Rotwein. Das Schlimmste, was man seinem Körper antun kann, ist Bier.

Ich weiß schon: Alkoholtrinken bereitet den Menschen viel Vergnügen und ist tief in unseren sozialen Traditionen verankert. Nur leider beobachte ich immer wieder, dass sehr viele Menschen die wahren Auswirkungen von Alkohol beim Trinken nicht berücksichtigen. Denken Sie dabei vor allem an eine wichtige Tatsache: *Alkohol ist kein Schlafmittel.*

Trotz der alten Tradition, sich einen »Schlummertrunk« zu gönnen, werden Schlafstörungen durch abendlichen Alkoholkonsum nur noch schlimmer. Der Alkohol verhilft Ihnen zwar zu einem schnelleren Einschlafen; doch nach einem solchen Schlummertrunk sinkt man nicht in den tiefen REM-Schlaf (Rapid Eye Movement-Schlaf) mit seinen lebhaften Träumen, bei dem unser Gehirn sich erholt. Hinzu kommt: Wenn die Wirkung des Alkohols mitten in der Nacht nachlässt, gerät unsere Schlafarchitektur durcheinander. Ebenso wie große Mahlzeiten zu kurz vor dem Schlafengehen führt auch Alkoholkonsum zu Schlafstörungen, weil sich die Weichteile im Rachen dadurch entspannen und die oberen Atemwege dann womöglich sogar völlig verschließen. Alkoholkonsum zu kurz vor dem Schlafengehen kann zu Schlafwandeln, Sprechen im Schlaf und Gedächtnisproblemen führen.

Es gibt keine festen Regeln für den Alkoholkonsum während des Intervallfastens. Achten Sie jedoch immer darauf, zuerst Ihren Magen zu füllen. Mit anderen Worten: Nehmen Sie Ihre Kalorien nicht in flüssiger Form zu sich. Da sowohl Alkohol als auch Fasten den Flüssigkeitsbedarf des Körpers erhöht, sollten Sie den ganzen Tag über viel Wasser trinken – auch in den Stunden, in denen Sie *nicht* fasten. Letzten Endes geht es bei alldem um das Thema Gleichgewicht: Wenn Sie das Fasten zu einem Teil Ihres Lebensstils machen wollen, sollten Sie Extreme vermeiden. Trinken und essen Sie in Maßen und gehen Sie nicht zu streng mit sich selbst um, auch wenn Sie nicht immer perfekt sind.

Übrigens sollte ich an dieser Stelle vielleicht noch erwähnen, *dass Alkohol auch kein Hilfsmittel für besseren Sex ist.* Wenn Sie Ihr Sexualleben verbessern möchten, werden Sie dieses Ziel mit sehr viel höherer Wahrscheinlichkeit erreichen, indem Sie etwas für Ihre Schlafqualität tun und intermittierendes Fasten praktizieren. In einer Langzeitstudie zum Thema Fasten, die am Pennington Biomedical Research Center in Baton Rouge, Louisiana, durchgeführt wurde, erklärten 218 Menschen mit gesundem Gewicht (die also weder fettleibig waren noch an Essstörungen litten) sich bereit, ihre Kalorienzufuhr über einen Zeitraum von zwei Jahren um 25 Prozent zu reduzieren. Diejenigen, die Fasten als Methode zur Kalorienreduktion wählten, nahmen normalerweise ungefähr 7,5 Kilogramm ab. Außerdem erklärten diese Probanden, dass sie auch besser schliefen, glücklicher waren und ein befriedigenderes Sexualleben führten.[67]

Der Schlüssel zum Erfolg ist die richtige Lebensmittelauswahl während des Fastens. Wenn Sie sich in den Phasen des Nichtfastens eiweiß- und fettreich ernähren, wird Ihr Sexualtrieb wahrscheinlich zunehmen. Wenn Ihre Ernährung dagegen ein Defizit an gesunden Eiweißen und Fetten aufweist – oder wenn es sich dabei tatsächlich um die bereits erwähnte Cola-und-Chips-Diät handelt –, kann Ihnen trotzdem eine Flaute im Schlafzimmer drohen. Wie ich immer wieder sage: Intermittierendes Fasten hilft Ihnen unabhängig von der Art Ihrer Ernährung weiter – aber auch die positiven Auswirkungen dieser Fastenmethode sind nicht unbegrenzt.

Intermittierendes Fasten hat einen starken Einfluss auf den Testosteronspiegel, der dadurch um ganze 180 Prozent ansteigt. Auch der Spiegel des luteinisierenden Hormons (einer Testosteron-Vorstufe) erhöht sich um 67 Prozent. (Längere Fastenkuren haben jedoch genau den entgegengesetzten Effekt: Dreitägiges oder noch längeres Fasten kann den Testosteronspiegel senken.[68]) Außerdem erhöht der bereits erwähnte niedrigere Insulinspiegel – einer der Hauptvorteile des Fastens – den Testosteronspiegel. Das wiederum hat drastische Auswirkungen auf eine gesunde Erektionsfähigkeit. Eine andere interessante Studie, die während des islamischen heiligen Monats Ramadan durchgeführt wurde, hat gezeigt, dass intermittierendes Fasten auch den Spiegel eines Hormons namens Adiponektin erhöht, das Sie insulinempfindlicher macht, wodurch Ihr Testosteronspiegel ebenfalls steigt.[69]

Mit dem intermittierenden Fasten gehen allerdings auch ein paar Faktoren einher, die die Sache ein bisschen komplizierter machen: Ghrelin, das »Hungerhormon«, das den Appetit anregt, motiviert uns nämlich gleichzeitig auch dazu, nach einem Partner zu suchen und Sex zu haben. Ein höherer Ghrelinspiegel korreliert normalerweise mit einem stärkeren Sexualtrieb, doch bei einem niedrigeren Ghrelinspiegel nimmt das sexuelle Verlangen ab – zumindest bei Labormäusen. Eine Modifikation Ihres Fastens, um Ghrelin-induzierte Hungergefühle zu reduzieren, könnte Ihren Sextrieb also ein bisschen dämpfen. Obwohl nur wenige Männer oder Frauen über eine Abnahme ihres sexuellen Verlangens aufgrund von intermittierendem Fasten klagen, werden die meisten Menschen bei mehrtägigen Fastenkuren doch weniger Interesse an Sex haben.

Abgesehen von diesen rein physiologischen Faktoren hat Selbstbewusstsein einen der größten Einflüsse auf Ihr sexuelles Verlangen und Ihren Sexappeal. Zu viel Körperfett senkt den Testosteronspiegel und vermindert das sexuelle Verlangen, und es nagt zweifellos auch an Ihrem Selbstvertrauen. Mein altes 150-Kilo-Ich kann das bezeugen. Durch eine Kombination aus Fasten, gutem Schlaf und einem vernünftigen Schlaf-Wach-Rhythmus wird Ihr Körperfett abnehmen, Ihr Testosteronspiegel und Ihr Somatropinspiegel werden steigen, und Ihr Sexualtrieb ebenfalls.

Letztendlich wollen wir alle uns in unserer Haut wohlfühlen. Wir möchten unser Leben unter Kontrolle haben und unser volles Potenzial ausschöpfen oder zumindest auf dem Weg dorthin sein. Durch Fasten und Schlaf können wir diese Ziele erreichen.

Ihre Schlafmission

Selbst wenn Sie sich gesund ernähren, auf Alkohol verzichten, sich zu bestimmten Zeiten von elektronischen Geräten fernhalten und auch sonst auf eine gute Schlafhygiene achten, werden Sie trotzdem hin und wieder eine unruhige Nacht erleben. Das ist völlig normal. Mit dem Schlaf ist es genauso wie mit dem Fasten: Sinnvolle Veränderungen und Verbesserungen stellen sich nicht sofort ein. Schließlich führen Sie nebenbei auch noch ein ganz normales Leben mit Freunden, Familie, Arbeit und vielen anderen Faktoren, die Ihnen Sorgen machen und Sie vom Einschlafen abhalten können. Also nehmen Sie sich für die Umstellung auf einen besseren Schlaf ruhig Zeit. Ein zu hoher Erwartungshorizont ist kontraproduktiv, denn er kann Ihren Stress noch verschlimmern.

Genauso wie wir auf das Gefühl programmiert worden sind, dass man verhungert, wenn man nichts isst, haben die meisten Menschen auf einer tiefen, unbewussten Ebene so große Angst davor, müde zu sein, dass auch das wiederum neue Ängste verursacht. Deshalb sollte man das alles möglichst gelassen sehen: Essen und Schlaf sind tatsächlich lebensnotwendig, aber wahrscheinlich sind Sie viel belastbarer, als Sie denken.

Eine der Übungen, denen Navy SEALs sich bei ihrer Ausbildung unterziehen müssen, ist Schlafentzug: Sie dürfen zehn Minuten lang schlafen, dann weckt ihr Ausbilder sie wieder, und sie müssen aufstehen, sich einen Rucksack auf den Rücken schnallen und einen Dauerlauf machen. Das Ziel dieser Übung besteht darin, den jungen Soldaten klarzumachen, dass sie das schaffen können, auch wenn sie erschöpft sind. Im Militärjargon bezeichnet man das als Schlafkonditionierung: Sie trainieren Ihren Körper, auch in unausgeschlafenem Zustand und entgegen Ihrem zirkadianen Rhythmus gute Leistungen zu erbringen. Auch Ärzte in der Notaufnahme machen eine solche Schlafkonditionierung durch. Meine Frau ist als Notfallärztin tätig, deshalb kenne ich mich damit sehr gut aus. Von Beginn ihrer Facharztausbildung an müssen solche Ärzte Schlafentzug ertragen – so lange, bis sie lernen, aus dem Schlaf zu erwachen und ihr Gehirn blitzschnell einzuschalten, damit sie sofort ein Menschenleben retten können. Schlafentzug über längere Zeiträume tut der Gesundheit zwar nicht gut (schließlich kann man an Schlafmangel wie gesagt eher sterben als an Nahrungsmangel); doch durch dieses Training entwickeln die Ärzte das Selbstvertrauen, das sie brauchen, um ihren Job mit erstaunlich wenig Schlaf zu bewältigen. Dadurch nimmt ihre Angst vor Müdigkeit ab, doch leider zeigt es auch, dass Schlafmangel zu höheren Fehlerquoten führt. Deshalb sollten Ärzte unbedingt auf einen gesunden Schlaf-wach-Rhythmus achten.

Sie sind in Ihrer Mission zur Selbstverbesserung sowohl der ärztliche Retter als auch der Elitesoldat und sollten diese Aufgabe mit dem gleichen Selbstbewusstsein angehen. Seien Sie auf Schlafstörungen gefasst und halten Sie sich vor Augen, dass diese Ihnen nicht mehr schaden müssen als Hunger – zumindest auf kurze Sicht. In den ersten Tagen einer längeren Fastenkur sollten Sie damit rechnen, nachts öfter aufzuwachen. Beim ersten Mal wird Ihr Leben dadurch vielleicht schon ein bisschen durcheinandergeraten: Sie werden am nächsten Morgen müde aufwachen und nicht wissen, wie Sie den Tag überstehen sollen. Ihr manchmal ziemlich irrational denkendes Gehirn wird Ihnen nicht glauben, dass Ihr Körper durch die Freisetzung von Ketonen und die Ausschüttung von genügend Cortisol und Adrenalin sehr bald das Gefühl haben wird, vor Energie zu strotzen, sodass Sie sich vielleicht tatsächlich wie neugeboren fühlen.

Genau wie beim Hunger kann sich auch bei Schlafunterbrechungen durch längeres Fasten eine dumme, sorgenvolle Stimme in Ihrem Kopf zu Wort melden. Ignorieren Sie diese Stimme – oder besser gesagt: Bringen Sie sie zum Schweigen. Es ist überhaupt nicht schlimm, hin und wieder nur vier Stunden Schlaf zu bekommen. Ich habe mein Bulletproof-Unternehmen gegründet, während ich auf Vollzeitbasis eine führende Position in einem großen Unternehmen innehatte und deshalb höchstens vier Stunden Schlaf pro Nacht bekam. Gleichzeitig praktizierte ich auch noch intermittierendes Fasten und entwickelte die Bulletproof-Diät. Ich nutzte das Fasten, um meine Schlafdefizite auszugleichen, und hielt meinen zirkadianen Rhythmus mithilfe von Schlafhygiene-Hacks so gut wie möglich auf dem richtigen Kurs. Auf all diese Hilfsmittel können auch Sie zurückgreifen.

Genießen Sie eine ganze Nacht Schlaf, wenn Sie können – und wenn nicht, entspannen Sie sich und nehmen Sie das alles nicht so ernst. Schließlich arbeiten Sie gerade daran, sich und Ihr Leben besser in den Griff zu bekommen. Das werden Sie niemals schaffen, wenn Sie herumschreien oder -brüllen. Wenn diese dumme Stimme in Ihrem Kopf Sie also anbellt – »Das ist zu schwierig, das dauert zu lange, ich bin zu müde, ich habe zu großen Hunger, das funktioniert nicht« –, dann bellen Sie nicht zurück, sondern denken Sie einfach an Ihre Mission. Sie schaffen das schon!

6

FASTEN FÜR MEHR KÖRPERLICHE KRAFT UND FITNESS

Als ich am dritten Tag meiner Visionssuche aufwachte, verfolgten die grauenhaften Schlangenträume, die ich in der Nacht gehabt hatte, mich in Gedanken immer noch. Instinktiv suchte ich meinen Körper nach Bissspuren ab und untersuchte auch den staubigen Boden um mich herum, der jetzt von den hellen Strahlen der Morgensonne beleuchtet wurde. Doch zum Glück waren weit und breit keine Schlangenspuren zu sehen. Ich lebte immer noch und fing an, mich an das Gefühl der Einsamkeit und meines inzwischen auf wundersame Weise verringerten Hungergefühls zu gewöhnen – zumindest zeitweise.

Von irgendwoher in meinem Unterbewusstsein stieg die Erinnerung an ein Zitat des stoischen Philosophen Marc Aurel in mir auf: »Wenn dich irgendetwas in der Außenwelt betrübt, so ist dein Leiden nicht auf die Sache selbst zurückzuführen, sondern auf deine Einschätzung derselben; und diese Einschätzung kannst du jederzeit revidieren.« Marc Aurel ist uns besser als römischer Kaiser in Erinnerung, der von 161 bis 180 nach Christus regierte. Die Hollywood-Fantasie, die immer alles auf die Spitze treibt, machte ihn in dem Film *Gladiator* kurzerhand zum Bösewicht. Während seiner Herrschaftszeit verfasste Marc Aurel aber auch ein paar Essays, die von der stoischen Philosophie geprägt sind und viele wertvolle Erkenntnisse beinhalten.

Sie wurden in dem Meisterwerk *Selbstbetrachtungen* in Buchform zusammengefasst; dort bin ich auf dieses Zitat gestoßen.

Aus Sicht der stoischen Philosophie sind Emotionen wie Angst und Neid falsche, oberflächliche Eindrücke von der Welt. Ein Weiser (oder ein Schamane?), der zu moralischer und geistiger Erleuchtung gelangt ist, sollte über den Tellerrand solcher Emotionen hinausschauen können, sodass sie keine Macht mehr über ihn haben. Dann kann dieser Mensch ein tugendhaftes Leben führen, und das ist für Marc Aurel die höchste Form des Guten und des Glücks. Ich hielt mich in jenem Augenblick zwar nicht für besonders tugendhaft, doch zumindest stieg in mir ein erster Schimmer der Erkenntnis auf, was es bedeuten würde, diese Emotionen zu überwinden, die mich innerlich auffraßen. Leider spürte ich auch immer noch sehr deutlich die physischen Grenzen meines Körpers.

Zu diesem Zeitpunkt befand ich mich in einem veränderten Bewusstseinszustand, was vor allem daran lag, dass ich zum ersten Mal in meinem Leben über längere Zeit keine Nahrung zu mir genommen hatte. Außerdem schlief ich in einer Höhle, die schon seit Jahrhunderten, wenn nicht gar Jahrtausenden für spirituelle Zeremonien genutzt wird. Wenn Sie noch nie länger als einen Tag gefastet haben, wird Ihr Körper Ihrem Gehirn zehnmal pro Minute Gedanken ans Essen eingeben, damit Sie sich, sobald irgendetwas zu essen in Reichweite ist, *nur einen kleinen Bissen* davon gönnen. Und wenn Ihre Willenskraft siegt (oder wenn einfach kein Essen griffbereit ist, das Sie in Versuchung führt), wird Ihr Körper richtig wütend. Dann erdröhnt in Ihrem Kopf wieder diese böse Stimme: »Wie kannst du es wagen, mich zu ignorieren! Weißt du denn nicht, wer ich bin? Denk an den Kuchen! Du wirst sterben, wenn ich nichts zu essen bekomme. Riechst du diese leckeren Schokoladenkekse?« Ich weiß noch, dass ich damals, als ich in Albuquerque aufwuchs, Klapperschlangenfleisch gegessen habe; und als ich in Peking unterwegs war, hätte ich sogar einmal beinahe gebratene Skorpione probiert. Das waren damals die einzig verfügbaren Nahrungsmittel. Trotzdem war ich froh, den Eiweißriegel kurz vor meiner Reise in die Höhle nicht in meine Tasche geschmuggelt zu haben. Denn meine innere Stimme hätte ganz bestimmt über meine Willenskraft gesiegt, und ich hätte ihn trotz aller guten Vorsätze gegessen.

Da ich früher dick war, kannte ich diese Stimme gut. Es ist dieselbe Stimme, die jedes Mal meine Bemühungen um eine Gewichtsabnahme sabotierte, wenn ich mir 10 oder 15 Kilogramm heruntergehungert hatte, sodass ich anschließend sofort wieder zunahm. Es ist die Stimme, die meine Willenskraft untergrub und wegen der ich bei jeder Diät scheiterte, die ich je ausprobiert habe. Und weil ich wusste, welche Macht diese innere Stimme über mich hatte, war mir klar, dass mir nichts anderes übrig blieb, als mich allein in eine Höhle ohne Essen zurückzuziehen, weil die Stimme dann nicht gewinnen konnte, auch wenn sie mich noch so laut anschrie. Ich versuchte, dieser inneren Stimme mit Vernunft zu antworten, und berief mich dabei auf das Zitat von Marc Aurel. »Hinter diesem Hungergefühl steckt kein echtes Bedürfnis, sondern nur Angst«, sagte ich mir. In Wirklichkeit kann man sehr lange ohne Essen auskommen. Normalerweise stirbt man erst, wenn man drei Monate lang nichts gegessen hat.

Meine innere Stimme log mich an, und ich wusste es. Egal, was Ihr Körper Ihnen einzureden versucht – es stimmt einfach nicht. Ich konnte diese Stimme also getrost ignorieren und mich weiterhin um mein besseres Ich bemühen. Ich schwor mir, jetzt erst recht Macht über diese innere Stimme meines Hungers zu gewinnen. Aber meine Visionssuche war noch lange nicht vorbei. Die Stimmen in unserem Kopf, die uns anlügen, geben nicht so leicht auf. Immerhin wollten sie mich sogar davon überzeugen, dass ich Schokoladenkekse roch, und das in einer einsamen Höhle mitten in der Wüste …

Erlangen Sie die Macht über Ihre Elektronen

Ich möchte, dass Sie dieses Kapitel mit standhaftem Herzen, unbestechlichem Verstand und Wahrheitsliebe lesen. Machen Sie sich die Philosophie Marc Aurels[70] zu eigen (und zwar seine stoische Weltsicht und nicht die Ausführungen, in denen es um die vielen Schlachten und darum geht, wie die Christen den Löwen vorgeworfen wurden, nachdem man sie vorher ausgehungert hatte, damit sie besonders blutrünstig wurden …). Ich möchte, dass Sie die innere Kraft entwickeln, sich genau anzuschauen, was auf Ihrem Teller liegt (oder auch nicht), und damit zufrieden zu sein. Sie sollen wissen, dass Sie stärker sind als Ihre Ängste und Ihr Verlangen – dass Ihr Geist und Ihr Körper voller ungenutzter Fähigkeiten stecken. Sie sollen wissen, dass Sie in der Lage sind, auf nüchternen Magen Sport zu treiben und klüger, schneller und stärker aus dieser Herausforderung hervorzugehen.

Seit unseren Anfängen vor 300 000 Jahren, als *Homo sapiens* die jüngste menschenähnliche Spezies in Afrika war, bis in die Gegenwart hinein war Kraft für uns Menschen eine sehr wichtige Eigenschaft. Nur so konnten wir in der Wildnis überleben. Rein körperliche Kraft ist für die meisten Menschen heute zwar keine Frage von Leben und Tod mehr; aber fit und aktiv zu sein, ist trotzdem immer noch ein Maßstab für unsere Fähigkeit, Erfolg zu haben und das, was wir tun, zu genießen. Diese wichtige Bedeutung der Kraft beginnt bereits auf subzellulärer Ebene. Das ultimative Kriterium für diese Kraft ist die Frage, wie viele Elektronen Ihr Körper möglichst schnell herbeischaffen kann. Beim Fasten wird Ihr Körper also zuallererst seine schwachen Zellen eliminieren und mithilfe eines Prozesses namens *mitochondriale Biogenese* mehr Mitochondrien (Stoffwechselkraftwerke) in Ihren Zellen entstehen lassen.

Dieses »zelluläre Fitnesstraining« ist die elementarste und wichtigste Art von Kraft, die man als Mensch haben kann. Wenn Sie fasten, nimmt Ihre Fähigkeit zur Erzeugung chemischer Energie zu. Dank dieser gesteigerten Effizienz kann Ihr Körper noch mehr Treibstoff verbrennen und noch mehr Energie erzeugen. Es ist so, wie wenn Sie in Ihrem Auto das Gaspedal durchdrücken: Wie schnell können Sie diese Kraft auf die Reifen bringen? Zuallererst einmal brauchen Sie dazu einen starken Motor. Als Nächstes müssen Sie dafür sorgen, dass alle Subkomponenten, die diese Kraft vom Motor über das Getriebe bis zu den Reifen bringen, ebenfalls stark sind.

Genauso ist es auch beim Fasten. Vor allem intermittierendes Fasten stärkt Ihre Fähigkeit zur Energieproduktion – angefangen bei den Mitochondrien bis hin zu Muskelzellen, Neuronen, Organen und Ihrem Körper als Ganzem. Wenn Sie auf subzellulärer Ebene stärker werden, bauen Sie Ihre Kraft von innen heraus auf. Das Endergebnis ist, dass Sie auch insgesamt *als Mensch* stärker und leistungsfähiger werden.

Fasten stärkt Sie aber auch insofern, als es Sie darauf trainiert, keine Energie zu verschwenden. Letztendlich wird alles, was Sie denken und tun, durch die Bewegung von Elektronen von einem Molekül zum anderen ermöglicht. Angst und andere negative Emotionen verbrauchen Elektronen. Sie lenken Ihre Energie auf unproduktive Gefühle und Handlungen. Auch Willenskraft verbraucht Elektronen; also sollten Sie sie so effizient wie möglich einsetzen. Betrachten Sie Ihre Willenskraft als eine Art geistigen Muskel: Man kann sie trainieren. Sie können Ihre Willenskraft so sehr stärken, dass Sie fasten lernen und es Ihnen sehr viel leichter fällt, zu Ihrem Verlangen nach Muffins, Kartoffelchips oder sonstigem Junkfood Nein zu sagen. Sobald Sie diese physischen Impulse besser in den Griff bekommen, nehmen sie weniger Energie in Anspruch. Das wiederum heißt, Sie verschwenden dann weniger Energie auf Gefühle der Angst und Unsicherheit und müssen somit auch weniger Energie in Ihre Willenskraft investieren. All diese Veränderungen machen Sie stärker und leistungsfähiger. Es ist ein ungeheuer befreiendes Gefühl, wenn Sie Ihrem Hunger ins Gesicht lächeln, anschließend ins Fitnessstudio gehen und die doppelte Trainingsleistung aus Ihrem Körper herausholen können, weil Sie ihn darauf trainiert haben, sich etwas abzuverlangen.

Dieses zelluläre und mentale Training verbessert alles an Ihnen – von Ihrer Spiritualität über Ihre Resilienz bis hin zu Ihrer emotionalen Verfassung und körperlichen Belastbarkeit. Das Ziel besteht in dem Bewusstsein, dass Sie alles bewältigen können, womit das Leben Sie konfrontiert. Was das im Einzelnen bedeutet, können nur Sie selbst wissen. Doch unabhängig davon, womit Sie in Ihrem Leben zu kämpfen haben oder was Sie erreichen möchten, wird das Fasten Sie diesem Ziel auf jeden Fall näher bringen. Durch Fasten können Sie sich beweisen, dass Sie in der Lage sind, Ihr Leben unter Kontrolle zu bekommen. Durch Fasten und körperliche Aktivität werden Sie stärker; und wenn Sie beides richtig angehen, hat es einen synergistischen Effekt auf Ihren Körper und Ihre Gesundheit.

Aber vorher müssen Sie Ihre Vorstellungen von körperlicher Aktivität und Essen vielleicht erst mal von Grund auf verändern.

So finden Sie zu einem ausgewogenen Zuckerstoffwechsel

Meine Beziehung zu körperlicher Aktivität besteht inzwischen schon seit vielen Jahren und entwickelt sich immer noch weiter. Als ich in meiner Pubertät anfing, zuzunehmen, glaubte ich tatsächlich, durch Sport allein wieder gesund und schlank werden zu können. Das ist ein Trugschluss, dem schon viele Menschen erlegen sind. Ich habe in meiner Jugend 13 Jahre lang Leistungsfußball gespielt. Dann fuhr ich Langstreckenradrennen mit Mountainbike und Rennrad, nahm an ein paar Wettkämpfen teil und absolvierte mehrere 160-Kilometer-Radrennen. Damals war ich erst 13 oder 14 Jahre alt und schreckte vor keiner Anstrengung zurück. Trotzdem wurde ich dick und hatte das Gefühl, versagt zu haben.

Doch irgendwie hat sich die ganze Mühe trotzdem gelohnt. Ich genoss das Training und die Disziplin und zwang mich dazu, immer schneller und immer weitere Strecken zu fahren. Aber ich nahm trotzdem weiterhin zu. In meinem Körper passierten Dinge, die ich einfach nicht verstand.

Immer wenn man Ausdauersport betreibt – zum Beispiel einen Dauerlauf oder eine Fahrradtour von mindestens einer Stunde oder sogar ein langes Fußballspiel, bei dem man ständig auf dem Feld hin und her rennt –, geht dem Körper irgendwann der Treibstoff aus. Damals tat ich, was alle anderen Sportler in solchen Fällen tun: Ich füllte meine Wasserflasche mit zuckerhaltigen »Sportgetränken«, um mich zu stärken und besser durchhalten zu können. Ich aß eine Banane mit ein bisschen Salz oder nahm Elektrolyte und jede Menge zuckerhaltiges Zeug zu mir, um meinen Körper mit dem nötigen Brennstoff zu versorgen.

Ich hatte auch genug über dieses Thema gelesen, um zu wissen, dass man am Abend vor einer großen körperlichen Anstrengung viele Kohlenhydrate zu sich nehmen sollte. Damals, in den 1980er-Jahren, war es gang und gäbe, diese heute als »Carboloading« bekannte Strategie anzuwenden: Man aß eine riesige Menge Brot und Nudeln, um die Muskeln mit Glykogen aufzufüllen, das dem Körper dann als Brennstoff diente. Wenn man das nicht tat, so hieß es, konnte einem etwas passieren, was man als »Hungerast« bezeichnet und was jeder Ausdauersportler kennt – dieses furchtbare Gefühl, wenn Ihren Muskeln der im Körper gespeicherte Zucker ausgeht: Man wird zitterig, und es wird einem übel. Man kann nicht mehr richtig denken; das Gehirn schaltet sich ab, und man möchte sich am liebsten zu einer Kugel zusammen-rollen wie ein Embryo. Man fühlt sich völlig leistungsunfähig. Und das ist keineswegs nur eine Illusion. Wenn Sie noch nie gefastet oder noch keinen flexiblen Stoffwechsel entwickelt haben, werden Sie diesem Hungerast bestimmt nicht entgehen; und das Einzige, was Ihren Körper dann wieder in Gang bringen kann, ist Zucker. Denn er erkennt nun mal keine andere Brennstoffquelle, und es dauert ungefähr vier Tage, bis der Körper von selbst anfängt, Ketone zu produzieren, wenn Sie genau zu diesem Zeitpunkt mit dem Fasten beginnen.

Selbst wenn Sie versuchen würden, sich anstelle von Sportgetränken ein saftiges Steak zu gönnen (vorausgesetzt, Sie könnten mitten auf einer 160 Kilometer langen Radtour irgendwo ein Steak auftreiben), würde das gegen Ihren Hungerast nicht hel-fen. Wenn Ihr Körper bisher darauf trainiert war, seine Energie aus Zucker zu bezie-hen, wird er irgendeinen Weg finden, sich diesen Zucker zu beschaffen. Wenn Sie ein Steak essen, wird Ihr Stoffwechsel dieses Eiweiß in Zucker umwandeln. Und was noch schlimmer ist: Bei dem »schmutzigen« Umwandlungsprozess von Eiweiß in Zucker entstehen in Ihrem Körper entzündungsfördernde Nebenprodukte und jede Menge Ammoniak. Natürlich wird es Ihnen irgendwann wieder besser gehen – aber nur so lange, bis Ihren Muskeln das nächste Mal das Glykogen ausgeht. Außerdem werden all diese Giftstoffe und Entzündungsprozesse Ihren Körper im Lauf der Zeit stressen und auslaugen.

Inzwischen gibt es bessere Methoden, um seinen Körper beim Sport gut mit Brennstoff zu versorgen: zum Beispiel Honig-Gels, Energie-Gels und Energie-Kau-bonbons. Honig ist eine zuckerreiche Energiequelle, die Ihre Muskeln mit Glykogen versorgt und Ihrem Körper so einen sofortigen Energieschub liefert. Energie-Gels und Energie-Kaubonbons enthalten normalerweise Maltodextrin, ein Polysaccharid-Mo-lekül, das einen noch höheren glykämischen Index hat, Ihren Blutzuckerspiegel also noch schneller in die Höhe treibt als Zucker. Doch auch diese Produkte haben gewisse Nachteile. Maltodextrin wird aus Mais, Reis, Kartoffelstärke oder manchmal auch aus Weizen gewonnen, was zu Zellentzündungen führen kann. Die Wirkung aller drei Produkte beruht auf einer Aufladung Ihrer Energiespeicher durch Zucker oder zuckerähnliche Produkte. Auch in den neuesten Energydrinks sind Unmengen von Zucker enthalten. Wann immer Sie Zucker oder Kohlenhydrate zu sich nehmen, füllt Ihr Körper seine Glykogenspeicher rasch wieder auf. Das ist eine schnelle Lösung.

Doch wenn Sie zu viel Zucker zu sich nehmen, werden Sie andere Probleme bekommen. Ihr Körper kann Glykogen an zwei Orten speichern: in der Leber, wo es schnell verfügbar ist und bevorzugt vom Gehirn genutzt wird, und in den Muskeln. Für jedes Gramm Glykogen, das Ihr Körper speichert, lagert er ungefähr 3 Gramm Wasser ein. Deshalb sieht man, wenn man viel Zucker und viele Kohlenhydrate zu sich nimmt, immer ein bisschen aufgedunsen aus. Biertrinker kennen dieses Phänomen. Ihr Körper hat dann zwar genügend Energie, und Sie fühlen sich gut; aber Sie haben keine richtige Kraft aufgebaut, sondern Ihrem Körper lediglich eine kurzfristige Energiespritze verabreicht.

Das können Sie besser – oder zumindest *werden* Sie es bald besser können.

Bauen Sie Ihre Körperkraft von der Molekülebene her auf

Durch Fasten können Sie Ihren Stoffwechsel stärken. Eine der einfachsten Möglichkeiten dazu besteht darin, Ihr Verlangen nach Zucker zu überwinden. Manche Menschen vergleichen Zucker sogar mit Kokain, denn er macht süchtig. Beide Substanzen geben Ihnen einen vorübergehenden Dopamin- und Energieschub, und beide sind weiß und pulverförmig. Bei diesem Vergleich handelt es sich zwar um eine grobe Vereinfachung, aber es steckt doch ein Körnchen Wahrheit darin.

Um es ganz klar zu sagen: Kein Mensch schnupft Zucker so wie Kokain; und es gibt auch keine Zuckerschmuggler-Mafia, die ihn für 60 Dollar pro Gramm verkauft – oder was auch immer ein Gramm Kokain kosten mag. (Um solche Dinge kümmere ich mich normalerweise nicht.) Aber wenn man liest, wie das National Institute on Drug Abuse die Auswirkungen von Kokainkonsum beschreibt, fallen einem doch gewisse Ähnlichkeiten zur Wirkung von Zucker auf: »Schon kleine Mengen Kokain versetzen den Konsumenten normalerweise in einen Zustand der Euphorie; er ist dann energiegeladen, gesprächig [und] geistig wach … Außerdem verringert Kokain vorübergehend das Bedürfnis nach Nahrung und Schlaf.« Zu den unerwünschten Nebenwirkungen gehören Herzrasen, Reizbarkeit, Krampfanfälle, Schlaganfall und Koma. Auch Zucker hat solche Auswirkungen – sie sind nur weniger ausgeprägt und fallen daher nicht so sehr auf.

Und genau wie Kokainsüchtige nicht ohne ihren Koks leben können, sind auch Zuckersüchtige von ihrem weißen Pulver abhängig. Viele Menschen halten es ohne

Zucker nicht aus. Die sozialen Folgen dieser Sucht zeigen sich besonders deutlich an unserem Verhalten beim Sport: Immer wenn Sie beim Training ein bisschen müde werden, nehmen Sie wahrscheinlich etwas Zucker zu sich. Und auch wenn Sie nicht trainieren, gönnen Sie sich vielleicht trotzdem immer wieder ein bisschen Zucker. Die schnelle Bereitstellung von Treibstoff für unseren Körper und unser Gehirn ist zu unserer wichtigsten Stoffwechselstrategie geworden. Die Empfehlung, am Abend vor einer Ausdauerleistung (beispielsweise einer langen Radtour) Kohlenhydrate zu sich zu nehmen, hat zwar durchaus ihre Berechtigung. Aber das Leben ist nun mal kein Radrennen, und die besten Rennfahrer von heute starten nicht mit Zucker, sondern mit Ketonen in ihren Wettkampf! Wenn Sie sich für den Rest Ihres Lebens jeden Tag wie ein Ausdauersportler aus den 1980er-Jahren ernähren, wird dieser viele Zucker Ihrem Körper schaden und ihn auf die Dauer schwächen.

Und nun wollen wir uns einmal überlegen, wie Sie Ihren Körper stattdessen stärken können. Wie wäre es, wenn Sie sich darauf trainieren würden, mühelos von Zucker- auf Fettverbrennung umzuschalten? Für die meisten Leute, die regelmäßig ins Fitnessstudio gehen, hört sich das wahrscheinlich ziemlich verrückt an. Zucker ist Energie. Fett ist *keine* Energie. Wie soll man dann ein hochintensives Training mit Fett durchhalten? Doch auch mit Fett als Brennstoff kann man intensiv trainieren. Und wenn Ihr Körper auf Fettverbrennung umschaltet, passieren ein paar sehr interessante Dinge.

Fettmoleküle enthalten nämlich mehr Energie als Kohlenhydratmoleküle. Außerdem wirken gesunde Fette entzündungshemmend, was vor allem beim Sport wichtig ist. Denn Sport hat von Natur aus eine entzündungsfördernde Wirkung. Körperliche Anstrengung strapaziert Ihre Muskelzellen und setzt eine Entzündungsreaktion in Gang. Deshalb schmerzen Ihre Muskeln nach einem harten Training. Und wenn man sich die Entzündungsmarker im Blut von jemandem anschaut, der gerade einen Marathon gelaufen ist oder bis zur Erschöpfung trainiert hat, erkennt man deutliche Anzeichen für einen Entzündungsprozess.

Das ist nicht unbedingt ein Problem. Entzündungen sind ein ganz normaler, produktiver Aspekt des Trainings. Während des Erholungszyklus, in dem diese Entzündung wieder abheilt und Ihre Muskeln sich auf zellulärer Ebene reparieren, wird der Körper stärker. Als Nebenprodukt dieses Reparaturprozesses entsteht Muskelmasse. Andererseits hält die Einnahme entzündungshemmender Medikamente (oder sogar ein einfaches Eisbad) diesen Heilungsprozess auf und verhindert den Muskelaufbau. Selbst wenn Ihnen am Tag nach einem harten Training alles weh tut, ist es besser, kein Ibuprofen zu nehmen: Denn dieses Medikament hat einen entzündungshemmenden Effekt und wirkt somit eigentlich einigen Ihrer Trainingsziele entgegen. Lassen Sie Ihre körpereigenen Reparaturmechanismen lieber so arbeiten, wie sie sich im Lauf der Evolution entwickelt haben – dann repariert Ihr Körper sich nicht nur selbst, sondern geht gleichzeitig auch noch gestärkt aus diesem Prozess hervor.

Wenn Sie diese positiven Mechanismen *wirklich* unterstützen wollen, verzichten Sie auf Zucker und verwenden Sie stattdessen lieber entzündungshemmende Fette als Brennstoffquelle. Damit bringen Sie Ihren körpereigenen Heilungs- und Stärkungsprozess auf Hochtouren: Sie bekommen mehr Energie und leiden gleichzeitig weniger unter Entzündungen. Soweit ich weiß, war ich einer der Ersten, die gesagt haben, dass es möglich ist, einen Ironman-Triathlon im Zustand der Ketose zu absolvieren, wenn man seinen Körper hauptsächlich mit aus Fett gewonnenen Ketonen betreibt. Aber ich habe auch gesagt, dass es dumm ist, so etwas zu tun; denn es wirkt sich negativ auf Ihren Stoffwechsel aus. Und ich habe auch einen Beweis dafür: Ich darf an dieser Stelle zwar keine Namen nennen, aber ich habe mit dem Arzt von jemandem gesprochen, der einen kompletten Ironman – fast 4 Kilometer Schwimmen, 180 Kilometer Radfahren und einen 42-Kilometer-Marathon – im Zustand der Ketose absolviert hat. Wie ich vorausgesagt hatte, waren die Ergebnisse seiner anschließenden Laboruntersuchungen eine absolute Katastrophe. Überall zeigten sich Entzündungsprozesse. Sein Stoffwechsel war ein totales Chaos. Aber Ketone und Kohlenhydrate zur gleichen Zeit? Diese Mischung wirkt wie Raketentreibstoff! Genau das empfehle ich Ihnen.

Mit diesem Buch möchte ich Ihnen helfen, beim Fasten die richtigen Entscheidungen zu treffen, und nicht, es damit bis zu schädlichen Extremen zu treiben. Denn dass man etwas tun *kann*, heißt noch lange nicht, dass man es auch tun *sollte*. Das gilt nicht nur für das Leben im Allgemeinen, sondern vor allem auch für das Fasten. Es ist nicht Ihr Ziel, zu leiden oder bis an Ihre absoluten Grenzen zu gehen, sondern besser, energiegeladener und selbstbewusster, also rundum stärker zu werden.

Ein wichtiges Element eines starken Stoffwechsels ist seine Flexibilität, nämlich die Fähigkeit Ihrer Zellen, schnell und einfach von Zucker- auf Fettverbrennung umzuschalten. Die Mitochondrien in diesen Zellen enthalten bereits alle chemischen Hilfsmittel, die sie brauchen, um Adenosintriphosphat (ATP), Ihr Hauptenergiespeichermolekül, entweder aus Zucker oder aus Fett herzustellen. Doch meistens ist bei Ihnen nur einer dieser beiden Werkzeugsätze aktiviert. Die meisten Menschen sind auf die Verbrennung von Zucker fixiert – einschließlich der Unmengen an Zucker, die in unserem Körper beim Abbau von Kohlenhydraten anfallen. Wenn Ihre Zellen im Zuckerverbrennungsmodus feststecken, fällt es Ihnen schwerer, abzunehmen; außerdem steht Ihnen dann weniger Energie zur Verfügung.

Durch körperliche Aktivität und Fasten geraten Ihre Zellen in eine unvorhersehbare Situation. Denn dadurch wird den Zellen auf biochemischem Weg signalisiert, dass Zucker nur hin und wieder verfügbar ist. Zu anderen Zeiten müssen sie bereit sein, Fett zu verwerten. Mit anderen Worten: Sie müssen auf alles vorbereitet sein. Als Reaktion darauf passen die Zellen ihre Zusammensetzung und ihre Strukturen so an, dass sie auf beide Stoffwechselwege eingestellt sind. Dank dieser flexiblen Zellen können Sie nicht nur leichter abnehmen und Energie erzeugen; Sie werden dann auch nicht insulinresistent und können sich leicht auf den Zustand der Ketose einstellen, ohne sich dabei hundsmiserabel zu fühlen. Stellen Sie sich als Analogie ein Handy vor, das Sie über eine Steckdose, aber auch über ein Kabel in Ihrem Auto aufladen können. Wenn Sie Ihr Handy nur auf einem einzigen Weg aufladen könnten, wären Sie in Ihren Möglichkeiten sehr stark eingeschränkt. Ein Telefon, das man überall aufladen kann, ist viel nützlicher, zuverlässiger und angenehmer – kurzum: Es ist genau so, wie Ihr Körper sein sollte.

Fasten und gleichzeitig Sport treiben

Und nun wollen wir einen intelligenteren Weg finden, Sport zu treiben, bei dem Sie Ihr eigenes Körperfett als Treibstoff verwenden. Denn Ketone haben eine entzündungshemmende Wirkung und eine höhere Energiedichte als Zucker und Kohlenhydrate.

Während ich dieses Buch schreibe, lese ich von Ironman-Triathleten, Ultramarathonläufern, die über 160 Kilometer zurücklegen, und anderen extremen Ausdauersportlern, deren Körper lernt, beim Wettkampf Fett zu verbrennen. Das tun sie nicht in einem Zustand völliger Ketose, sondern sie unterbrechen ihre Ketose vor oder während des Wettkampfs mit einer kleinen Menge an Kohlenhydraten. Diese Minidosis Kohlenhydrate sorgt dafür, dass die Glykogenspeicher in ihren Muskeln gefüllt bleiben, erlaubt ihnen aber gleichzeitig, Fett als stärkeren Brennstoff (und gleichzeitig auch als Flüssigkeitsquelle) zu verstoffwechseln. Diese Sportler trainieren in Ketose, wann immer sie können, unterbrechen ihre Ketose aber regelmäßig und essen Kohlenhydrate und Eiweiß, um ihren Testosteronspiegel zu erhöhen. Wenn dann ein Wettkampf ansteht, starten sie in dieses sportliche Ereignis mit viel Glykogen und einem flexiblen Stoffwechsel, der sowohl aus Zucker als auch aus MCT-Öl und Ketonen Energie gewinnen kann.

Das ist eine Vorgehensweise, die ich befürworten kann: ein intelligenter Weg, Fasten und Sport so miteinander zu kombinieren, dass ihr gegenseitiger Nutzen sich maximiert, so wie Sie es im vorigen Kapitel zum Thema Schlaf und Training gelernt haben. Beginnen Sie vor dem Training – sei es mit Gewichten oder in Form von hochintensivem Intervalltraining – mit einem leichten Fasten. Die beste Zeit für das Training liegt am Ende der Fastenphase. Bei den meisten Menschen, die intermittierendes Fasten betreiben, ist das gegen 13 oder 14 Uhr. Nach dem Sport, wenn der ideale Zeitpunkt für Reparaturarbeiten und Muskelaufbau gekommen ist, sollten Sie wieder etwas essen. Nehmen Sie ein bisschen Eiweiß, ein bisschen Fett und – wenn Sie die Ketose beenden möchten – auch ein paar Kohlenhydrate zu sich. Ihr Training war wahrscheinlich anstrengender für Sie, weil Sie vorher gefastet haben. Aber Sie haben dabei sicherlich bessere Ergebnisse erzielt, und auch das Essen wird Ihnen danach besser schmecken.

Bei einem langen Ausdauerwettkampf sollten Sie Ihre Ketone in Form von C8 MCT-Öl (nicht wenige Profisportler verwenden Bulletproof Coffee) und Aminosäuren wie L-Glutamin zu sich nehmen. L-Glutamin bringt Sie zwar aus der Ketose, ist aber eine schnelle Energiequelle, und bei einem Wettkampf besteht Ihr Ziel nicht darin, in Ketose zu bleiben, sondern darin, aus allen Quellen – Ketonen, Glukose und Aminosäuren – möglichst viel Energie zu gewinnen. Sie dürfen dazu ruhig Ihre bevorzugte Kohlenhydratquelle nutzen, vor allem in der zweiten Hälfte des Wettkampfs. Dadurch werden Sie leistungsfähiger.

Wenn Ihr Körper Fett verbrennt, verbinden sich der Kohlenstoff und der Wasserstoff in den Fettmolekülen mit Sauerstoff, wodurch Kohlenstoffdioxid und Wasser entstehen. Das Kohlenstoffdioxid atmen Sie aus, und das Wasser nutzt Ihr Körper zur Hydrierung, sodass Sie ihn während des Wettkampfs mit Flüssigkeit versorgen können, so wie ein Kamel Wasser in seinen Fettpolstern speichert. Wenn Sie an einem langen Wettkampf teilnehmen und während des Trainings (aber nicht unbedingt während des sportlichen Ereignisses selbst) gefastet haben, kann Ihr Körper die aus Ketonen gewonnene Energie besser verstoffwechseln.

Wissenschaftliche Untersuchungen bestätigen die Wirksamkeit dieser Methode, bei der man seine sportliche Leistungsfähigkeit durch Fettaufnahme und Fasten optimiert. Dabei nutzen Sie besonders viele von den biochemischen Stoffwechselwegen, die im Lauf von Jahrmillionen durch die Evolution entstanden sind. Dass intermittierendes Fasten die Ausdauer verbessert, konnte in einer großen Studie nachgewiesen werden, die Krisztina Marosi geleitet hat, als sie am National Institute on Aging in Baltimore tätig war. »Evolutionäre Gesichtspunkte deuten darauf hin, dass unser Körper dazu optimiert wurde, im Zustand des Nahrungsentzugs, wenn Fettsäuren und deren Ketonmetabolite als Hauptbrennstoffquelle für die Muskelzellen genutzt werden, hohe Leistungen zu erbringen«, lautet das Fazit ihres Forscherteams.[71]

Ihre Herausforderung besteht also darin, so belastbar und flexibel zu werden, dass Sie mit einer vollen Ladung Ketone beginnen und dann auf Zuckerverbrennung umschalten können; und intermittierendes Fasten ist das Werkzeug, das Sie dazu befähigt. Der menschliche Körper ist von Natur aus darauf programmiert, Zucker zu verbrennen. Wenn kein Zucker verfügbar ist, wird er erst mal ein bisschen herummeckern und dann anfangen, Ketone aus Fett als Brennstoff zu nutzen. In der Natur sind Ketone und Glukose nie zur selben Zeit vorhanden. Sie können Ihren Körper jedoch austricksen, indem Sie das Wunder unseres heutigen Angebots an Nahrungsergänzungsmitteln nutzen – denn dann stehen ihm *doch* beide Brennstoffe gleichzeitig zur Verfügung!

Mithilfe von Ketonpräparaten können Sie in Ketose kommen, ohne eine strenge Keto-Diät (also eine Diät ganz ohne Kohlenhydrate) einhalten zu müssen. Das funktioniert sehr gut, wenn Sie einen flexiblen Stoffwechsel haben und Ihre Zellen beide Brennstoffquellen gleichzeitig nutzen können. Eine gute Methode besteht darin, kalten Bulletproof-Kaffee in Ihre Trainingsflasche zu geben, ihn aber mit sehr wenig oder ganz ohne Butter zuzubereiten. Das MCT-Öl im Bulletproof Coffee erhöht Ihren Ketonspiegel, weil es direkt in ein Keton namens Beta-Hydroxybutyrat (BHB) umgewandelt wird – sogar dann, wenn Kohlenhydrate vorhanden sind.

An dieser Stelle möchte ich erwähnen, dass es Firmen gibt, die sogenannte Ketonsalze verkaufen, und dass manche Sportler diese Salze inzwischen in ihre Wasserflaschen geben. Sie bestehen aus BHB-Molekülen, die an ein Mineral gebunden sind. Ich halte die regelmäßige Einnahme von Ketonsalzen für keine gute Idee. In dem letzten Interview, das er vor seinem Tod gab, hat Richard »Bud« Veech, der weltweit erfahrenste Ketonforscher, der den Zustand der Ketose über 40 Jahre lang erforscht hat, mir erklärt, dass Ketonsalze den Mitochondrien schaden. Kann man diese Salze kurzfristig (zum Beispiel während eines Wettkampfs) bedenkenlos einnehmen? Da bin ich mir ziemlich sicher. Sollte man sie regelmäßig nehmen? Wahrscheinlich eher nicht. Das ist der Grund, warum ich solche Produkte nicht vertreibe. Eine ähnlich skeptische Einstellung habe ich zu den im Handel erhältlichen Nahrungsergänzungsmitteln, die Keton-Ester enthalten. In diesem Fall ist das BHB-Molekül an Butandiol gebunden, ein Alkoholmolekül, das Chemiker zur Herstellung von Polyurethan verwenden. Das bedeutet nicht, dass Keton-Ester schlecht für Sie sind – außer dass ihre Nutzung Ihrem Körper ein bisschen mehr Arbeit abverlangt.

Keton-Ester belasten die Leber stärker, und Ketonsalze stellen eine Belastung für die Nieren dar. Meiner Meinung nach sind beide Nahrungsergänzungsmittel für den täglichen Gebrauch nicht empfehlenswert. MCT-Öl ist eine völlig natürliche Ketonquelle und für den Menschen zu 100 Prozent biokompatibel. Deshalb ist es ein wichtiger Bestandteil der Bulletproof-Coffee-Rezeptur. Wenn Sie ein bisschen »Raketentreibstoff« brauchen, der Ihren Stoffwechsel nicht belastet, und diesen Treibstoff mit Vorsicht und nur hin und wieder nutzen, können Keton-Ester und Ketonsalze durchaus eine akzeptable Option sein. Aber ich halte MCT-Öl für den besseren und sichereren Weg.

Ketonpräparate eignen sich gut für Spitzen-Ausdauerwettkämpfe; doch um etwas für Ihre allgemeine Kraft und Ihr allgemeines Wohlbefinden zu tun, sollten Sie sich lieber darum bemühen, möglichst belastbar zu werden. Sie sollten Ihre angeborene Kraft aufbauen, um in allen Lebenssituationen stark zu sein – auf dem Basketballplatz ebenso, wie wenn Sie wegen einer Pandemie isoliert zu Hause sitzen und sich Sorgen um die Zukunft machen.

Mithilfe von intermittierendem Fasten können Sie diese Art von Belastbarkeit entwickeln. Dabei essen Sie die ganze Nacht lang nichts. Nach dem Aufwachen nehmen Sie ein Getränk zu sich, das sich für Ihre Fastenmethode eignet: Wasser, Tee, schwarzen Kaffee, Bulletproof Coffee – was auch immer. Und kurz bevor Sie ein paar Stunden später wieder zu essen anfangen, absolvieren Sie Ihr Training – aber keinen langen Dauerlauf. Sie können Ihre Trainingseinheit zum Beispiel an einem Krafttrainer absolvieren, zu Hause mit Widerstandsbändern trainieren oder auf Ihren Ergometer steigen – was auch immer Sie wollen. Sie sind ja schließlich kein Masochist. Sie brauchen nur eine kurze 15- bis 20-minütige, intensive Serie von Belastungs- und Ruhephasen zu absolvieren. Das bezeichnet man als hochintensives Intervalltraining oder HIIT.

Die sprintartigen HIIT-Workouts gibt es schon seit Jahrzehnten. Doch erst seit Kurzem ist wissenschaftlich erwiesen, was für erstaunliche Fitnessvorteile sie bieten. HIIT ist das einfachste und zeiteffektivste Workout, das man sich vorstellen kann. Eine typische Trainingssitzung sieht folgendermaßen aus: Sprinten Sie 15 bis 30 Sekunden lang. Anschließend gehen Sie so lange, bis Sie sich vollständig erholt haben. Wiederholen Sie diese Abfolge aus Belastung und Erholung 20 Minuten lang, wenn Sie können. Oder steigern Sie die Intensität mit 20 Sekunden Sprint, gefolgt von nur 10 Sekunden Pause, und wiederholen Sie das sieben- bis zehnmal. (Diese HIIT-Variante ist unter dem Namen Tabata-Training bekannt.)

Wenn Sie beim Laufen (oder Radfahren) mit voller Kraft lossprinten, bildet Ihr Körper Milchsäure (ein Nebenprodukt der Verbrennung von Glukose, wenn nicht genügend Sauerstoff vorhanden ist), weil er dann eine Sauerstoffschuld eingeht. Und wenn Ihr Körper Milchsäure produziert, schüttet er auch sehr viel Adrenalin aus. Dieses Adrenalin korrespondiert direkt mit der Fettverbrennung. Außerdem gerät ein sehr elementarer, primitiver Teil Ihrer selbst in Panik, wenn Ihre Muskeln kein

Glykogen mehr haben. Dann schüttet Ihre Bauchspeicheldrüse Insulin aus, um Ihren Körper vor dem Verhungern zu bewahren. Mit der Zeit wird diese Anpassung es Ihnen ermöglichen, Fette und Zucker viel effizienter zu verstoffwechseln als jetzt. Obwohl dieses Workout im Vergleich zu normalen Ausdauertrainings sehr kurz ist, verbrennt Ihr Körper aufgrund der hohen Intensität des HIIT auch in den Stunden nach dem Training noch Kalorien.

Dahinter stehen überzeugende wissenschaftliche Untersuchungsergebnisse. Während des HIIT ist ein Fitnessfaktor namens VO_2 (das Sauerstoffvolumen im Blut) erhöht, und die Ausschüttung bestimmter Enzyme nimmt zu. Der Anstieg des VO_2-Werts während kurzer HIIT-Intervalle entspricht demjenigen bei einem ganz normalen Ausdauertraining wie Laufen oder Radfahren. Mit anderen Worten: Ihr Körper bekommt gleichzeitig auch noch ein hormonelles Workout. Ein Team aus Biologen von der Australian National University hat festgestellt, dass HIIT den Testosteronspiegel um 38 Prozent erhöht. Und die Somatropinspiegel schossen in dieser Studie sogar um 2000 Prozent in die Höhe![72]

Für die Ausdauer-Junkies unter Ihnen ist es wichtig zu wissen, dass HIIT-Intervalle kein Ersatz für einen langen Lauf oder eine Radtour sind, wenn Sie für einen langen Wettkampf trainieren – obwohl es im Hinblick auf die Cardio-Fitness eine Untersuchung der University of Colorado gibt, in der zwei 20 Sekunden lange hochintensive Sprints auf dem Fahrrad zu Trainingsergebnissen führten, die denen einer 45-minütigen Ausdauertrainingseinheit auf dem gleichen Fahrrad überlegen waren.[73] Für Ausdauersportler haben wissenschaftliche Untersuchungen gezeigt, dass die Erhöhung des VO_2-Werts nicht so wichtig ist wie die Erhöhung der sogenannten anaeroben Schwelle – der individuell unterschiedlichen roten Linie, an der Ihr Körper in die Sauerstoffschuld geht. So oder so – HIIT ist eine hervorragende Möglichkeit, ohne großen Zeitaufwand Ihre Fitness zu steigern.

Ein kurzes, intensives Training setzt den für Ihren Körper so wichtigen Prozess der mitochondrialen Biogenese in Gang. Während dieser Biogenese steigert der Körper die Produktion von ATP, dem Energiespeichermolekül in den Mitochondrien. Das geschieht beim Ausdauersport, beim Fasten – und auch beim Fasten in Kombination mit einem HIIT-Intervall. Kennen Sie das, wenn der Akku Ihres Handys nach ein paar Jahren schwächer wird? Etwas ganz Ähnliches passiert mit den Energiespeichermechanismen in Ihren Zellen. Durch die mitochondriale Biogenese baut sich die molekulare Maschinerie, die Energie aus den ATP-Molekülen zieht, wieder auf. Dadurch erhöht sich die Menge der in Ihrem Körper verfügbaren Energie.

Beim HIIT geht es um den Wechsel zwischen schneller und langsamer Bewegung. Sprinten Sie los, als wäre ein Tiger hinter Ihnen her, und gehen Sie anschließend ein paar Minuten lang in viel langsamerem Tempo, als Sie es normalerweise gewohnt sind. Alternativ – um besonders gute Ergebnisse zu erzählen – legen Sie sich einfach auf den Rücken und keuchen. Dann sprinten Sie wieder 20 Sekunden lang wie der Teufel: Sie spüren dabei fast den Atem des Tigers in Ihrem Rücken. Anschließend gehen Sie ein paar Minuten lang sehr langsam und wiederholen das Ganze dann. Sobald Sie sich an das HIIT-Muster gewöhnt haben, experimentieren Sie dabei ruhig mit ein paar gedanklichen Bildern, damit es Ihnen nicht zu langweilig wird: Stellen Sie sich Ihren ganz persönlichen imaginären Verfolger vor. Es kann nicht schaden, die primitive Kampf-oder-Flucht-Reaktion der Amygdala zu aktivieren, damit Sie wirklich so schnell sprinten, als würde Ihr Leben davon abhängen.

Wenn Sie dieses Trainingsprogramm gegen Ende einer Fastenphase durchführen – vielleicht sogar einmal pro Woche –, werden Sie staunen, was für fantastische Ergebnisse Sie damit erzielen.

Ein ewiger Kampf zwischen Veränderung und Beständigkeit

Der Körper wehrt sich gegen Veränderungen, weil sie ihn Energie kosten. Wenn man ihn sich selbst überlässt, wird die gleiche innere Stimme, die Ihnen sagt, dass Sie verhungern müssen, wenn Sie keinen Kuchen essen, Ihnen auch einreden, dass Sie sich einfach auf die Couch legen sollen, um Energie zu sparen. Was Ihrem Körper am meisten Angst macht, ist eine schnelle Veränderung, denn sie könnte auf eine lebensbedrohliche Situation hindeuten. Sie können schnelle Veränderungen also dazu nutzen, die Aufmerksamkeit Ihres Körpers zu erregen und ihn zu raschen Reaktionen zu veranlassen: Er wird umso stärker reagieren, je schneller sich der Input verändert, den Sie ihm geben. Darin liegt ein Paradoxon unserer menschlichen Gesundheit: Der Körper sehnt sich nach Beständigkeit (weil dieser Zustand ihn weniger Energieaufwand kostet), hasst sie aber gleichzeitig auch (weil sie ihn schwach macht). Mithilfe von körperlicher Aktivität können Sie Ihren Körper dazu zwingen, sich Veränderungen zu stellen und dadurch stark zu werden.

HIIT funktioniert, weil Ihr Körper dabei innerhalb kurzer Zeit von 0 auf 100 Prozent Leistung und wieder zurück auf 0 Prozent gehen muss. Das ist tatsächlich schwieriger, als von 0 auf 75 Prozent zu gehen und dort eine Zeitlang zu bleiben. Und Fasten funktioniert, weil man dabei von normalem Essen zum Verzicht auf Essen wechselt und sich anschließend wieder normal ernährt. Das ist ein drastischerer und schwierigerer Prozess, als nur 70 Prozent Ihres Kalorienbedarfs zu sich zu nehmen, führt aber zu sehr viel positiveren biologischen Veränderungen.

Das Gleiche gilt auch für Krafttraining. Angenommen, mein Arm wiegt 5 Kilogramm, und ich gehe ins Fitnessstudio, um ihn mit weiteren 2 Kilogramm Gewicht zu belasten. Das ist keine große Veränderung. Ich wuchte also ein paar mickrige 2-Kilo-Hanteln in der Gegend herum und versuche mir damit einen größeren Bizeps anzutrainieren. Aber es tut sich leider nichts. Natürlich verbrenne ich dabei ein bisschen Energie, aber für meine Muskelzellen stellen diese lächerlichen 2 Kilogramm zusätzliches Gewicht keine echte Belastung dar. Also muss ich auf ein sehr viel schwereres Gewicht umsteigen. Meine neuen Hanteln wiegen 12 Kilogramm – so kann ich meine Muskeln innerhalb kürzerer Zeit erschöpfen. Und wie zu erwarten, sehe ich daraufhin tatsächlich mehr Zuwachs an Muskelmasse innerhalb kürzerer Zeit.

Dank diesem neuentdeckten Prinzip, das ich als *biologische Reaktion mit Kurvensteigung* bezeichne, können Sie den Input, den Sie Ihrem System geben, bewusst verändern, um drastischere Effekte zu erzielen. Dadurch sparen Sie Zeit, und Ihr Körper reagiert viel stärker, als wenn Sie ihn langsam und allmählich mit diesen Veränderungen konfrontieren würden.

Ein weiteres Beispiel dafür, wie man sehr schnell körperliche Veränderungen herbeiführen kann, ist eine neue Methode des Krafttrainings namens Blood Flow Restriction (BFR), auch Okklusionstraining genannt. Dabei legen Sie aufblasbare Manschetten – so ähnlich wie Blutdruckmanschetten – um Ihre Oberarme und Oberschenkel und pumpen sie auf. Die Manschetten sollten sich nicht besonders unangenehm anfühlen und den Blutfluss nicht komplett abschneiden. (Denn dann wird die Manschette zu einem sogenannten Tourniquet, und wenn Sie es den ganzen Tag dranlassen, werden Sie am Ende einen Arm oder ein Bein verlieren. Dabei werden Sie zwar auch abnehmen, aber es ist nicht die beste Methode!)

Nachdem Sie die Manschette mit einer Handpumpe genau bis zum richtigen Einschnürungsgrad eingestellt haben, trainieren Sie fast ohne Gewicht. Sie könnten dazu sogar die bereits erwähnten 2-Kilo-Hanteln verwenden. Das Entscheidende daran ist, dass Sie einen lokalen hypoxischen Zustand (Sauerstoffmangelzustand) geschaffen haben, der Ihre Muskelzellen dazu bringt, in den Notfallmodus zu schalten. BFR bringt Ihnen die gleichen Ergebnisse wie das Heben schwerer Gewichte, ohne Ihre Bänder und Sehnen zu belasten. Außerdem werden Ihre Zellen dadurch reaktionsfähiger: Sie versetzen die Zellen in einen Zustand, in dem sie richtig in Panik geraten. Durch die mangelnde Durchblutung und das daraus entstehende Sauerstoffdefizit werden all ihre Stressreaktionen und Energie-Notfallmechanismen aktiviert. Genau wie beim HIIT-Training erzielt man auch beim BFR die besten Ergebnisse, wenn man nur für kurze Zeit trainiert.

Wenn Sie diese Faktoren miteinander kombinieren – Fasten plus HIIT oder Fasten plus BFR –, steigern Sie die Intensität Ihres Trainings, und zwar ziemlich drastisch. HIIT und BFR funktionieren schon unter normalen Ernährungsbedingungen sehr gut, sind in nüchternem Zustand aber noch effektiver. Denn dadurch trainieren Sie Ihren Körper darauf, seine Energie aus Fett zu gewinnen, und auf diese Weise wird Ihr Stoffwechsel flexibler. Je mehr Sie während des Fastens trainieren, umso mehr »erziehen« Sie Ihren Körper dazu, nahtlos zwischen der Verbrennung von Kohlenhydraten/Zucker und Fett hin und her zu schalten. Wenn Sie am Ende Ihrer Fastenphase ein HIIT- oder BFR-Training absolvieren, sollten Sie jedoch daran denken, dass dies nicht Ihr intensivstes und auch nicht Ihr schnellstes Training sein wird. Aber weil es in einer Phase stattfindet, in der Ihrem Körper bereits die Glukose ausgegangen ist, wird es Ihnen sehr viel bringen.

Heiß-kalt-Therapie

Hier noch eine weitere Möglichkeit, wie man durch Fasten in Kombination mit anderen Methoden, Ihren Körper zu fordern, besonders starke Effekte erzielen kann: die Heiß-kalt-Therapie. Das ist eine denkbar einfache Strategie: Sie wachen morgens auf und nehmen eine kalte Dusche oder praktizieren irgendeine andere plötzliche Kältetherapie. Durch den Temperaturwechsel wird Ihr Körper aufgeschreckt und reagiert mit allen biochemischen Tricks, die ihm zu Gebote stehen, um mit plötzlichen Herausforderungen fertig zu werden.

Bei diesem Zustand namens *Hormesis* passt sich der Körper an widrige Umstände an und blüht dadurch förmlich auf. Dahinter steckt der Gedanke, dass Sie Ihren Körper mit einer geringen Herausforderung oder leichtem Stress konfrontieren, woraufhin er überkompensiert und dadurch stärker wird. Medizinische Wissenschaftler haben herausgefunden, dass eine Kältetherapie viele große Vorteile bringt: zum Beispiel Schmerzlinderung, schnellere Genesung von Verletzungen, bessere Stimmung, ein gestärktes Immunsystem und Gewichtsabnahme.[74] Regelmäßiges Eintauchen in kaltes Wasser (sei es durch Eisbäder, kalte Duschen oder einen Sprung in einen kalten See) wurde auch mit einem niedrigeren Krebs- und Demenzrisiko in Verbindung gebracht, was wahrscheinlich auf die Stärkung von Lymphsystem und Kreislauf zurückzuführen ist.

Lassen Sie das Wasser dabei nicht allmählich abkühlen, um das Training vermeintlich angenehmer zu gestalten. Ganz im Gegenteil: Nehmen Sie eine schöne warme Dusche und richten Sie am Ende einen kalten Wasserstrahl auf Stirn und

Brust, wo Ihre Kälterezeptoren sitzen. Ja, ich weiß, das wird sich fürchterlich anfühlen – aber nur drei Tage lang. Danach wird die plötzliche Kälte den Cardiolipinspiegel in den Membranen Ihrer Mitochondrien in die Höhe treiben, was Ihren Körper dazu befähigt, schneller Wärme zu erzeugen. Außerdem wird er dann auch den ganzen Tag über mehr Kalorien verbrennen.

Wenn Sie nach der Kältetherapie für einen weiteren Schock bereit sind, könnten Sie zum Beispiel in eine Sauna gehen oder zumindest die Dusche wieder auf heiß stellen. Dieser neuerliche Wärmereiz hat gleich mehrere Wirkungen: Er erhöht Ihren Blutdruck, steigert Ihre Herzfrequenz, bringt Sie zum Schwitzen, regt einen Entgiftungsprozess an und erhöht Ihren Spiegel an Hitzeschockproteinen (den Molekülen, die Entzündungsprozesse vermitteln). Hitzeschockproteine werden als Reaktion auf Stress produziert, und Ihr Körper kann sie – trotz ihres Namens – auch dann ausschütten, wenn er kalten Temperaturen oder anderen sensorischen Attacken ausgesetzt ist. Dabei handelt es sich auch nicht nur um eine einzige Eiweißart, sondern vielmehr um eine ganze Familie von Proteinmolekülen, die vor Muskelabbau schützen, was sie zu einem wichtigen Verbündeten im Kampf gegen das Altern macht.

Auch durch Saunieren können Sie Ihren Blutspiegel des Moleküls Hypoxie-induzierbarer Faktor 1-alpha (kurz: HIF1A) erhöhen, der die biochemischen Reaktionen unseres Körpers auf akuten Sauerstoffmangel koordiniert. Und es gibt auch noch verschiedene andere Möglichkeiten, den HIF1A-Spiegel zu erhöhen, zum Beispiel durch Einschränkung des Blutflusses, Atemübungen oder Atemanhalten. Durch Aktivierung des HIF1A-Wegs in Ihrem Körper hat der Saunabesuch Sie dann bereits auf die sauerstofflimitierte Intensität eines BFR-Trainings, eines hochintensiven Intervallsprints oder HIIT-ähnlichen 20-Sekunden-Sprints (verteilt über einen Zeitraum von fünf oder zehn Minuten) vorbereitet.

Es gibt überzeugende epidemiologische Beweise dafür, dass eine Saunatherapie der Entstehung von Herz-Kreislauf-Erkrankungen und Demenz vorbeugen kann.[75] Der Kardiologe Jari Laukkanen von der Jyväskylä-Universität in Finnland (wo Saunabesuche mehr oder weniger zum Alltag gehören) und seine Kollegen führten eine 20-jährige Studie mit Männern mittleren Alters durch, die regelmäßig in die Sauna gingen. Dabei stellten sie fest, dass diejenigen, die mindestens viermal pro Woche 20 Minuten lang in der Sauna saßen, ein niedrigeres Risiko für einen plötzlichen Herztod hatten und dass auch ihre Gesamtsterblichkeit während des Studienzeitraums um 40 Prozent abnahm. Außerdem hatten die Sauna-Fanatiker auch ein sehr viel geringeres Risiko, an Alzheimer zu erkranken.[76]

Vielleicht sollte ich an dieser Stelle noch erwähnen, dass ich um das Jahr 1998 – bevor sie zum letzten Schrei wurden – zum ersten Mal von Infrarotsaunen gehört habe. Damals war ich noch stark übergewichtig und nicht sehr gesund; ich litt unter ständigen Rückenschmerzen und Entzündungsprozessen im Körper. Mit anderen Worten: Ich war verzweifelt. Da ich gehört hatte, dass eine Saunatherapie gegen meine Beschwerden helfen könnte, schaffte ich mir eines der ersten Infrarot-Saunamodelle an, die es damals für private Konsumenten zu kaufen gab. Von den vielen Fehlern, die ich damals gemacht habe, können Sie sicherlich eine Menge lernen: Ich stellte die Sauna in eine Ecke meines Wohnzimmers, wo der Stromkreis nicht stark genug war; daher war es sehr schwierig, sie heiß genug zu bekommen, und als sie schließlich eine brauchbare Innentemperatur erreicht hatte, schaltete sie sich aus. Die Sicherheitsvorkehrungen, aufgrund deren eine Sauna sich nach einer Stunde ausschaltet, haben durchaus einen sinnvollen Grund: Wenn man in der Sauna ohnmächtig wird und sie eingeschaltet bleibt, könnte sie nämlich leicht zu einem Schongarer werden, in dem man langsam zu Tode geröstet wird.

Zum Glück haben sich die Saunen seitdem weiterentwickelt. Die neueren Infrarotsaunen heizen sich viel schneller auf und funktionieren auch besser. Sie arbeiten mit einer Mischung aus Ferninfrarotstrahlung, die ins Innere des Körpers eindringt und ihn aufheizt, und Nahinfrarotstrahlung, die hauptsächlich die Oberfläche der Haut erwärmt. Diese Kombination kann die Produktion von Hitzeschockproteinen besonders wirksam ankurbeln. Übrigens sind Laptop-Computer und Mobiltelefone heutzutage viel hitzebeständiger als früher, sodass Sie, wenn es unbedingt sein muss, sogar in der Sauna telefonieren können. (Um ganz ehrlich zu sein: Ich veranstalte regelmäßig Instagram-Live-Events von meiner Sauna aus. Wenn mein Handy sich dabei überhitzt, lasse ich Eiswasser darüberlaufen, bis es sich wieder einschaltet. Gott sei Dank sind die meisten Handys inzwischen wasserdicht.)

Ich fände es zwar besser, wenn Sie Ihre Sauna als meditativen Rückzugsort nutzen, aber es kommt vor allem darauf an, ein System zu finden, das für Sie gut funktioniert. Wenn Sie ein sehr geschäftiges Leben führen und sich nur dann Zeit für die Sauna nehmen können, wenn Sie dort Multitasking betreiben, dann telefonieren Sie ruhig in der Sauna. Ich habe die Erfahrung gemacht, dass meine Arbeit durch einen 30-minütigen Saunabesuch inzwischen nicht mehr zu kurz kommt, weil ich jetzt auch in der Sauna produktiv sein kann. Vielleicht möchten Sie ja auch elektronische Geräte mit in die Sauna nehmen, um sich Anleitungen für Entspannungsübungen anzuhören. Oder wollen Sie in der Sauna Hörbücher oder Podcasts hören? Dann tun Sie es ruhig! Tun Sie alles, was Ihnen dabei hilft, Ihr Programm aus Fasten, körperlicher Aktivität und »Bodyshock« an Ihren Lebensstil anzupassen.

Doch zunächst einmal sollten Sie sich an das intermittierende Fasten gewöhnen. Treiben Sie zusätzlich zum Fasten Sport und verabreichen Sie sich kalte Duschen. Als

Nächstes experimentieren Sie mit einer Infrarotsauna in einem Spa oder bei einem Freund (falls Sie das Glück haben, einen Freund zu haben, der eine Sauna besitzt). So können Sie entscheiden, ob es Ihnen wirklich die erhebliche Geld-, Zeit- und Platzinvestition wert ist, sich eine eigene Sauna anzuschaffen. Ich kann dazu nur sagen, dass ich mir inzwischen eine der neuen, verbesserten Infrarotsaunen gekauft habe – und ich habe es bisher noch nie bereut.

Und was kommt nach dem Training?

Fasten, Sport treiben, Essen – in dieser Reihenfolge sollten Sie vorgehen, wenn Sie Ihren Körper stärken möchten. Das wirft eine wichtige Frage auf: Was sollte man nach dem Sport essen?

Die Antwort auf diese Frage hängt davon ab, wie Ihr Körper aussehen soll. Wollen Sie aussehen wie ein langer, ausgemergelter Ausdauersportler? Oder wie ein Bodybuilder-Muskelprotz? Vielleicht doch lieber nicht ganz so extrem. Besser ist es, einen goldenen Mittelweg zu finden: schlank und muskulös, nicht zu viel Körperfett – ein Inbegriff der Gesundheit und Langlebigkeit. Ich kam mir so vor, als hätte ich dieses Ziel erreicht, als die *New York Times* mich als »beinahe muskulös« beschrieb. Volltreffer!

Natürlich ist das *Ihre* Entscheidung – aber wenn ich Ihnen einen Vorschlag machen darf, versuchen Sie bitte nicht so auszusehen wie ein halb verhungertes Tier. Das ist die Fernseh- und Filmversion dessen, wie ein fitter Mensch aussehen »sollte«. Sie wissen schon: der ungeheuer ästhetische Körper von Wolverine in den Marvel-Filmen oder von einer Frau, die im Alleingang gegen ein Bataillon feindlicher Soldaten kämpft. Dieser Körperbau entsteht nämlich dadurch, dass die Schauspieler zwei Tage lang fasten und Diuretika einnehmen, um das Wasser aus dem Glykogen loszuwerden, das ihr Körper vorher gespeichert hat. Dieser schlanke, sexy Körper mit klar definierten Muskeln ist nichts, was man langfristig aufrechterhalten kann, sondern nur ein vorübergehender Effekt – ein Trick, mit dem Schauspieler und Fitness-Models sich auf eine Szene mit nacktem Oberkörper vorbereiten.

Ich kann Ihnen versichern, dass diese Leute nicht immer so aussehen. Es ist nur eine kurzfristige Lösung und außerdem ungesund. Ich würde sogar noch einen Schritt weitergehen und sagen, dass es ungesund ist, diesen Körpertyp zu einem Fetisch zu machen. Genau wie Big Food versucht, Ihnen Appetit auf Lebensmittel zu machen, die Sie weder wollen noch brauchen, verleiten Hollywood-Fantasien Sie dazu, sich nach einem Körperbau zu sehnen, der Sie umbringen würde, wenn Sie versuchen würden, ständig so auszusehen. Das ist eine weitere gute Gelegenheit für Sie, mehr Selbstkontrolle zu üben: Versuchen Sie, auf die hilflose Sehnsucht nach einem Körper zu *verzichten*, den kein normaler Mensch hat. Machen Sie ein paar Kniebeugen und trainieren Sie sich einen hübschen Po an. Machen Sie ein paar Beinlifts, um stramme Oberschenkelmuskeln zu bekommen – aber erwarten Sie nicht, jeden Tag wie ein Superheld auszusehen.

Doch ich schweife ab. Angenommen, Sie wollen Muskeln aufbauen oder sich zumindest die Muskelmasse erhalten, die Sie bereits haben. Sobald Sie mit dem Krafttraining oder HIIT-Intervalltraining fertig sind, sollten Sie etwas essen. Sie können im Rahmen dieser Mahlzeit nach dem Training auch ein paar Kohlenhydrate zu sich nehmen. Ich kann nur immer wieder betonen, dass es völlig in Ordnung ist, hin und wieder ein bisschen Zucker zu sich zu nehmen – nur nicht zu viel, denn Zucker ist ungesund. Wenn Sie etwas Stärkehaltiges essen möchten, wählen Sie Lebensmittel wie Reis, Süßkartoffeln oder Wurzelgemüse. Machen Sie sich die Tatsache zunutze, dass durch die Erhöhung Ihres Blutzuckerspiegels Insulin ausgeschüttet wird, das Ihnen beim Muskelaufbau hilft. Wenn Sie ständig auf Keto sind, kann es viel schwieriger sein, Muskeln aufzubauen. Also praktizieren Sie lieber abwechselnd Fasten und Keto.

Kohlenhydrate erhöhen übrigens auch den Blutspiegel eines anderen Hormons, nämlich des insulinähnlichen Wachstumsfaktors (IGF), der dem Körper signalisiert, dass er Muskeln aufbauen soll. Sie sollten dabei jedoch auf ein fein austariertes Gleichgewicht achten, da ständig zu hohe IGF-Spiegel das Darm-, Brust- und Prostatakrebs-Risiko erhöhen könnten. Hier hilft Ihnen das Yin-Yang zwischen Diät und körperlicher Aktivität wirklich weiter: Über längere Zeit hinweg senkt intermittierendes Fasten nämlich Ihren IGF-Spiegel und schützt Sie so vor möglicherweise katastrophalen gesundheitlichen Folgen des Kohlenhydratkonsums. Kurzfristig können Sie Ihren Stoffwechsel aber ruhig »hacken«, um Ihren IGF-Spiegel vorübergehend zu erhöhen und ein bisschen Muskelmasse und -kraft zuzulegen.

Wenn Sie kein Problem damit haben, in Ketose zu sein, und Muskeln aufbauen wollen, können Sie auch eine Aminosäure namens L-Glutamin einnehmen. Führen Sie Ihrem Körper am Ende Ihrer Fastenphase – aber erst, nachdem Sie trainiert haben – 2 bis 10 Gramm L-Glutamin zu. Dieses geschmacksneutrale Pulver trägt zum Aufbau von Muskelmasse bei. Außerdem verhilft es Ihnen zu einer gesunden Darmschleimhaut und soll sich auch beruhigend auf die Stimmung auswirken.

Müssen Sie nach einer Trainingseinheit unbedingt etwas essen? Sicherlich nicht. Wenn Sie als Extremsportler bis an Ihre Stoffwechselgrenze gehen oder sich einfach nur beweisen wollen, wie stark Sie sind, fasten Sie nach dem Training ruhig weiter.

Das wird Sie schneller in Ketose bringen und Ihnen beim Abnehmen helfen, aber Sie werden sich dabei schon ziemlich mies fühlen. Daher sollten Sie vorher erst mal eine ehrliche Bestandsaufnahme Ihres psychischen und physischen Zustands machen. Fühlen Sie sich stark und zielbewusst genug? Trauen Sie sich das zu? Oder fühlen Sie sich damit überfordert? Denken Sie daran, dass durch den Beginn eines intermittierenden Fastens in Kombination mit Training und dem gleichzeitigen Übergang zu einer längeren Fastenkur höchstwahrscheinlich Ihre Stresshormonspiegel ansteigen werden. Wenn Sie sich nicht ohnehin schon übermäßig gestresst fühlen (beispielsweise durch Arbeit, Familie, die Tagesnachrichten und all die anderen Dinge, mit denen wir in unserem Leben ständig konfrontiert werden) und wenn Sie nicht krank sind, ist das kein Hinderungsgrund: Dann können Sie sich dieser Fasten/Training/Fasten-Herausforderung ruhig stellen.

Es ist gar nichts dagegen einzuwenden, eine mehrtägige Fastenkur zu machen und währenddessen weiter zu trainieren – aber erst, wenn Sie sich an das Fasten und Trainieren im Rahmen kürzerer Fastenphasen gewöhnt haben. Außerdem ist es empfehlenswert, Ihr Training dabei so einfach wie möglich zu halten. Und trainieren Sie bitte auch nicht direkt vor dem Schlafengehen – das ist, ehrlich gesagt, niemals eine gute Idee, weil es den Adrenalinspiegel erhöht und den Schlaf stören kann. Während einer Langzeitfastenkur sollten Sie jeden Tag mindestens einen 20-minütigen Spaziergang machen. Das regt den Lymphfluss an und lässt die Immunzellen durch Ihr Abwehrsystem zirkulieren. Ihr Immunsystem braucht schon einen kleinen Kick, wenn Sie Ihrem Verdauungssystem eine Pause gönnen. Denn Ihr Körper muss trotzdem immer noch seine Giftstoffe loswerden, auch wenn Ihr Darm jetzt weniger davon produziert. Der Spaziergang wird Ihrem Immunsystem und Ihrer mitochondrialen Biogenese neuen Auftrieb geben. Das ist eine einfache, kaum belastende Methode, um mehr Kraft aufzubauen.

Sobald Sie den Punkt erreicht haben, an dem Sie sich wirklich an Körper und Geist stark und unerschütterlich fühlen, können Sie natürlich auch noch einen Schritt weitergehen und sich einer ganz besonderen Herausforderung stellen: Training mit schweren Gewichten während einer langen Fastenkur. Ebenso wie der Marathonlauf ist zwar auch das eine ziemlich blödsinnige Idee. Aber wenn Sie sich unbedingt beweisen wollen, wie stark Sie sind, können Sie es tun. Das Gefühl, Ihren Körper hundertprozentig unter Kontrolle zu haben, kann Sie psychisch aufbauen. Sie sollten es sich nur nicht zur Gewohnheit machen.

Sie werden sich dabei verdammt müde und schlapp fühlen. Sie werden auch emotionaler reagieren als sonst, ein bisschen grantig sein und sehr viel Schlaf brauchen. Aufgaben, die Sie normalerweise mühelos bewältigen würden, werden Ihnen schwieriger vorkommen, als sie wirklich sind. Und jede Kleinigkeit wird Sie auf die Palme bringen: zum Beispiel ein quengelndes Kind, Ihr Chef, der Ihnen sagt, dass Sie Ihre Arbeit schlecht gemacht haben, oder ein Autofahrer, der Sie schneidet. Seien Sie darauf gefasst, dass scheinbar unwichtige Ärgernisse sich in Ihren Augen zu großen Katastrophen auswachsen werden, wenn Sie in so einem Zustand sind. Sie werden schon eine Menge Selbstbeherrschung brauchen, um sie wieder auf ihre eigentliche Bedeutung zurechtzustutzen.

Wenn Sie aber wirklich bereit für diese Herausforderung sind, gibt es kaum etwas Beglückenderes und Lebensbejahenderes, als sich noch mehr anzustrengen, als Sie es je zuvor getan haben. Bevor Sie überhaupt an so etwas denken, müssen Sie natürlich erst einmal genügend innere Kraft dafür aufbauen. Doch wenn Sie bereit dazu sind, Ihrem Körper – und sich selbst – zu zeigen, dass Sie es schaffen können, dann nichts wie ran!

Aber Sie sollten das nur deshalb tun, weil Sie es wirklich wollen, und nicht, weil Sie das Gefühl haben, es zu *müssen*. Und Sie werden auch bestimmt nicht jedes Mal, wenn Sie fasten, gleichzeitig auch noch ein hartes Training durchziehen wollen, denn das erschöpft einen ganz ungemein. Wenn es unbedingt sein muss, versuchen Sie es alle paar Monate einmal – und nicht öfter. Wenn Sie wollen, können Sie mehrere Tage pro Monat fasten und während dieser Fastenzeiten ein leichtes Training praktizieren.

Wie auch immer Sie fasten, trainieren oder beides miteinander kombinieren wollen – behalten Sie dabei stets Ihr wahres Ziel im Auge: Sie möchten mehr Kraft aufbauen, und zwar nicht nur rein körperlich, sondern in jeder Hinsicht.

7

FASTEN FÜR IHRE SEELISCHE UND SPIRITUELLE GESUNDHEIT

Die Stimme des Hungers in meinem Kopf konnte mich nicht dazu verleiten, in der Höhle etwas zu essen, weil es schlicht und einfach nichts gab. Also suchte sie nach anderen Wegen, meine Willenskraft zu untergraben. Schließlich kennt niemand Ihre Schwächen besser als Sie selbst.

Ich befand mich jetzt schon seit einigen Tagen auf meiner Visionssuche, versank in der Einsamkeit der First Woman Cave und zog mich immer tiefer in meine eigene geistige Welt zurück. Oder vielleicht erforschte ich auch meine Umgebung. Meine Sinne schienen immer schärfer zu werden; meine Sinneswahrnehmungen wurden lebhafter, fast unerträglich intensiv. Plötzlich fiel mir auf, dass die Felswände, die den Canyon bildeten, nicht einfach nur rot waren, sondern in Dutzenden verschiedener Farben leuchteten, die ich vorher noch nie bemerkt hatte. Und irgendwann nahm ich plötzlich wahr, dass sich außer mir noch ungefähr ein Dutzend Schmalbienen in der Höhle befanden. Wie hatte ich diese Insekten vorher nur übersehen können? Ich wusste zwar nicht, ob diese Bienenart sticht oder nicht, aber fast alle Tiere in der Wüste stechen. Und diesen Bienen bereitete es eindeutig ein perverses Vergnügen, ständig um meinen Kopf herumzukreisen. Sie lenkten mich so sehr ab, dass ich kaum bemerkte, dass ich viel mehr Energie hatte als ursprünglich erwartet.

Irgendwann verließ ich die Höhle und ging auf eine lange Wanderung, wobei ich mich sehr langsam vorwärtsbewegte, um diese willkommene neue Energie zu testen und mir gleichzeitig eine kleine Verschnaufpause von dem Hunger und der Einsamkeit in der Höhle zu gönnen. Ich trug eine Art Talisman bei mir – eine dunkelgraue, winddichte Fleecejacke, auf der die Namen und Höhen der Berge standen, die ich in diesem Jahr besucht hatte: der Mount Shasta in Kalifornien, der Cotopaxi in den Anden, das Annapurna-Basislager und der Mount Kailash im Himalaya. Die Jacke hatte zwar inzwischen schon ein paar Löcher von verirrten Lagerfeuerfunken abbekommen, aber ich trug sie immer, wenn ich auf Entdeckungsreise war; und das tue ich auch heute noch. Außerdem trug ich mein Haar kurz geschnitten, so wie damals auf meinen spirituellen Reisen in Tibet, und hatte mir einen männlich wirkenden Bart wachsen lassen, wie es sich für eine Visionssuche gehört.

Es war erstaunlich, wie weit ich mich inzwischen schon vom Augenblick meiner Ankunft auf Delilahs Ranch entfernt fühlte. Ich lachte leise vor mich hin, als ich daran zurückdachte. Diese Schamanin war sicherlich eine außergewöhnliche Frau, aber irgendwie hatte sie auch etwas Überirdisches an sich. Auf jedem der paar Fotos, die ich von ihr geschossen hatte, schwebten undefinierbare Kugeln um ihren Körper herum. Sie sahen aus wie Staubkörner, doch mein Objektiv war sauber, und auf Fotos von anderen Leuten waren die Kugeln nicht zu sehen. Als ich mein Objektiv abwischte und mich über die Staubkörner beschwerte, lachte sie nur und sagte: »Glaubst du wirklich, das ist Staub?« Bis heute habe ich keine eindeutige Erklärung dafür gefunden, was auf diesen Bildern zu sehen war. Delilah jedoch demonstrierte mir, dass sie auf Kommando noch mehr von diesen Kugeln erscheinen lassen konnte, bevor ich mit meiner Digitalkamera ein neues Foto von ihr aufnahm.

Als ich von meiner Wanderung zurückkam, hatte der Hunger sich allerdings wieder in mein Bewusstsein hineingeschlichen, und das Wasser, das ich trank, um nicht zu dehydrieren, schien kein bisschen dagegen zu helfen. Wenigstens hatte mein Magen aufgehört zu knurren. Aber meine Gedanken begannen sich wieder aufs Essen zu konzentrieren, während die Bienen mich bedrohlich umkreisten. Ich legte mich schlafen und wurde allmählich immer unruhiger. Ich hatte jetzt noch zwei Tage ohne Nahrung vor mir, und bis zu diesem Endpunkt meiner Visionssuche war ich ganz auf mich allein gestellt. Mein Gehirn begann sich auf Überlebensstrategien zu fixieren. Sollte ich auf die Tricks zurückgreifen, die ich bei meiner Pfadfinderausbildung gelernt hatte? Vielleicht könnte ich Feigen von einem der in der Wüste wachsenden Kakteen ernten und mit einem Messer aufschneiden. Isst man Kaktusfeigen überhaupt roh?

Rein verstandesmäßig war mir klar, dass es mir gut ging; doch die Stimme in meinem Kopf versuchte mir immer wieder einzureden, dass mein Leben in Gefahr war. Dass das Fehlen von Nahrung ein Notfall war. Das macht der Hunger mit dir, wenn du nicht weißt, was dir bevorsteht. Ich war noch nicht in einen Zustand der Selbstkontrolle eingetreten. Ganz im Gegenteil: Als die inzwischen schon vertraute Dunkelheit mich wieder einzuhüllen begann, hatte ich das Gefühl, dass mein Leben völlig außer Kontrolle geraten war. Die Stimme in meinem Kopf fing an, mir etwas über Raubtiere zuzuflüstern, und zwar diesmal noch lauter als vorher.

Viel lauter.

Mit der Zeit wurde diese Stimme so laut und eindringlich, dass ich fast sicher war, zu hören, wie ein Raubtier sich durch die Wüste an mich heranschlich. Ich war fest davon überzeugt, beim Aufwachen einen Puma vorzufinden, der mit sieben Zentimeter langen Krallen über das weiche Fleisch meines Bauches schrammte. Aber um von einem solchen Angriff aufzuwachen, musste ich schließlich erst einmal einschlafen können, und in dieser Nacht hatte ich nicht das Gefühl, auch nur ein Auge zutun zu können.

Wir sind alle Suchende

All diese Ängste und Fantasien entsprangen meinem Gehirn.

Wir haben ja schon darüber gesprochen, dass Fasten Ihre Mitochondrien und Muskeln stärken, Entzündungsprozesse eindämmen und Ihr Leben verlängern kann – dass es Ihren Schlaf und sogar Ihr Sexualleben verbessert. Und ich habe Ihnen auch erklärt, wie man die physische Funktionsfähigkeit seines Gehirns verbessert und seinen Neurotransmitterhaushalt und seine Energie fein abstimmt, um klarer denken zu können. All das sind konkrete, quantifizierbare Veränderungen, die sich mit wissenschaftlichen Methoden messen lassen. Man kann Labortests durchführen, um die Ausschüttung bestimmter Hormone und Ketone im Körper nachzuweisen, die den Prozess der Autophagie fördern und dank denen Ihr Stoffwechsel effizienter arbeiten kann.

Aber Sie müssen auch die weniger konkreten Aspekte des Fastens kennenlernen, denn sie sind für Ihr Wohlbefinden genauso wichtig – vielleicht sogar noch wichtiger, weil es dabei um den eigentlichen Grund unseres Lebens geht. Dafür gibt es viele Namen: Man kann diesen Urgrund zum Beispiel als *Seele, inneres Bewusstsein, Chakras* oder *Midi-Chlorianer-Kraft* bezeichnen. Egal, welchen Namen Sie ihm geben wollen – jedenfalls hat das Fasten auch eine zutiefst spirituelle Seite. Viele Menschen würden sogar behaupten, dass *jede* Art von Fasten eine spirituelle Dimension hat.

Vielleicht ist Ihnen ein bisschen unwohl zumute, wenn Sie mitten in einem Buch über Intervallfasten aufgefordert werden, über ein so persönliches Thema nachzudenken. Viele Menschen halten spirituelle Themen und unsere sichtbare Welt in ihren Gesprächen grundsätzlich voneinander getrennt. Außerdem betrachten viele Leute sich nicht als spirituell interessierte oder religiöse Menschen und halten solche Dinge nicht unbedingt für wichtig – oder nehmen sie auch nur ernst. Wenn es Ihnen auch so geht, kann ich das sehr gut verstehen, denn ich war früher genauso. Aber bitte lesen Sie trotzdem noch ein bisschen weiter.

Ich stamme aus einer langen Reihe nüchtern denkender Menschen. Meine Großmutter war Nuklearingenieurin, mein Großvater war Physikochemiker und schrieb Artikel für die *Encyclopaedia Britannica*. Die beiden lernten sich zu Beginn des Atomzeitalters bei der Arbeit an kerntechnischen Projekten kennen. Und so wuchs ich mit der Vorstellung auf, dass Menschen – einschließlich meiner selbst – nichts anderes sind als Roboter aus Fleisch. Das Leben ist nur ein biochemischer Prozess, der auf Energieaufnahme und -verbrauch beruht. Zu viel aufgenommene Energie bedeutet, dass Sie zu viel gegessen haben. Zu wenig verbrauchte Energie bedeutet, dass Sie sich nicht genug bewegt haben – also werden Sie dick. Signale von Ihren Sinnesorganen gelangen ins Gehirn; Antworten von Ihrem Gehirn bringen Ihren Körper dazu, sich zu bewegen und irgendetwas zu tun. Logik ist das Einzige, was zählt. Alles, was nicht logisch ist, ist Unfug und sollte ignoriert werden.

Mit der Zeit wurde mir klar, dass diese rein materialistische Sicht der menschlichen Biologie nicht stimmen kann. Auf erste Erkenntnisse in dieser Richtung stieß ich als junger Mann, als ich verschiedene Traditionen amerikanischer Ureinwohner erforschte. Doch vieles davon ging mir erst später auf: in Tibet, in meiner einsamen Höhle in Arizona, im Dschungel der Anden und als ich heiratete und eine Familie gründete. Der ganze Sinn spiritueller Praktiken besteht, wie mir inzwischen klar geworden ist, darin, dass in unserem Inneren viele Dinge vor sich gehen, die eindeutig nichts mit Logik zu tun haben. Unser Bewusstsein ist nichts Logisches, und unsere Emotionen auch nicht. (Auch die inneren Stimmen, die mich in meiner Höhle verfolgten, hörten sich alles andere als logisch an.) Wir sind nicht aus Fleisch und Blut. Oder genauer gesagt: Wir sind nicht *nur* aus Fleisch und Blut, sondern viel, viel mehr als das.

Fasten ist eine von mehreren Möglichkeiten, diese Komplexität unseres Wesens zu entdecken. Es gibt etwas in Ihnen, das eher zum Fühlen und Spüren als zum Denken neigt. Sie wissen intuitiv, dass Hunger kein Gedanke, sondern ein Gefühl ist und dass Gefühle per definitionem nichts Rationales sind. Einige der stärksten Einflüsse auf Ihr Verhalten sind irrational, also gibt es auch keine Möglichkeit, rational damit umzugehen. Die Kunst des Fastens besteht darin, erkennen zu lernen, wann diese Gefühle echt sind (man also darauf reagieren sollte) und wann es sich um falsche Gelüste und Impulse handelt, die man lieber zum Schweigen bringen sollte. Fasten verhilft Ihnen zu der inneren Kraft, die Sie brauchen, um nur auf diejenigen Gefühle zu reagieren, bei denen Ihnen das richtig erscheint. Es setzt Sie also gewissermaßen ans Lenkrad Ihres eigenen Lebens – was sich ganz fantastisch anhört (aber nur so lange, bis Sie an das erste Mal zurückdenken, als Sie am Steuer eines Autos saßen und nicht wussten, wo die Bremsen sind).

Vielleicht sind Sie immer noch nicht ganz meiner Meinung. Ich möchte Sie zu nichts bekehren, sondern Ihnen nur helfen, konstruktive Erfahrungen zu sammeln und sinnvolle Fähigkeiten zu entwickeln. Halten Sie sich an die wissenschaftliche Vorgehensweise. Beobachten Sie, schauen Sie sich die Beweislage an und treffen Sie dann Ihre eigene, objektive Entscheidung. Egal was Sie von spirituellen Dingen halten – ich garantiere Ihnen, dass Sie veränderte Bewusstseinszustände erleben werden, wenn Sie sich über die vielen unbewussten Verhaltensweisen Ihres Körpers im Hinblick auf Essen klar werden. Zuerst verspüren Sie Hunger und dann – bevor Sie eine echte Chance haben, darüber nachzudenken – noch etwas anderes. Eine Art Gewissensbiss. Einen inneren Widerstand. Etwas, das Sie zurückhält. Ein uraltes Programm, tief in Ihrem Inneren verborgen. Allein zu sein und stillzusitzen oder zu meditieren und sich seiner Gedanken bewusst zu werden, ist eine Sache. Doch während des Fastens kommen Ihnen all Ihre Sinneswahrnehmungen mit überdeutlicher Klarheit zum Bewusstsein. Manchmal geht es beim Meditieren oder Beten darum, seinen Geist zur Ruhe zu bringen und sich nicht für Gedanken, sondern für Gefühle zu sensibilisieren. Fasten bewirkt das Gleiche. Aber es hilft Ihnen gleichzeitig auch, sich auf physischer Ebene auf Ihre Instinkte einzustimmen, um diejenigen Gefühle in den Griff zu bekommen, bei denen die Gefahr besteht, dass sie Sie von dem Weg abbringen, dem Sie folgen möchten.

Der einfache Akt, Ihrem Körper die Nahrung zu verweigern, kann ein sehr viel umfassenderer spiritueller Akt sein als bloße Meditation oder Einsamkeit. Wenn Sie durch Fasten Ihren Glauben vertiefen oder Ihr Bewusstsein erweitern wollen (oder sich einfach nur innerlich für diese Möglichkeiten offen halten möchten), werden Sie viel bessere Ergebnisse erzielen, als wenn Sie sich dabei nur auf eng begrenzte Ziele wie Gewichtsabnahme oder ein langes Leben konzentrieren. Wenn Sie mit dieser Einstellung ans Fasten herangehen, spielt dabei auch eine gewisse Demut mit herein; und diese Demut ist etwas Wunderbares. Wer aus spirituellen Gründen fasten will, wird das wahrscheinlich nicht vorher bei Facebook ankündigen. Denn das Ziel, zu innerer Klarheit zu finden und seinen Glauben zu erneuern, lässt sich absolut nicht mit dem Dopaminschub vereinbaren, den »Likes« Ihnen bringen. Sie können Ihre Fastenkur zu einer Zeit der inneren Reinigung und Transzendenz machen, die Sie über die Banalität unserer modernen Kultur hinauswachsen lässt. Oder noch besser: Machen Sie das spirituelle Fasten einfach zu einem Teil *Ihrer* modernen Kultur! Denn wenn Sie die spirituelle Seite des Fastens ignorieren, entgeht Ihnen ein enormer Reichtum an Erfahrungen.

Denken Sie bei alldem auch daran, wie wichtig es ist, Maß zu halten: Sie sollen beim Fasten weder Ihren Körper noch Ihre Seele überfordern. Und Sie wollen sicher auch nicht in eine Gruppe von Menschen hineingeraten, die behaupten, dass alles Fasten spirituell sein und man dabei ein lilienweißes Gewand tragen muss. Solche Leute gibt es tatsächlich; und sie haben die Sache mit der Demut ganz offensichtlich nicht so richtig mitbekommen. Denn wenn man erst einmal anfängt, in einem Gewand herumzulaufen, ist man wohl kaum noch offen für neue Erfahrungen. Gleichzeitig wollen Sie aber auch nicht in einer Gruppe von Menschen landen, die sich weigern, mit offenem Geist und offenen Augen an das Fasten heranzugehen. Vielleicht werden Sie bei Ihrer Fastenkur ganz unbeabsichtigt eine spirituelle Erfahrung machen. Nehmen Sie sich ruhig die Freiheit, auf diese Entdeckungsreise zu gehen, auch wenn Sie sich nicht für einen religiösen Menschen oder Suchenden halten. Wenn Sie eigentlich mit dem Gedanken »Ich verzichte nur deshalb aufs Essen, weil das gut für meinen Körper ist« an das Fasten herangehen und Ihnen dabei am Ende trotzdem eine tiefe spirituelle Erkenntnis zuteilwird, ist das doch eine sehr erfreuliche Zugabe.

Sie können Ihre spirituelle Erleuchtung sogar als rein wissenschaftlichen Prozess betrachten, wenn Ihnen das lieber ist. Ich habe an Meditations-Retreats in Nepal und Tibet und an Ayahuasca-Zeremonien in den Anden teilgenommen. Dabei wird man stets dazu aufgefordert, vorher ein paar Tage lang zu fasten. Warum? Nicht nur, weil man sich bei so einer Zeremonie vor lauter Anstrengung oder Angst oder wegen der großen Höhenlage sowieso übergeben wird (obwohl das vielleicht ebenfalls ein Grund für diese Empfehlung ist), sondern weil die Menschen im Lauf von Jahrtausenden durch Versuch und Irrtum herausgefunden haben, dass es so am besten funktioniert. Oder weil Fasten Sic in cincn Zustand erhöhter geistiger Klarheit versetzt (das liegt an den Ketonen, die den Neuronen in Ihrem Gehirn mehr Energie verleihen). Wenn Sie auf dem Standpunkt stehen, dass hinter spirituellen Erfahrungen nichts weiter steckt als Chemie und Elektronen, können Sie sich diesen Vorgang folgendermaßen erklären: Intensive Konzentration erfordert eine stärkere elektrische Leistung von den Neuronen in Ihrem Gehirn, und die Neuronen nutzen lieber Ketone als Glukose, weil Ketone energiedichter sind. Ketone enthalten mehr Elektronen als Glukose. Mehr Energie – mehr Gehirnaktivität – mehr Bewusstsein.

Mit anderen Worten: Die spirituelle Seite des Fastens lässt sich nicht von den wissenschaftlichen Aspekten trennen. Ein höherer spiritueller Bewusstseinszustand stellt nicht nur an unseren Geist, sondern zwangsläufig auch an unseren Stoffwechsel besonders hohe Anforderungen, da beides so eng miteinander zusammenhängt. Sie können Diäten machen, um die Giftstoffe aus Ihrem Körper zu eliminieren, die Ihr Lebenstempo verlangsamen, und auf diese Weise mehr Energie gewinnen. Oder Sie können sich durch Fasten von diesen Giftstoffen befreien. (Am besten ist es, beides zu praktizieren.) Zusätzlich können Sie das Fasten als belebenden Funken nutzen, um die latente chemische Energie freizusetzen, die Ihre Vorfahren zum Überleben gebraucht haben: entweder für den Endspurt bei einer Jagd oder für den letzten Energieschub, den die Menschen damals benötigten, um irgendwelche andere Nahrung zu finden. Wenn Sie diese Energie dazu nutzen möchten, eine neue Bewusstseinsstufe zu erreichen, wird Ihnen das viel leichter gelingen, wenn Ihr Körper stark und Ihr Stoffwechsel topfit ist.

Fasten stärkt auch unsere Verbindung zu anderen Menschen – denn egal, ob wir eine Milliarde Dollar besitzen oder nicht mal einen Cent in der Tasche haben: Wir alle haben schon einmal Hunger gehabt. Wenn wir jemanden sehen, der nichts zu essen hat, empfinden wir seine Verzweiflung reflexartig mit. Tatsächlich gibt es in unserem Gehirn Nervenzellen namens Spiegelneuronen, dank denen wir die Emotionen anderer Menschen wahrnehmen können, indem wir einfach auf ihren Gesichtsausdruck achten. Und je öfter wir aus spirituellen Gründen fasten, umso tiefer wird dieses Gefühl der Empathie und Verbundenheit mit anderen Menschen. Je besser es uns gelingt, über unsere eigenen Bedürfnisse hinauszuwachsen und die hartnäckige Stimme unseres Egos zum Schweigen zu bringen, umso leichter können wir uns auf dieses Gefühl der Zugehörigkeit zu einem größeren Kollektiv einstimmen.

Unser Menschsein definiert sich nicht nur über die praktischen Bedürfnisse, die wir befriedigen müssen, um zu überleben. Wir alle sehnen uns nach einem Sinn und Ziel – nach einer Möglichkeit, der Welt einen konstruktiven Stempel unserer eigenen Individualität aufzudrücken –, und Fasten lässt diesen Hunger nach einem sinnvollen Leben ebenso an die Oberfläche steigen wie unseren physischen Hunger. Wenn jemand aus spirituellen Gründen (oder um herauszufinden, was in seinem Innersten vorgeht) auf Nahrung verzichtet, inspiriert uns das dazu, seinem Beispiel zu folgen. Rein praktisch gesehen haben Sie als stärkerer Mensch mehr Möglichkeiten, Gutes in der Welt zu bewirken: Sie werden dann eher in der Lage sein, Probleme zu lösen, und Fähigkeiten und Ressourcen besitzen, die den Menschen in Ihrem Umfeld zugutekommen. Fasten stärkt tatsächlich unser Bedürfnis, auf möglichst viele verschiedenen Wegen miteinander in Verbindung zu treten.

Auf meinen Reisen durch Nepal und Tibet, durch meine persönlichen Studien und meine Erfahrungen beim Fasten mithilfe der Schamanin in Arizona habe ich am eigenen Leib erlebt, dass eine Fastenkur nicht nur etwas Physisches, sondern auch etwas Spirituelles ist. Letztendlich verdanken Sie Ihre Konzentration – egal, ob Sie sie aufs Meditieren, auf Gott oder auf Ihren nächsten Burger richten möchten – den Neuronen in Ihrem Gehirn. Und diese Neuronen brauchen Ketone. Wenn Sie zu fasten anfangen, verbrennen diese Nervenzellen keine niederoktanige Glukose mehr, sondern stürzen sich stattdessen auf die neuen hochoktanigen Fettmoleküle. Dadurch gewinnen Sie mehr geistige Klarheit, weil Ihr Gehirn jetzt mehr Energie hat. Die meisten Menschen kostet es große Anstrengung, einen solchen geistigen Zustand zu erreichen. Wenn man überernährt und erschöpft ist, stellt er sich normalerweise nicht ein.

Die Freude am Verzicht

Warum unterziehen sich Menschen einer spirituellen Fastenkur? Das hat sehr vielfältige Gründe, die das intimste Innenleben jener Personen betreffen: Vielleicht möchten sie ihren Glauben erneuern, den Tod eines geliebten Menschen betrauern, aus einer Lebenskrise herausfinden, sich von einer Sucht befreien oder sind auf der Suche nach einem Sinn. Niemand kann Ihnen den »richtigen« Grund für das Fasten vorgeben, denn dahinter steckt eine ganz persönliche Motivation. Ich kann Ihnen lediglich ein paar Empfehlungen dazu geben, wie man sich innerlich auf ein effektives spirituelles Fasten vorbereitet, und diese Ratschläge beruhen auf meiner eigenen hart erarbeiteten Erfahrung.

Zunächst einmal sollten Sie sich mit dem Gedanken anfreunden, dass Fasten auch Freude machen kann. Wenn Menschen den Begriff »spirituelles Fasten« hören, denken sie dabei oft an Asketen, die sich von der menschlichen Gesellschaft abgekapselt haben und ihren Körper aller Genüsse berauben – Menschen, die sich unbarmherzig selbst geißeln in der Hoffnung, durch diesen körperlichen Schmerz für einen Fehler oder eine Schwäche Buße zu tun. Doch diese Vorstellung vom spirituellen Fasten ist längst überholt; und das ist auch nicht meine Art des Fastens. (Wenn ich unbedingt leiden will, esse ich einfach eine Portion Grünkohl.)

Beim Fasten geht es aber nicht um Leiden, sondern um Disziplin, Selbstkontrolle und Selbstoptimierung. Natürlich können Sie über Ihre Grenzen hinauswachsen, wenn Sie das möchten (und es ist nicht meine Aufgabe, Ihnen zu sagen, *welche* Grenzen Sie überwinden oder wie weit Sie dabei gehen sollen). Doch Leid und Entbeh-rungen lenken Sie von dem transzendentalen Bewusstsein ab, nach dem Sie suchen.

Zweitens können Sie während eines spirituellen Fastens tun, was Sie wollen. Sie können Sex haben, tanzen oder wonach auch immer Ihnen der Sinn steht, solange Sie sich dabei auf das spirituelle Bewusstsein konzentrieren. Es kommt bei diesem Fas-ten nur darauf an, ohne Nahrung auszukommen – aber nicht ohne Vergnügen. Der tantrischen und taoistischen Lehre zufolge zehrt die Ejakulation an unseren Kräften. Wenn Sie ein Mann sind, ist es sehr viel besser, während einer längeren Fastenkur so viel Sex zu haben, wie Sie wollen, aber dabei auf den Samenerguss zu verzichten. Die gleichen Lehren besagen, dass man als Frau ruhig so oft wie möglich zum Höhe-punkt kommen darf. Wissenschaftliche Erkenntnisse haben inzwischen gezeigt, dass der Testosteronspiegel des Mannes am Tag nach einer Ejakulation tatsächlich stark absinkt und man dadurch ziemlich reizbar wird.

Anfangs wollte ich das alles nicht glauben. Nachdem ich es gelesen hatte, überleg-te ich mir sofort ein Experiment, um diese Aussage zu widerlegen. Ein ganzes Jahr lang trug ich die Häufigkeit meiner Geschlechtsakte und Ejakulationen und mein Glücksniveau in eine Grafik ein und verglich beides miteinander. Diese Grafik, die ich in einem früheren Buch veröffentlicht habe, zeigt, dass das Glücksgefühl am Tag nach der Ejakulation tatsächlich regelmäßig absinkt – also eine Art Ejakulationska-ter, in dessen Genuss nur wir Männer kommen. Der Grund für meine Empfehlung, während des Fastens auf einen Samenerguss zu verzichten, ist schon ein bisschen komplizierter: Wenn Sie sich einer spirituellen (oder ganz normalen) Fastenkur un-terziehen, ist das ohnehin schon eine ziemliche Herausforderung für Sie. Vielleicht sind Sie dann schlechter gelaunt als sonst und haben weniger Energie. In diesem Zustand sollten Sie Ihre Energie nicht noch weiter erschöpfen, denn sonst wird die Willenskraft, die Ihnen hilft, dem Essen zu widerstehen oder Ihren Chef, Ihren Ehe-partner oder Ihre Kinder *nicht* anzuschreien, am nächsten Tag noch schwächer sein. Warum sollten Sie beim Fasten *noch mehr* leiden?

Wenn Sie ein Mann sind und diesen Ratschlag ignorieren, können Sie mit einem Wahnsinnsorgasmus rechnen, denn Ihr Gehirn läuft ja jetzt auf Ketonen, sodass Sie sich ohnehin schon in einem leicht veränderten Bewusstseinszustand befinden. Nur leider werden Sie dieses Vergnügen am nächsten Morgen bereuen. Wenn Sie eine Frau sind und während einer längeren Fastenkur Sex haben, werden Ihre Orgasmen wahrscheinlich ebenfalls intensiver ausfallen als sonst. Man liest zwar nicht viel da-rüber – aber sowohl Männer als auch Frauen können während des Orgasmus inten-sive spirituelle Visionen haben. Durch die Kombination aus Sex und Fasten erhöht sich diese Wahrscheinlichkeit noch mehr.

Abgesehen davon kann schon allein Kuscheln im Bett das Fasten erleichtern, weil es den Oxytocinspiegel im Blut erhöht – eines Hormons, das für Liebe und soziale Bindungen zuständig ist. Lassen Sie es dabei nur nicht bis zum Orgasmus kommen. Das gilt auch für die Masturbation! Ich weiß, damit verlange ich Ihnen schon ein gewisses Opfer ab. Aber ich verspreche Ihnen: Sie werden für Ihren vorübergehenden Verzicht auf diesen erdbebenartigen Genuss reich belohnt werden: nämlich dadurch, dass effektives Fasten Ihr Gefühl der Euphorie und Verbundenheit mit dem Menschen steigert, den Sie lieben. Diese bessere Stimmung und gesteigerte Energie kann mit der Zeit zu einem tieferen, kraftvolleren Sexualleben führen und Ihre allgemeine Beziehung zu Ihrem Partner stärken.

Drittens: Achten Sie darauf, während des Fastens keine Werturteile über sich selbst zu fällen. Sie können sich das ungefähr so vorstellen: Körperliches Fasten reinigt den Körper von chemischen Verunreinigungen, während spirituelles Fasten Ihr Bewusstsein von dem emotionalen Ballast befreit, den Sie normalerweise mit sich herumschleppen. Das sind keine leichten Aufgaben! Wir alle tragen ein paar seelische Gifte mit uns herum, von denen wir uns reinigen müssen. Die geistige Klarheit, die das Fasten mit sich bringt, kann ein Licht auf Probleme werfen, von deren Existenz Sie vorher nicht einmal etwas wussten. Vielleicht werden Ihnen dadurch Aspekte Ihrer Persönlichkeit, Erinnerungen oder Motivationen bewusst, die Ihnen im Weg stehen. Diese Erkenntnis wird Sie in Ihrer spirituellen Entwicklung weiterbringen. Sie wird Ihnen zeigen, was für ein Mensch Sie werden wollen, und Sie dazu anspornen, diese Vision zu verwirklichen. Ich finde es sehr hilfreich, ein Tagebuch zu führen, um diese Beobachtungen darin festzuhalten.

Wenn Sie gerade erst fasten lernen, kann es durchaus passieren, dass Sie mittendrin aufhören und es dann später bereuen. Jeder Mensch, der regelmäßig fastet, wird dabei irgendwann einmal ein Fiasko erleben: Vielleicht hat er sich vorgenommen, zwei Tage lang zu fasten, doch dann redet irgendeine innere Stimme ihm ein, dass es doch eigentlich eine fantastische Idee wäre, dieses Fasten vorzeitig zu beenden. Sie werden sehr schnell begreifen, dass da jemand anders als Sie selbst in Ihrem Kopf das Sagen hat. Es ist eine enorm überzeugende Stimme, die Ihnen tatsächlich einsuggerieren kann, dass es *Ihre* Idee ist, mitten in einer Fastenkur einen Keks zu essen.

Diese Stimme hat auch einen Namen: Es ist Ihr *Ego*. Mithilfe spiritueller Praktiken sollen Sie lernen, sich diesem Ego zu stellen und darüber hinauszuwachsen. Beim Fasten wird Ihr Ego laut schreien, dass Sie am Verhungern sind, obwohl Sie genau wissen, dass Ihrem Körper reichlich Energie zur Verfügung steht. Durch Fasten nehmen Sie wahr, was tatsächlich passiert, und übernehmen die Verantwortung für sich und Ihr Leben. Wenn Sie sich auf Ihre eigene Fasten-Entdeckungsreise begeben

– so wie ich bei meiner Visionssuche mithilfe der Schamanin –, sollten Sie daran denken, dass kein Mensch perfekt ist. Niemandem gelingt es auf Anhieb, sich zu verändern. Doch es reicht schon aus, einfach nur auf diese Reise zu gehen und sich aktiv um eine Veränderung zu bemühen.

Hin und wieder werden Sie während des Fastens eben doch einen Keks essen; und daran ist auch gar nichts Schlimmes.

Gehen Sie auf einen Sauerstoff-Trip!

Hier kommt noch eine vierte wichtige Empfehlung, die Ihnen beim Fasten helfen soll: Egal, ob Sie sich dabei in erster Linie auf den spirituellen Aspekt konzentrieren oder nicht – wenn Sie zusätzlich auch noch Atemübungen machen, liefern Sie Ihrem Körper mehr Sauerstoff zum Verbrennen. Denn ob Sie nun gerade in Ketose sind oder Zucker verbrennen – Ihr Körper erzeugt auf jeden Fall Energie, indem er aus Luft in Kombination mit Nahrung Elektronen bildet. Wenn Sie etwas an Ihrer Atmung verändern, können Sie Ihrem Körper mit einem Schlag mehr Sauerstoff zuführen, um Ihren Stoffwechsel zu beschleunigen. Oder Sie können ihm Sauerstoff vorenthalten und auf diese Weise Zellen aufbauen, die stark genug sind, um mit weniger Nahrung *und* weniger Sauerstoff zu gedeihen. Durch das Fasten verbrennen Sie bereits Fett. Wenn sich weniger Nahrung in Ihrem Körper befindet, können Sie ihm mehr Luft zuführen und haben immer noch einen reichlichen Vorrat an Energie. Ihr Körper versucht stets, diese Balance aufrechtzuerhalten. Denn letzten Endes können Sie Ihre Ziele in einer sauerstoffarmen Umgebung mit viel Nahrung erreichen; Sie können das Gleiche aber auch in einer sauerstoffreichen, nahrungsarmen Umgebung tun – je nachdem, wie Sie mit den Variablen herumspielen.

Wenn Sie mehr Sauerstoff in Ihre spirituelle Praxis einbringen, wird sich bei Ihnen sofort eine ganze Menge verändern. Kontrolliertes Atmen ist ebenso wie Fasten ein fester Bestandteil vieler religiöser und meditativer Praktiken. Ein Beispiel dafür ist die Pranayama-Atemarbeit in der hinduistischen Praxis. Das Wort *Pranayama* kommt aus dem Sanskrit und bedeutet so viel wie »Atemübungen«. Ich lernte diese Praxis vor Jahren kennen, kurz nachdem ich meiner heutigen Frau begegnete, die mir empfahl: »Du solltest anfangen, Yoga zu machen.« Und Recht hatte sie! Ich befolgte ihren Ratschlag und stellte fest, dass die meisten Yoga-Kurse mit Pranayama-Atemübungen endeten. Einige dieser Techniken schienen entwaffnend einfach zu sein, zum Beispiel geführte Atemübungen, bei denen man sich zuerst ein Nasenloch und dann das andere zuhält. Doch sie versetzten mich teilweise in erstaunliche veränderte Bewusstseinszustände. Es war eine wichtige Entdeckung für mich, wie formbar unser Bewusstsein ist.

Damals lernte ich die enorme Vielfalt und Komplexität von Atemtechniken schätzen. Die meisten Menschen halten tiefes Atmen für gesund und entspannend. Dabei gibt es allerdings ein Problem: Wenn Sie viele tiefe Atemzüge hintereinander machen (also mehr atmen), nimmt die Menge an Kohlenstoffdioxid (CO_2) in Ihrem Körper ab. Da man immer nur so viel Sauerstoff wie CO_2 im Körper haben kann, wird einem beispielsweise schwindelig, wenn man hyperventiliert. Tatsächlich nimmt die Durchblutung des Gehirns ab, wenn man tief oder schnell atmet. Daher ging es bei den Atemübungen der alten Yogis und anderer Weiser normalerweise um eine langsamere Atmung, also im Grunde um reduzierte Atemzüge: Man atmete langsamer, aber nicht tiefer.

Langsames Atmen ins Zwerchfell hinein stimuliert den Vagusnerv – den längsten Nerv unseres peripheren Nervensystems. Der Vagusnerv ist eine lebenswichtige Kommunikationsautobahn, die Gehirn, Herz und Leber miteinander verbindet. Die Nachrichten, die über den Vagusnerv übermittelt werden, regulieren nahezu alle Vorgänge in unserem Organismus – von der Sprache über die Verdauung bis hin zur Körpertemperatur. Eine der wichtigsten Aufgaben dieses Nervs ist die Kontrolle unseres Blutdrucks. Wenn Ihr Blutdruck zu hoch ist, sendet der Vagusnerv Signale durch den ganzen Körper, um Ihre Herzfrequenz zu senken, was ein Gefühl der Ruhe hervorruft und gleichzeitig Stress, Ängste und Ärger abbaut: Die Stimulation des Vagusnervs durch Zwerchfellatmung oder tiefes Atmen beseitigt also wichtige potenzielle Hindernisse für ein erfolgreiches Fasten. Auch wenn Sie nicht aktiv nach einem spirituellen Bewusstseinszustand streben, werden Sie Ihr Fasten garantiert nicht genießen können, wenn Sie nervös und ängstlich sind.

Sie können sich in einen Zustand innerer Ruhe versetzen, indem Sie langsam einatmen, dann sehr lange und langsam ausatmen und das immer wieder praktizieren. Zu Beginn jedes Atemzyklus (beim Einatmen) erhöht Ihr sympathisches Nervensystem Ihre Herzfrequenz ein bisschen. Und während des langen Ausatmens bewirkt Ihr Vagusnerv etwas ganz Wunderbares: Er sendet ein Signal aus, das diesen kurzen Moment der Panik überwindet. Durch Ausschüttung des Neurotransmitters Acetylcholin verlangsamt der Vagusnerv Ihre Herzfrequenz. Außerdem verbessert langes Ausatmen die Funktion des Vagusnervs und die kognitiven Fähigkeiten und senkt Ihr Stressniveau. Die Psychologen Roderik Gerritsen und Guido Band von der Universität Leiden in den Niederlanden haben ein biophysikalisches Modell entwickelt, das besagt, dass die Reaktion des Vagusnervs unmittelbar mit den euphorisierenden und metaphysischen Auswirkungen von Yoga und Meditation zusammenhängt.[77]

Diese Erkenntnis deutet darauf hin, dass es noch einen weiteren sinnvollen Biohack für das Fasten gibt: Wenn Sie dabei Hunger bekommen, atmen Sie ein paarmal langsam und tief in Ihr Zwerchfell hinein. Damit senden Sie Ihrem Körper das Signal, dass er sich beruhigen soll.

Eine andere Form der Atemarbeit, die man begleitend zu spirituellem Fasten praktizieren kann, ist das holotrope Atmen: eine Körperkontrolltechnik zur Erreichung eines erhöhten Bewusstseinszustands, die der tschechische Psychiater Stanislav Grof als Möglichkeit entwickelt hat, die Wirkung von LSD zu imitieren, ohne Drogen zu nehmen. Grof gilt als Vater der transpersonalen Psychologie, die die Techniken der Psychotherapie auf das Streben nach spiritueller Erleuchtung anwendet. Als ich diese Atemtechnik zum ersten Mal ausprobierte, war ich schockiert darüber, wie stark ich meine Wahrnehmung der Realität allein durch die Manipulation des Luftstroms in meinen Lungen verändern konnte. Beim holotropen Atmen atmet man für kurze Zeit sehr schnell und tief, um sich in einen veränderten Bewusstseinszustand zu versetzen, der einen Heilungsprozess ermöglicht. Man braucht dazu vorher nicht unbedingt gefastet zu haben, doch diese Atemtechnik ist in nüchternem Zustand (oder wenn Sie Ihrem Körper durch einen Diät-Hack ein paar Ketone liefern) effektiver.

Ich habe bei diesem holotropen Atmen[78] schon einige Wahnsinnserfahrungen gemacht: Zum Beispiel habe ich meinen Körper verlassen und Dinge gesehen, die mich stark an frühere Leben erinnerten. Leute, die an Reinkarnation glauben, sagen, dass man bei solchen Rückführungen oft als Erstes die eigenen Füße sieht, so wie sie in der früheren Existenz ausgesehen haben. Als ich in einem alten Hotel in Palo Alto (an dessen Stelle heute Eigentumswohnungen stehen) auf einer Matte lag, praktizierte ich diese Atemtechnik so lange, bis meine Hände und Füße zu kribbeln anfingen. Plötzlich nahm ich dabei Füße wahr, die nicht meine eigenen waren, aber doch irgendwie zu mir gehörten. Ich schaute mich in meiner Umgebung um und hatte plötzlich eine sehr lebhafte Vision von einem Leben vor ungefähr 600 Jahren. In dieser Vision gab es nur eines, was der Mann mit den »fremden« Füßen bei seinem Tod bedauerte: dass er die Unterweisung eines seiner Schüler nicht beendet hatte. Nach dieser Atemübung war ich völlig fassungslos, denn mir wurde klar, dass ich in meinem jetzigen Leben tatsächlich jemanden kannte, der mich an diesen Schüler erinnerte. Da es mir peinlich war, ihn darauf anzusprechen, machte ich nur eine vage Andeutung: »Ich hatte da so eine komische Vision von einem früheren Leben, in dem du mein Schüler warst. Tut mir leid, dass ich gehen musste, bevor deine Ausbildung beendet war.« Diese Eröffnung wirkte auf meinen Freund wie ein Schlag in die Magengrube, und danach verfiel er in tiefe Trauer. Meine Vision passte haargenau zu einer sehr privaten Erinnerung aus seiner Vergangenheit – etwas, wovon er mir noch nie erzählt hatte.

Ich weiß nicht, wie ich dieses Erlebnis erklären soll, und es gibt auch keine Möglichkeit, zu überprüfen, ob etwas anderes dahintersteckte als ein hypoxischer Zustand, der Visionen erzeugt hat. Jedenfalls fühlte es sich für mich nicht so an, und reiner Sauerstoffmangel ist auch keine Erklärung dafür, wie zwei lapidare Sätze, mit denen ich diese Vision zusammenfasste, bei einem anderen Menschen eine so heftige Reaktion hervorrufen konnten. Ich rätsele auch heute noch über dieses Erlebnis nach, halte es aber doch eher für keine reine Vision, sondern für etwas Reales.

Durch dieses holotrope Atmen wurden mir sogar mehr Visionen zuteil als durch die Einnahme von Ayahuasca. Auch Sie können solche Erfahrungen machen. Manche Leute praktizieren das ganz für sich allein, aber es ist nichts für schwache Nerven. Ich empfehle Ihnen, sich einen Experten für holotropes Atmen zu suchen und diese Atemtechnik im Rahmen eines spirituellen, kontemplativen Fastens auszuprobieren. Sie werden es nicht bereuen. Sie können das völlig gefahrlos ohne Drogen tun – und es sogar mit einer Aktivität verbinden, die Ihrer Gesundheit guttut. Diese Atemtechnik ist eine weitere Erinnerung daran, dass Sie viel mehr sind als nur der Sack Fleisch, in dem Sie herumlaufen.

Es gibt auch noch viele andere Atemtechniken, mit denen Sie experimentieren können, und fast alle funktionieren in Kombination mit Fasten besser als für sich allein. Zum Beispiel die Wim-Hof-Atemmethode, die von dem gleichnamigen holländischen Extremsportler entwickelt wurde und Ihnen Superkräfte verleiht, mit denen Sie kalte Duschen oder Eisbäder spielend überstehen – mit oder ohne Nahrung im Körper. Oder die populäre »Art of Living«-Technik mit yogischer Vollatmung und Bauchatmung. Ich habe das fünf Jahre lang jeden Morgen gemacht, doch dann zog ich um, bekam Kinder und praktizierte diese Übungen dann nicht mehr jeden Tag. Schätzungsweise 40 Millionen Menschen praktizieren »Art of Living« tagtäglich.

All diese anspruchsvollen Atempraktiken, die ich bisher besprochen habe, kann man in Kombination mit Fasten praktizieren, um noch tiefergehende Ergebnisse zu erzielen. Fasten macht Ihren Stoffwechsel leistungsfähiger. Um sein volles Leistungspotenzial ausschöpfen zu können, brauchen Sie Sauerstoff. Für spirituelles Fasten empfehle ich (vor allem am Anfang) die Atemmethode, die von dem weltberühmten integrativen Arzt Dr. Andrew Weil entwickelt wurde. Seine Methode heißt *4-7-8-Technik* und ist genauso einfach, wie sie klingt: Atmen Sie vier Sekunden lang durch die Nase ein. Dann halten Sie sieben Sekunden lang den Atem an. Die nächsten acht Sekunden lang atmen Sie aus, wobei Sie die ganze Luft aus Ihren Lungen ausstoßen und dabei ein hörbares Zischen von sich geben. Diesen Zyklus sollten Sie bis zu viermal hintereinander wiederholen und zweimal täglich durchführen. Während einer Fastenkur können Sie die Anzahl der Wiederholungen auf bis zu zwölf erhöhen. Dr. Weil hat festgestellt, dass diese 4-7-8-Technik das Einschlafen ungemein erleichtert. Während des Fastens lindert sie Heißhunger und Angstzustände und hilft gegen Stimmungsschwankungen.

Jeder sollte ein paar einfache kontrollierte Atemtechniken kennen: Sie wirken beruhigend auf den Körper, zentrieren den Geist und fokussieren die Energie. Das lohnt sich also, auch wenn es vielleicht ein bisschen Zeit und Übung kostet, solche Techniken zu erlernen und ihre Vorteile zu erkennen – wie ich schon sagte, fällt es den meisten Menschen nicht so leicht, sich in einen spirituellen Bewusstseinszustand zu versetzen. Lernen Sie zuerst einmal fasten. Als Nächstes lernen Sie atmen. Dann wird sich das spirituelle Gefühl von selbst einstellen.

Die meisten Menschen halten spirituelle und biologische Energie für zwei verschiedene Paar Schuhe: Das eine ist etwas Subjektives und Persönliches, das andere etwas Objektives und absolut »Reales« (obwohl mir nicht ganz klar ist, was das eigentlich bedeuten soll). Doch das ist eine künstliche Unterscheidung – ebenso irreführend wie die Vorstellung, dass wir einfach nur Roboter aus Fleisch sind.

Ihr Körper verfügt über ein enormes Ausmaß an operativer Intelligenz, die über Ihren ganzen Organismus verteilt ist, sodass Ihr Gehirn nicht erst jeder einzelnen Zelle sagen muss, was sie zu tun hat: Die Zellen erledigen ihre Aufgaben selbstständig und berichten dann auf elektronischem Weg, was sie getan oder nicht getan haben. In den Biologie-Lehrbüchern steht, dass diese Signale von Molekülen wie Peptiden und Hormonen, elektrischen und wahrscheinlich sogar magnetischen Strömen übertragen werden. Doch egal, welche Terminologie Sie dafür bevorzugen – letzten Endes geht es bei unserem internen Kommunikationssystem um die Bewegung von Elektronen. Wenn die Signale unser Bewusstsein erreichen, sind sie bereits von verschiedenen Zellen verarbeitet und gefiltert worden, die ihre Arbeit getan haben, ohne uns über jeden kleinen Schritt zu informieren.

Bei Sauerstoffmangel im Gehirn (beispielsweise bei dem Zustand der Hypoxie, in den Sie sich durch die holotrope Atmung versetzen) werden Ihnen plötzlich – oft auf psychedelische Art – all diese auf niedrigerer Ebene angesiedelten Aktivitäten bewusst. Ihre Gehirnzellen fangen auf selektive und sehr elegante Weise an, die weniger dringlichen Aufgaben von Ihrer To-do-Liste zu streichen. Denn Ihre Mitochondrien im ganzen Körper spüren das Fehlen des Sauerstoffs, den Sie für die Herstellung von Energie aus Nahrung benötigen, und Ihre Zellen dämmen daraufhin alle Verdauungs- und Entgiftungsaktivitäten, die nicht so dringend notwendig sind, ein. Noch sind Ihnen diese Veränderungen, die da vor sich gehen, nicht genau bewusst, doch ihre Auswirkungen spüren Sie sicherlich. Sie entspannen sich, denn Ihr Körper schränkt seine innere Arbeit jetzt ein. Ein großer Teil der dadurch eingesparten Energie wird an Ihr Gehirn geleitet, um sicherzustellen, dass Sie überleben. Sie fühlen sich weniger abgelenkt und können sich leichter in andere Bewusstseinszustände versetzen. Denn letzten Endes hat Ihr Gehirn jetzt nicht mehr genügend Energie, um alle Illusionen aufrechtzuerhalten, an die Sie glauben.

Jetzt haben Sie das elementare Verständnis und die grundlegenden Werkzeuge, die Sie brauchen, um spirituelles Fasten zu praktizieren. Kontrollieren Sie Ihre Nahrungsaufnahme, kontrollieren Sie Ihre sexuellen Aktivitäten, kontrollieren Sie Ihre Atmung – und tun Sie das alles nicht in einem Gefühl der Angst und des Leidens, sondern in einer Haltung des Staunens und der Ekstase. Denken Sie daran: So etwas braucht Zeit. Wenn Sie noch ein Fastenanfänger sind, wird es Ihnen schwerfallen, Ihren Hunger zu überwinden, genauso wie es mir damals in der Höhle schwergefallen ist. Ihr kleiner Affengeist wird garantiert durchdrehen und Ihnen einreden: »Ich muss sicher gleich sterben. Ich muss sicher gleich sterben. Was gibt's zum Mittagessen? *Was gibt's zum Mittagessen?*«

Praktizieren Sie zuerst ein paarmal intermittierendes Fasten, bevor Sie sich an eine spirituelle Fastenkur heranwagen. Es wird ein großer Triumph für Sie sein, Ihren Affengeist in die Schranken zu weisen. Und wenn Sie dann schließlich für ein längeres, spirituelles Fasten bereit sind, werden Sie über das Training verfügen, das Sie für eine tiefgründigere Erfahrung brauchen. Die ganze Lebensenergie, die zuvor in die Verdauung Ihres Essens geflossen ist, steht Ihnen nun zur Verfügung, und Sie können sie einem höheren Zweck zuführen.

Mit allem eins werden

Ich praktiziere zwar keine bestimmte Religion, habe mich aber viel mit Spiritualität beschäftigt. Ich habe meditiert. Ich habe an den verschiedensten religiösen Zeremonien teilgenommen. Und ich habe auch eine schamanische Grundausbildung bei Alberto Villoldo, dem Gründer der Four Winds Society in Kalifornien, absolviert. Nun, als Vater kleiner Kinder, habe ich die Spiritualität in unsere Familienrituale integriert: Wir meditieren alle einmal täglich und bedanken uns auch jeden Tag für unser Essen. Ich bin überzeugt davon, dass man, wenn man ein bis zwei Tage lang fastet, mehr spirituelle Erfahrungen macht, als wenn man in derselben Zeit Sandwiches mit Erdnussbutter isst. Sie werden dann auch eine lebendigere Erfahrung der Welt gewinnen – vielleicht intensiver, als Sie sie je zuvor erlebt haben. Erinnern Sie sich noch an die Geschichte von meinem Freund Chris, dem Soldaten, der einen

Hamburger aus drei Kilometern Entfernung riechen konnte, als er nichts zu essen hatte? Ich weiß, dass das keine Übertreibung ist, denn ich habe in der Höhle und bei anderen Fastenkuren seither Dinge erlebt, die dieser Erfahrung sehr nahe kommen.

Machen Sie während einer Fastenkur doch mal einen Spaziergang im Wald und beobachten Sie Ihre Umgebung ganz genau: Alles hat eine andere Farbe, als Sie sie in Erinnerung hatten. Die Blätter der Bäume sind leuchtend grün. Ihre Sinne sind hellwach und für alles offen. Die meiste Zeit unseres Lebens verbringen wir mit teilweise verschlossenen Sinnen, weil wir nicht alle Informationen benötigen, die sie uns zu bieten haben. Wir haben ja ohnehin schon mehr zu essen und mehr Informationen – mehr Ablenkungen –, als wir brauchen. Wenn man auf spirituelle Weise fastet und sich dabei auch hin und wieder in der Natur aufhält, wird die ganze Welt zu einem anderen Ort.

Das erinnert mich an eine Geschichte von einem Forscherteam, das in die abgelegene Wildnis Tibets reiste – in das Tal, in dem sich das legendäre Shangri-La befinden soll. Nur wenige Menschen aus dem Westen durften sich jemals dorthin begeben. Die Forscher mussten viele Reisen unternehmen, bevor die einheimischen Führer sich bereit erklärten, ihnen den Weg nach Shangri-La zu zeigen. Aber es gab auch einen Skeptiker in dem Team – ein Arschloch, um es ganz klar zu sagen. Als die Forschungsreisenden endlich an dem heiligen Ort angekommen waren, schaute dieser Mann sich nur um und schnaubte verächtlich: »Das ist doch bloß ein Gipfel. Mehr sehe ich hier nicht.« Der tibetische Lama, der das Team geführt hatte, lächelte nur und antwortete: »Natürlich – *Sie* nicht.« Währenddessen hatten die anderen Forscher eine transzendente Erfahrung gemacht. Sie können entscheiden, ob Sie das Fasten zu einer Plackerei machen möchten, durch die Sie sich mühsam hindurchquälen müssen, oder ob Sie es als Tor zu etwas Größerem erleben.

Fasten verändert Ihre Wahrnehmung der Welt. Deshalb haben Fastenzeiten in beinahe jeder spirituellen Praxis und Religion ihren Stellenwert. In der muslimischen Tradition ist Fasten eine der fünf Säulen des Islam. Das alljährliche Fest des Ramadan ist ein spiritueller Meilenstein, bei dem Fasten eine wichtige Rolle spielt. Während dieses Monats der Andacht und spirituellen Besinnung wird täglich von Sonnenaufgang bis Sonnenuntergang gefastet. Muslime praktizieren Trockenfasten: Sie trinken nicht einmal Wasser, weil sie glauben, dass das die Seele von Unreinheiten befreit und sie zu mehr Selbstdisziplin und Opferbereitschaft anspornt. Während des Ramadan nehmen sie jeden Tag vor Morgengrauen eine kleine Mahlzeit zu sich; und etliche Muslime haben mir erzählt, dass Bulletproof Coffee ein wichtiger Bestandteil dieser Mahlzeit ist. Jeden Abend wird das Fasten traditionell durch den Verzehr von Datteln gebrochen, gefolgt von einer größeren Mahlzeit.

Im Zen-Buddhismus ist das Fasten eine traditionelle Voraussetzung, um einige der veränderten Bewusstseinszustände zu erreichen, die man im Zustand fortgeschrittener Meditation wie Samadhi erlebt. Da meine Firma »40 Years of Zen« Meditation für Fortgeschrittene in Kombination mit Neurofeedback anbietet, hatte ich die Möglichkeit, dieses Neurofeedback mit Fasten zu verbinden und dabei einen Zustand zu erreichen, in dem ich mit allem eins wurde – anders kann ich dieses Erlebnis beim besten Willen nicht beschreiben. Klingt albern, oder? Aber es war tatsächlich so.

Während einer besonders anstrengenden zweistündigen Sitzung, bei der ich meine Gehirnwellen veränderte, war ich total erschöpft. Plötzlich verschwanden meine Arme. Damit meine ich nicht, dass sie taub wurden – sie waren einfach … weg. Nicht auf beängstigende oder schmerzhafte Art und Weise, sondern einfach nur merkwürdig. Dann breitete sich dieses Gefühl von meinen Armen auf meinen Rumpf und meine Beine aus, und plötzlich wurde mir klar, dass ich gar keinen Körper hatte. Was ich bisher für meinen Körper gehalten hatte, hatte sich in Nichts aufgelöst. Ich weiß noch heute, wie es sich anfühlte, als mein physisches Ich plötzlich in Atomen über den ganzen Raum verteilt war. Wie interne wissenschaftliche Untersuchungen, die wir in meinem Unternehmen »40 Years of Zen« durchgeführt haben, zeigen, machen ungefähr 80 Prozent aller Menschen, die diese Technologie einsetzen, dabei eine transzendente Erfahrung. Wir geben ihnen allerdings C8 MCT-Öl, statt sie fasten zu lassen, weil das eine noch tiefgreifendere Wirkung hat.

Wäre meine erste Beta-Test-Erfahrung noch positiver gewesen, wenn ich damals vorher MCTs zu mir genommen hätte? Um ganz ehrlich zu sein: Wahrscheinlich schon. Es gibt immer einen noch höheren Zustand, den man anstreben kann. Aber ich glaube nicht, dass ich diese Erfahrung gemacht hätte, wenn mein Bauch voller Pizza gewesen wäre.

Im Hinduismus gibt es eine Praxis namens *vratas*, die vollständiges und teilweises Fasten beinhaltet. Jede Gottheit hat einen anderen Fastentag: Shiva muss zum Beispiel montags fasten und Vishnu donnerstags. Nach der jüdischen und christlichen Überlieferung fastete Moses 40 Tage lang, wie das biblische Buch Deuteronomium, das Fünfte Buch Mose, berichtet. Im Buch Samuel fastete König David als Bitte an Gott, das Leben eines Kindes zu retten. Auch in Zeiten des Unheils und Unrechts wurden Fastenzeiten ausgerufen, wie in den Büchern Jeremia und Joel aus dem Alten Testament nachzulesen ist. Sehr oft fasteten die Menschen in einem ganzen Reich gleichzeitig, um die Aufmerksamkeit auf einen Frevel zu lenken und der Stimme des Volkes Gehör zu verschaffen. In Psalm 35 erklärte König David zum Beispiel: »Ich beugte meine Seele mit Fasten.«

Es gab zwei verschiedene Arten von biblischem Fasten: »absolutes« Fasten (drei Tage ohne Essen und Trinken) und »übernatürliches absolutes« Fasten: 40 Tage ohne Essen und Trinken. (Von keinem Menschen unserer heutigen Zeit ist überliefert, dass er 40 Tage lang ganz ohne Essen und Trinken auskommen konnte; also handelt es sich dabei definitiv um eine übernatürliche Form des Fastens.) Moses machte zwei solche Fastenphasen durch: Bei einer davon verließ er am Ende das Volk Israel, um auf dem Gipfel des Berges Sinai näher bei Gott zu sein. Danach kehrte er mit den Zehn Geboten, die auf zwei Steintafeln niedergeschrieben waren, zu seinem Volk zurück. »Mose blieb dort beim Herrn vierzig Tage und vierzig Nächte. Er aß kein Brot und trank kein Wasser. Er schrieb die Worte des Bundes, die zehn Worte, auf Tafeln«, heißt es im Buch Exodus.

Die Bibel spricht aber auch von einem teilweisen Fasten, dem sogenannten Daniel-Fasten. Das bedeutet, für eine gewisse Zeit auf bestimmte Nahrungsmittel zu verzichten. Das Buch Daniel aus dem Neuen Testament erzählt, wie Daniel einmal drei Wochen lang nur von Gemüse lebte, auf Säfte, Fleisch und Wein verzichtete und sich nicht einmal den Körper eincremte. Am Ende dieses Fastens, das mit einer Zeit der Trauer zusammenfiel, wurde ihm eine Vision von einem Mann zuteil, »sein Antlitz sah aus wie ein Blitz, seine Augen wie feurige Fackeln, seine Arme und Füße wie helle, blanke Bronze, und seine Rede war wie ein großes Brausen«. Daniel hielt sich damals zusammen mit einer Gruppe von Männern am Ufer des Tigris im heutigen Irak auf. Niemand außer ihm hatte diese Vision, nur er. Als der Mann mit den flammenden Augen das Wort ergriff, erklärte er Daniel, sein Fasten habe ihm erlaubt, »Verständnis zu erlangen und sich vor seinem Gott zu demütigen«. Wie auch immer man diese Vision am Ufer des Tigris deuten mag – auf jeden Fall liegt auf der Hand, dass Fasten und Offenbarungen schon seit Jahrtausenden eng miteinander zusammenhängen.

Auch heute noch fasten Juden jährlich an Jom Kippur, einem Tag der körperlichen und spirituellen Reinigung, an dem die Menschen um Verzeihung bitten, Verzeihung gewähren und Pläne zur Verbesserung ihrer selbst im kommenden Jahr machen. Fasten gehört auch zur römisch-katholischen und östlich-orthodoxen Tradition, in der alljährlich eine Fastenzeit stattfindet. Heute verzichten Menschen, die fasten, freitags auf Fleisch und begnügen sich auch bei den anderen Mahlzeiten mit kleineren Portionen. Doch früher war das Fasten viel intensiver. Beim »schwarzen Fasten«, das die ganzen 40 Tage und Nächte der Fastenzeit andauerte, nahm man früher nur eine Mahlzeit pro Tag zu sich, und das auch erst nach Sonnenuntergang. Fleisch, Milchprodukte, Eier und Alkohol waren völlig verboten. In der letzten Woche der Fastenzeit wurden die Fastenregeln noch strenger: Dann durfte man nur Salz, Brot, Kräuter und Wasser zu sich nehmen.

Hildegard von Bingen, die berühmte Benediktineräbtissin, Komponistin, Philosophin und Mystikerin aus dem 12. Jahrhundert, hat eine wunderschöne spirituelle Ausgestaltung der mittelalterlichen kirchlichen Fastenzeiten geschaffen. Sie fastete oft sechs bis zwölf Tage, begann dabei mit einer Phase des kontrollierten Atmens und der Meditation und wollte so ein Gefühl der Einheit und des Gleichgewichts hervorrufen. Hildegards spirituelle Fastenzeiten bestanden aus Ruhe, Meditation, regelmäßiger täglicher Versenkung in die Spiritualität durch Gebet und Tagebuchschreiben, Phasen der Einsamkeit und Zeiten, die man in der Natur verbrachte. Hildegard beobachtete die Natur sehr genau und schrieb Bücher über die Eigenschaften von Pflanzen und Tieren und die Geologie ihrer Region, die großen Einfluss gewannen. Diese Heilige war ihrer Zeit ziemlich weit voraus!

Ein kleines Manko: Bei einigen ihrer Fastenphasen war Knochenbrühe erlaubt. Ich würde darauf lieber verzichten, weil Brühe Eiweiß enthält, welches das Fasten stört. Aber das war schließlich vor über 800 Jahren, also wollen wir ein Auge zudrücken.

Dieses strenge Fasten begann sich im 14. Jahrhundert, als die katholische Kirche ihre Fastenregeln lockerte, zu verändern. Die religiösen Fastenpraktiken entwickeln sich bis zum heutigen Tag weiter. Das religiöse Fasten hat jedoch nach wie vor seine Bedeutung. Viele moderne Katholiken halten immer noch ein »schwarzes Fasten« am Karfreitag und Aschermittwoch ein – was im Grunde genommen nichts anderes bedeutet als OMAD in Kombination mit Eiweißfasten. Die Praxis des Fastens zum Zweck der spirituellen Weiterentwicklung gewinnt im religiösen Mainstream sogar immer mehr an Popularität. Die Saddleback-Megachurch in Südkalifornien (eine der größten christlichen Gemeinden der USA) hat den Daniel-Plan ins Leben gerufen, eine Reihe von Richtlinien, die auf den Ernährungsgewohnheiten der biblischen Figur Daniel basieren. Dabei nimmt spirituelles Fasten eine Schlüsselrolle ein. Ich habe eine besondere Vorliebe für diese Methode: Dr. Mark Hyman, ein Spezialist für chronische Erkrankungen und langjähriger Freund von mir, hat an der Entwicklung des Daniel-Plans federführend mitgewirkt.

Die schwierigste Fastenkur, die es gibt

Spirituelles Fasten kann Sie auf sehr ungewöhnliche und unerwartete Wege bringen. Immerhin: Der biblische Daniel sah dabei einen Mann mit Augen wie Fackeln vor sich. Hildegard von Bingen hatte eine Vision von einer Frau, der ein schuppiges Monster aus dem Bauch ragte.[79] Mir selbst sind in meinen Halluzinationen blutrünstige Pumas begegnet. Aber ich hatte auch schon andere sehr inspirierende übernatürliche Erlebnisse beim Fasten, durch die ich mit Bereichen in Berührung kam, für die es keine Worte gibt – und ich bin daraus mit mehr Widerstandskraft, mehr Gewissheit und einem stärkeren Gefühl für den Sinn und Zweck meines Lebens hervorgegangen. Wer weiß, wohin Ihr Fasten Sie führen wird? Sie sollten sich einfach nur der Tatsache bewusst sein, dass Fasten – vor allem, wenn es länger als 48 Stunden dauert – Sie in neue Dimensionen versetzen kann. Sie müssen es nur zulassen. Und es ist auch durchaus möglich, während des Fastens zur Arbeit zu gehen und ein ganz normales Leben zu führen.

Je besser es Ihnen gelingt, Ihre Lebenshindernisse aus dem Weg zu räumen, umso reicher wird Ihre spirituelle Erfahrung sein. Manchmal bedeutet spirituelles Fasten nicht einfach nur Verzicht auf Nahrung, sondern man entsagt dabei auch den Ablenkungen unserer materiellen Welt. Wenn man zu meditativen Zwecken fastet, legt man diese Fastenphase normalerweise absichtlich auf eine Zeit, in der man nicht überbeschäftigt ist. Man entschleunigt sein Leben, verzichtet bewusst auf Ablenkungen und baut auf diese Weise noch eine weitere Ebene des *Verzichts* in diese Fastenphase ein: eine moderate Version des Dopaminfastens – jener Einschränkung unserer heutigen Reizüberflutung, die mein Freund Cameron Sepah von der University of California in San Francisco beschrieben hat.

Schon seit Jahrtausenden ist den traditionellen Religionen bewusst, dass auch der Verzicht auf Dinge abseits vom Essen einen großen Wert hat. An Jom Kippur zum Beispiel dürfen Juden weder Leder noch Parfüm tragen, sie dürfen nicht baden und auch keinen Sex haben. Auch Fastenzeit und Ramadan sind Zeiten, in denen strenggläubige Menschen sich von materiellen Gütern und oberflächlichen Vergnügungen fernhalten. Viele dieser religiösen Vorgaben gelten am Sabbat sogar jede Woche, weshalb an manchen Orten die Spirituosengeschäfte sonntags nicht geöffnet sind.

Diese Art des Fastens wird manchmal auch als »Genussfasten« bezeichnet – als Versuch einer tieferen spirituellen Verbindung, mit oder ohne gleichzeitigen Verzicht auf Essen. Das könnte zum Beispiel bedeuten, weniger Zeit in Einkaufen und Arbeit zu investieren oder sich in der freien Natur aufzuhalten, statt auf sein Handy zu starren. Solche Akte des *Verzichts* sind die Quintessenz des spirituellen Fastens: Dadurch befreit man sich von weltlichen Ablenkungen und eröffnet sich die Möglichkeit eines umfassenderen Verständnisses, einer tieferen Verbindung mit einer höheren Macht und einer neuen Sichtweise unserer Beziehung zum Universum.

Wir haben jetzt eine ganze Reihe verschiedener Formen des Verzichts betrachtet. Aber die schwierigste Art des Fastens, die Sie jemals praktizieren werden, ist ein Fastenweg, mit dem auch ich heute noch meine Schwierigkeiten habe. Es ist mir zwar hin und wieder gelungen, mich an diese Vorgabe zu halten, aber nicht immer. Gemeint ist der *Verzicht auf Hass*.

Versuchen Sie mal, einen Tag lang alle hasserfüllten Gedanken über irgendjemanden oder irgendetwas aus Ihrem Kopf zu verbannen. Das ist viel, viel schwieriger, als einen Tag lang zu fasten, ohne in einem Augenblick der Gedankenlosigkeit zwischendurch etwas zu essen. Erinnern Sie sich noch an die vier F-Wörter, die alles Leben auf der Erde bestimmen? Das erste davon lautet *Furcht*. Hass ist das, was wir empfinden, wenn wir vor irgendetwas, das unser primitiver tierischer Verstand für eine Bedrohung hält, nicht weglaufen, uns verstecken oder es umbringen können. Hass ist der Ursprung so vieler Probleme in unserer heutigen Welt. Er spaltet uns in den Wahlkabinen und den sozialen Medien in verschiedene Gruppierungen auf. Er ist der Geisteskiller, der uns dazu bringt, in Schwarz-weiß-Kategorien und anderen Extremen zu denken. Er ist die Ursache der enormen Ungleichheit, die auf unserer Welt im Hinblick auf wirtschaftliche Chancen, Gesundheitsversorgung, Bildung und Gerechtigkeit herrscht. Hass reißt Familien und Freundschaften auseinander. Wenn Sie sich dazu entschließen, einen Tag lang auf Hass zu verzichten, werden Sie die deprimierende Wahrheit erkennen, dass er allgegenwärtig ist. Die sozialen Medien speichern unseren Hass, wenn wir uns einmal dazu hinreißen lassen, unseren Gefühlen auf Facebook oder Twitter Luft zu machen. Es ist so einfach, andere Menschen online zu »haten«. Egal ob Sie sich vornehmen, Ihre Gabel für einen Tag beiseite zu legen oder einen Tag lang auf Hass zu verzichten – Sie haben damit einen Weg der Befreiung, Selbstverbesserung und Selbstverwirklichung eingeschlagen.

Das Gute an der Sache ist, dass all diese verschiedenen Formen des Fastens sich gegenseitig unterstützen. Wenn Sie es schaffen, auf Hass zu verzichten, werden Sie auch mehr Mitgefühl mit sich selbst empfinden, wenn Sie dem Keks, den Sie eigentlich auf gar keinen Fall essen wollten, letzten Endes doch nicht widerstehen können. Sie werden sich auf eine Reise in Richtung Verzeihung begeben – und dabei feststellen, dass Verzeihen eines der wichtigsten Elemente jeder größeren Religion und jedes spirituellen Systems ist.

Das ist die Herausforderung und zugleich das enorme Potenzial des Fastens. Durch Fasten in all seinen verschiedenen Formen lernen Sie, weniger streng mit sich selbst umzugehen. In einem nächsten Schritt können Sie dann daran arbeiten, auch weniger streng über andere Menschen zu urteilen. Verändern Sie sich selbst, verändern Sie Ihre Mitmenschen, verändern Sie die Welt.

8

FEINSCHLIFF DURCH NAHRUNGSERGÄNZUNGSMITTEL

Während meiner Visionssuche lebte ich – wenn auch nur vier Tage lang – wie ein moderner Höhlenmensch. Also beschloss ich, mich zusammenzureißen und mich auch wie ein solcher zu verhalten. Der Schreck, den der imaginäre nächtliche Besuch des Pumas mir eingejagt hatte, saß mir immer noch in den Knochen. All meine Sinne waren in höchster Alarmbereitschaft. Statt auf echte Pumas zu warten, die mich womöglich fressen würden, wagte ich mich in die kühle Nacht hinaus und stapelte Gestrüpp am Eingang der First Woman Cave auf, wohl wissend, dass manche amerikanische Ureinwohner dieses natürliche Alarmsystem früher schon benutzt haben, um sich wilde Tiere vom Leib zu halten. Mein kleines Taschenmesser schmolz förmlich in meiner Hand zusammen, als ich begriff, wie wenig Schutz es mir bieten konnte.

Fairerweise muss man sagen, dass mir nicht nur das Fasten und die Einsamkeit zu schaffen machten: Es gibt tatsächlich Raubtiere in der Wüste von Sonora, und einige davon könnten rein theoretisch schon einen Menschen töten und die Überreste seiner Leiche anschließend den Krähen und Truthahngeiern vorwerfen. Aber ich bin schon in meiner Jugend mit dem Rucksack durch einsame Gegenden gewandert, die dieser Wüste in Arizona ähnelten. Außerdem wusste ich, dass keines der Tiere dort groß genug war, um sich mit einem Menschen anzulegen – es sei denn, sie wurden in die Enge getrieben und zum Kampf gezwungen. Kein Puma wäre dumm genug gewesen, mich für eine geeignete Beute zu halten, und Grizzlys gibt es in dieser Gegend nicht, sondern nur Schwarzbären.

Aber Ihrer Angst ist es egal, was Sie wissen. Ängste leben von Ihren Gefühlen und können mithilfe dieser Emotionen Ihr rationales Denken außer Kraft setzen. Auch wenn die meisten Menschen keine Angst mehr vor tierischen Raubtieren zu haben brauchen (im Ernst: Wann haben Sie sich das letzte Mal Sorgen darüber gemacht, gefressen zu werden?), prägen die Ängste unserer Vorfahren uns trotzdem immer noch. Diese evolutionäre Prägung macht uns auch so anfällig für Heißhungerattacken: Dahinter steckt die Angst, dass es uns irgendwann an Nahrung, Gesellschaft oder anderen Annehmlichkeiten mangeln könnte. Mein Gefühl, verhungern zu müssen, und meine wahnwitzige Vorstellung, womöglich von Pumas angegriffen zu werden, hatten genau den gleichen Ursprung. In unserer heutigen Welt des Überflusses kann die Diskrepanz zwischen unseren Urängsten und den unendlichen Genüssen, mit denen unser modernes Leben uns überschüttet, uns völlig funktionsunfähig machen.

Zum Glück hat unser evolutionäres Erbe uns aber auch gute Werkzeuge mit auf den Weg gegeben, um diese Gelüste zu besiegen und die Stärken zu nutzen, die unseren Vorfahren früher das Überleben ermöglichten – einer sehr langen Reihe von Vorfahren, die bis zur allerersten Zelle zurückreicht, die vor ungefähr 3,8 Milliarden Jahren auf der Erde gelebt hat. Beim Fasten in meiner einsamen Höhle wurde ich mir dieser uralten Fähigkeiten nach und nach bewusst. Und daran ist auch gar nichts Besonderes: Durch intermittierendes Fasten, mehrtägiges Fasten, Schlafhygiene, körperliche Aktivität, kontrollierte Atmung und spirituelle Suche kann jeder Leser meines Buches – auch Sie – sich diese Fähigkeiten erschließen. Und wenn Sie zusätzlich auch noch die richtigen Biohacks nutzen, können Sie Ihre Kräfte noch mehr steigern.

Aber man sollte auch den richtigen Ort und Zeitpunkt für den Einsatz von Biohacks kennen – jener Tricks, die Ihnen einen biologischen Vorteil verschaffen, sodass Sie schneller mehr von den gewünschten Effekten erzielen können. Ich hätte mir zum Beispiel einen kleinen Monitor ans Ohrläppchen klemmen können, um mithilfe leichter Schwankungen meiner Herzfrequenz aus dem Kampf-oder-Flucht-Modus herauszukommen. Ich hätte mein Hungergefühl mithilfe von MCT-Öl ausschalten können. Ich hätte Nootropika einnehmen können, die die Leistungsfähigkeit des Gehirns steigern, um mein rationales Denken zu schärfen, oder mir eine Mixtur aus Heilpflanzen zubereiten können, um die Höhle um mich herum zu völliger Bedeutungslosigkeit zusammenschrumpfen zu lassen. Aber ich hätte meine ganz besondere, transformative Visionssuche nicht verwirklichen können, wenn ich diese Tage in der Höhle nicht aus eigener Kraft durchgestanden hätte. Lassen Sie sich von Ihrem Ego nicht zur Nutzung von Biohacks verleiten, die Ihnen die Lektionen ersparen, welche Sie aus Ihrem spirituellen Fasten vielleicht lernen möchten. Manchmal besteht der beste Ausweg darin, eine Herausforderung einfach *durchzustehen*.

Und genau darum habe ich mich in dieser Nacht bemüht. Ich schloss die Augen, und als das Feuer am Höhleneingang herunterbrannte, schlief ich endlich ein. Inzwischen war definitiv eine Veränderung in meinem Inneren in Gang gekommen: In mir surrte es förmlich vor Energie – selbst dann noch, als mir die Augen zufielen.

Zwei Stunden später, mitten in der Nacht, weckte mich ein lautes Rascheln abrupt aus meinem tiefen Schlummer. Diesmal war das Geräusch keine bloße Ausgeburt meines Reptiliengehirns, sondern etwas ganz Reales.

Ihr Körper besteht aus Chemie

Fasten ist ein spiritueller und zugleich ein chemischer Prozess. Es gibt keinen Widerspruch zwischen diesen beiden Vorstellungen vom Fasten: Beide treffen gleichermaßen zu und haben ihre Gültigkeit.

Egal, ob Sie sich für einen spirituellen Menschen halten oder nicht: Das Intervallfasten wird Ihre Stimmung und Ihre Wahrnehmungen so verändern, dass Sie Ihr Leben aus einer anderen Perspektive betrachten. Diese Veränderungen der Stimmung und Wahrnehmungsweise sind auf chemische Prozesse in Ihrem Körper zurückzuführen, aber es sind keine chemischen *Erfahrungen*. Das Gleiche gilt für Schmerz und Angst oder für Liebe und Freude. Eine Erfahrung ist etwas, das aus Ihrer bewussten Existenz erwächst, und Bewusstsein entsteht wiederum aus der Chemie Ihres Gehirns – aber niemand weiß, *wie* das geschieht. Ihre Moleküle und Ihr Geist leben Seite an Seite in Ihrem Kopf. Auf welche Weise die beiden miteinander zusammenhängen, ist vielleicht das größte Rätsel, mit dem unsere Wissenschaft sich herumschlägt.

David Chalmers, der als Philosoph an der New York University lehrt, hat diese absurde Situation folgendermaßen zusammengefasst: »Man ist sich weitgehend darüber einig, dass Erfahrung auf einer physischen Grundlage entsteht, aber wir haben keine plausible Erklärung dafür, warum und wie sie entsteht. Warum sollte die physische Verarbeitung von Reizen ein so reiches Innenleben hervorbringen? Objektiv scheint das nicht nachvollziehbar zu sein, und doch ist es so.«[80]

Zum Glück können wir denken, ohne genau verstehen zu müssen, wie das funktioniert. Der Mensch hat in den letzten 300 000 Jahren recht effektiven Gebrauch von seinem Gehirn gemacht, ohne über eine Theorie des Bewusstseins zu verfügen. Ebenso müssen wir die Zusammenhänge zwischen Molekülen und Geist nicht bis ins kleinste Detail verstehen, um zu wissen, dass diese beiden Bereiche sich gegenseitig beeinflussen – und dass intermittierendes Fasten sowohl für unsere Moleküle als auch für unser Denken wahre Wunder bewirken kann. Fasten steigert Ihr Konzentrationsvermögen und verlangsamt den Alterungsprozess. Es fördert den Prozess der Autophagie und Entgiftung und hilft Ihren Zellen, sich von den Abfällen zu befreien, die sich darin angesammelt haben. Und ja: Es macht Ihnen auch den Weg für große spirituelle Entdeckungsreisen frei, wenn Sie ihn gehen möchten.

In diesem Buch haben Sie verschiedene Biohacks kennengelernt, die das Fasten weniger entbehrungsreich, angenehmer und vor allem bereichernder machen. Viele dieser Biohacks erfordern Disziplin im Hinblick darauf, was und wann man isst. Aber wir können noch zielgerichteter vorgehen. Um das Beste aus Ihrer Ernährung herauszuholen – um sowohl Ihren Molekülen als auch Ihrem Geist den effektivsten Kick zu geben –, müssen Sie dafür sorgen, dass Ihr Körper alles hat, was er braucht, um sich selbst zu reparieren. Damit meine ich Vitamine, Mineralstoffe, Aminosäuren und andere wichtige Substanzen. Sie werden also Nahrungsergänzungsmittel brauchen.

An diesem Punkt stellen mir die Leute normalerweise mehrere Fragen. Die erste Frage lautet in etwa: »Wozu brauche ich Nahrungsergänzungsmittel, wenn ich mich ausgewogen ernähre? Mein Körper holt sich seine Nährstoffe doch aus meiner Nahrung, genau wie es bei unseren Vorfahren war.« Darauf gibt es eine ganz einfache Antwort: Ihre Nährstoffe nur aus Ihrer Nahrung zu beziehen, funktioniert tatsächlich – aber nur, solange auch die *Giftstoffe*, die Sie Ihrem Körper zuführen, nur von Mutter Natur stammen. Und das ist natürlich unmöglich. Denn unsere Umwelt ist voller synthetischer Chemikalien und anderer Stressfaktoren, mit denen unser Körper nicht umgehen kann, weil er es im Rahmen seiner Evolution nicht gelernt hat – ganz zu schweigen von den *natürlichen* chemischen Substanzen, die von Big Food auf neuartige Weise verarbeitet und konzentriert werden, und weltweiten Erkrankungen wie COVID-19, die sich heute schneller ausbreiten können als je zuvor. Um diese Giftstoffbelastung zu bewältigen, braucht Ihr Körper mehr Nährstoffe, als er nur aus Ihrer Nahrung beziehen kann.

Außerdem stellt sich die Frage, ob Lebensmittel wirklich noch den gleichen Nährstoffgehalt haben wie früher. Die Antwort ist ein klares Nein! Das liegt daran, dass wir unsere Böden durch den Anbau von Pflanzen in Monokulturen ohne Rotation mit Weidetieren, durch Besprühen von Pflanzen mit Glyphosat (einem Herbizid zur Unkrautvernichtung) und durch industrielle Anbaumethoden ausgelaugt haben. Es gibt unzählige Studien, die den Nährstoffgehalt moderner Lebensmittel mit dem von vor 50 Jahren verglichen haben – mit dem Ergebnis, dass die Lebensmittel (selbst solche aus biologischem Anbau) alles in allem nicht mehr so nährstoffreich sind wie früher. Und der allerletzte Grund ist sogar noch katastrophaler als die Auslaugung unserer Böden: nämlich der steigende Kohlenstoffdioxidgehalt unserer Luft. Wir alle lernen schon in der Grundschule, dass Tiere Sauerstoff einatmen und Pflanzen Kohlenstoffdioxid ausatmen. Was passiert, wenn den Pflanzen viel mehr Kohlenstoffdioxid zur Verfügung steht? Sie wachsen schneller, das heißt, sie werden größer, haben aber weniger Zeit, Mineralstoffe aus dem Boden aufzunehmen. Diese Veränderung wirkt sich schon jetzt negativ auf unsere Lebensmittelqualität aus.[81]

Wahrscheinlich werden Sie auch Nahrungsergänzungsmittel brauchen, um die Auswirkungen des Fastens auszugleichen. Wenn Sie intermittierendes Fasten betreiben, nehmen Sie vielleicht genauso viele Kalorien zu sich wie sonst auch und erhalten auch die gleiche Menge an Nährstoffen. Aber was ist, wenn Sie am Ende doch weniger Kalorien aufnehmen, weil Sie keinen so großen Hunger haben? Oder wenn Sie über längere Zeit fasten? Wenn Sie weniger essen, bekommt Ihr Körper natürlich auch weniger Nährstoffe – das ist eine ganz einfache Rechnung.

Außerdem werde ich oft gefragt: »Bringen Nahrungsergänzungsmittel mir auch dann die gleichen Vorteile, wenn ich sie während des Fastens einnehme? Und unterbreche ich mein Fasten dadurch nicht?« Auf diese Fragen gibt es keine eindeutigen Antworten, sondern nur vernünftige Antworten, die auf unserem derzeitigen Wissensstand über die Funktionsweise des Körpers beruhen. Ob Sie während des Fastens ein bestimmtes Nahrungsergänzungsmittel einnehmen sollten oder nicht, hängt davon ab, um was für ein Präparat es sich dabei handelt und wie Ihr Körper normalerweise darauf reagiert, wenn Sie *nicht* fasten. Manche Vitamine müssen beispielsweise zum Essen eingenommen werden. Normalerweise liegt das entweder daran, dass das Vitamin fettlöslich ist (das heißt, der Körper kann es besser aufnehmen, wenn gleichzeitig auch Fett vorhanden ist), oder daran, dass einem übel wird, wenn man es auf nüchternen Magen einnimmt.

Für die Präparate, die zum Essen eingenommen werden sollten, gibt es zwei gute Strategien: Entweder Sie setzen sie während des Fastens einfach ab, was überhaupt kein Problem darstellt. Sie werden wahrscheinlich nicht daran sterben, wenn Sie ein paar Tage lang keine Nahrungsergänzungsmittel einnehmen, also können Sie gleichzeitig mit Ihrem Verzicht auf Essen auch ein »Nahrungsergänzungsmittelfasten« durchführen. Unabhängig davon, ob Sie fasten oder nicht, ist es sinnvoll, hin und wieder etwas an Ihrem Nahrungsergänzungsmittelregime zu verändern oder Ihre Präparate vorübergehend wegzulassen. Schließlich soll Ihr Körper nicht stoffwechselfaul werden und seine eigene Produktion von Schutzstoffen herunterregulieren. Dies ist übrigens ein weiteres Beispiel dafür, wie negativ der Körper auf Beständigkeit reagiert. Ich praktiziere die zweite Strategie: Ich nehme bestimmte Nahrungsergänzungsmittel, die man zum Essen einnehmen soll, auch während des Fastens, weil ich weiß, dass mein Körper dann trotzdem noch einen Teil dieser Substanzen resorbiert. Das Problem ist, dass kein Nahrungsergänzungsmittelhersteller der Welt den Vermerk auf das Etikett setzt: »Nehmen Sie dieses Mittel zu einer Mahlzeit ein, sonst müssen Sie kotzen.« Man weiß im Einzelfall also nie genau, *warum* empfohlen wird, ein Nahrungsergänzungspräparat zusammen mit Essen einzunehmen.

Aber das können Sie problemlos herausfinden – nehmen Sie einfach ein paar Ihrer Nahrungsergänzungsmittel auf nüchternen Magen. Wenn Sie das Gefühl haben, dass sie wieder hochkommen, *brechen Sie Ihr Fasten sofort*, denn dadurch legt sich die Übelkeit. Anschließend wissen Sie zumindest, welche Nahrungsergänzungsmittel Sie nicht auf nüchternen Magen einnehmen sollten. Außerdem habe ich weiter unten ein paar Richtlinien zu diesem Thema für Sie aufgeführt. Schließlich möchte niemand seine Vitamine ein zweites Mal schmecken.

Um die Sache noch komplizierter zu machen, haben manche Nahrungsergänzungsmittel additive Effekte, wenn man sie zusammen einnimmt. Das gilt zum Beispiel für die Vitamine A, D und K_2. Vitamin K_2 kann man zu jeder Tageszeit einnehmen. Vitamin D wird am besten morgens oder zumindest vormittags eingenommen, weil es sich dabei um ein zirkadianes Hormon handelt, das wach macht. Außerdem sollte man dieses Vitamin zu einer Mahlzeit einnehmen, weil es fettlöslich ist. Auch Vitamin A ist fettlöslich und wird daher am besten zusammen mit dem Essen eingenommen. Sie sehen schon, worauf ich hinauswill: Wenn Sie alle drei Vitamine zusammen einnehmen, sollten Sie dies morgens zu einer Mahlzeit tun – das bringt Ihnen den größten Nutzen.

Aber halt: Die meisten Menschen, die dieses Buch lesen und intermittierendes Fasten ausprobieren, werden das Frühstück wahrscheinlich sehr oft auslassen, weil sie sich auf diese Weise wohler fühlen. Wie soll man dann morgens seine fettlöslichen Vitamine D, A und K_2 einnehmen? Vor allem jetzt, wo ein neuartiges Coronavirus Amok läuft, müssen Sie Ihren Vitamin-D-Spiegel im Griff haben. Diese Nährstoffkombination ist gut für Ihr Immunsystem, Ihre Knochen und Ihr Herz-Kreislauf-System. Am besten nehmen Sie sie, wenn Sie gerade fasten, auf nüchternen Magen ein. Auf diese Weise werden die Substanzen zwar vielleicht nicht ganz so gut resorbiert, aber trotzdem in den Körper aufgenommen. Sie können sie aber auch erst dann einnehmen, wenn Sie Ihr tägliches Fasten brechen. Da ich morgens meistens Bulletproof Coffee trinke, der genügend Fett enthält, um die Nährstoffaufnahme zu erleichtern, nehme ich meine Nahrungsergänzungsmittel zusammen mit diesem Getränk ein. Und wenn ich morgens nur schwarzen Kaffee trinke, schlucke ich diese Präparate ebenfalls – ich habe schnell herausgefunden, welche davon man auf nüchternen Magen nicht verträgt. Nach einer Weile werden Sie lernen, Ihre Fastenzeiten genau auf die Einnahme von Nahrungsergänzungsmitteln abzustimmen und herauszufinden, welche Essensrhythmen, Lebensmittel und Präparate sich am besten für Sie eignen.

Hüten Sie sich vor den »üblen K«!

Bestimmte Nahrungsergänzungsmittel ruinieren jede Fastenkur. Nicht, weil sie Ihren Stoffwechsel verändern, sondern wegen des Aufruhrs, den sie im Verdauungssystem erzeugen, wenn man sie auf nüchternen Magen einnimmt. Ich bezeichne sie als die »üblen vier«, und mit ein bisschen Fantasie werden Sie sicherlich erraten, wofür der Buchstabe K steht.

Das erste Nahrungsergänzungspräparat, vor dem Sie sich hüten sollten, sind B-Vitamine. Wenn Sie neugierig auf den schlimmsten Fastentag Ihres Lebens sind, beginnen Sie ihn mit einem Vitamin-B-Komplex auf nüchternen Magen. Wenn Sie dieses Präparat überhaupt bei sich behalten können, werden Sie seinen Geschmack den ganzen Tag über im Mund haben und sich wünschen, Sie hätten es nicht eingenommen. Doch den meisten Menschen wird davon übel. Also lassen Sie die Finger von Vitamin-B-Komplexen! Vitamin B_{12} ist jedoch ein wichtiges Nahrungsergänzungsmittel, und diese Lutschtabletten oder Kapseln verursachen bei den meisten Menschen keine Übelkeit.

Die zweite Fastenkatastrophe sind Multivitaminpräparate. All-in-one-Pillen enthalten oft minderwertige Vitaminformulierungen – und sie beinhalten auch den Vitamin-B-Komplex. Hinzu kommt, dass Multivitamintabletten normalerweise mit Füll- und Zusatzstoffen hergestellt werden, die der Körper nur schwer aufnehmen kann, sodass er möglicherweise nicht einmal in den Genuss der Wirkstoffe kommt. Um ehrlich zu sein, ist es grundsätzlich ein guter Rat, keine Multivitaminpräparate einzunehmen. Man kann nicht einfach eine wirksame Dosis oder Anzahl von Vitaminen oder Mineralstoffen in ein oder zwei Kapseln packen. Was dabei am Ende herauskommt, ist manchmal schlechter als gar nichts. Das gilt sicherlich erst recht während einer Fastenkur.

Das dritte Problem ist Fischöl. Das ist ein sehr gutes Nahrungsergänzungsmittel, und Sie können es zusammen mit Bulletproof Coffee einnehmen. Wenn Sie es allerdings mit schwarzem Kaffee oder auf leeren Magen schlucken, wird Ihnen davon wahrscheinlich übel. Außerdem werden Sie auch dieses Präparat den ganzen Tag über schmecken. Hier noch ein kleiner Tipp vom Profi: Wenn Sie von Ihrem Fischöl eklige Fisch-Rülpser bekommen, ist es wahrscheinlich ranzig. Entscheiden Sie sich für eine gute Marke, die keinen starken Eigengeschmack hat.

Und last but not least können Sie sich darauf verlassen, dass auch Eisen- und Multimineralpräparate Übelkeit, saures Aufstoßen oder beides verursachen. Die meisten Menschen können einzelne Mineralstoffe wie Magnesium oder Zink problemlos auf nüchternen Magen vertragen. Doch wenn man mehrere zusammen einnimmt, bereut man es hinterher normalerweise.

Wenn Sie überlegen, wie Sie es während einer Fastenkur mit der Einnahme von Nahrungsergänzungsmitteln halten sollen, berücksichtigen Sie dabei auch den Grund Ihres Fastens. Wenn Sie fasten, um abzunehmen oder Ihr Energieniveau zu erhöhen, oder wenn Sie es aus spirituellen Gründen tun, können Sie verfahren, wie Sie wollen. Aber wenn Ihr Darm sich während des Fastens erholen und abheilen soll, sollten Sie auf die meisten, wenn nicht gar alle Nahrungsergänzungsmittel verzichten. Selbst bei guter Formulierung stören Multivitamine ein Fasten, das dazu dient, dem Darm eine Ruhepause zu gönnen. Auch auf präbiotische Ballaststoffe und C8 MCT-Öl sollten Sie während einer solchen Fastenkur verzichten. Achten Sie aber trotzdem darauf, ein paar Elektrolyte – einschließlich Magnesium, Kalium und Natrium – zu sich zu nehmen. Wenn Sie mit einem Arzt für funktionelle Medizin an der Heilung Ihres Darms arbeiten, werden Sie zusätzlich wahrscheinlich auch ein paar Heilpflanzen einnehmen.

Als Antwort auf die Frage, ob man beim Fasten schummelt, wenn man Nahrungsergänzungsmittel einnimmt, werden dogmatische Fastenpuristen Ihnen sagen, dass dabei außer Wasser nichts erlaubt ist. Solche Leute verstehen einfach nicht die wahre Bedeutung des Fastens: nämlich zu *verzichten*. Sie können ohne Weiteres Bulletproof Coffee trinken, ohne Ihr Fasten zu brechen, wenn Sie Ihrem Stoffwechsel zuliebe, aus Anti-aging-Gründen oder zur Erhöhung Ihres Energieniveaus fasten. Ich bin der Meinung, dass man während des Fastens auch Nahrungsergänzungsmittel einnehmen darf. Sie befinden sich dabei trotzdem immer noch im *Verzichtmodus*. Allerdings sollten Sie sich der Tatsache bewusst sein, dass manche Nahrungsergänzungsmittel – vor allem Getränkemischungen – Zucker enthalten. Während einer Fastenkur sollten Sie Ihre Kalorienzufuhr streng einschränken und nicht mehr als 20 Kilokalorien pro Tag aus Zucker zu sich nehmen – am besten ist es, ganz auf Zucker zu verzichten.

Es gibt ein paar Dinge, die Sie während einer Fastenkur unbedingt vermeiden sollten. Zum Beispiel Protonenpumpenhemmer, denn diese Medikamente blockieren die Magensäureproduktion, und wahrscheinlich wird es Ihnen schwerfallen, das Essen, das Sie am Ende der Fastenphase zu sich nehmen, zu verdauen, wenn Sie diese wichtige Verdauungsfunktion mit Medikamenten blockieren. Falls Ihnen dieses Medikament vom Arzt verschrieben worden ist, fragen Sie ihn, ob Sie es ein bis drei Tage lang weglassen dürfen. Auch um Lebensmittelzusatzstoffe – künstliche Farbstoffe, Aromen, Mononatriumglutamat und Süßstoffe – sollten Sie einen großen Bogen machen: Sie machen Ihre Darmflora kaputt und verursachen oft starken Heißhunger.

Hier noch einmal kurz das Wichtigste: Normalerweise kann man während des intermittierenden Fastens Vitamin- und Mineralstoffpräparate einnehmen, ohne dass die Fettverbrennung dadurch beeinträchtigt wird. Wenn Sie Ihrem Darm eine Ruhepause gönnen wollen, sollten Sie in dieser Hinsicht allerdings restriktiver sein. Und Sie sollten sich auch über die Wirkungen der einzelnen Nahrungsergänzungsmittel informieren, die Sie einnehmen, denn einige davon können die Funktion Ihres Körpers während des Fastens beeinflussen. Zum Beispiel können sie

- Ihren Blutzuckerspiegel senken, was Ihnen möglicherweise die Energie raubt und mentale Erschöpfung verursacht,
- Ihren Blutzuckerspiegel erhöhen und Sie aus der Ketose bringen (die der eigentliche Sinn des Fastens ist),
- Ihren Verdauungstrakt durchlaufen, ohne dass Ihr Körper so viel davon aufnimmt, wie wenn Sie sie zusammen mit Essen einnehmen würden,
- bei Einnahme auf nüchternen Magen Übelkeit verursachen.

Die Einnahme von Vitaminen und Nahrungsergänzungsmitteln während des intermittierenden Fastens erfordert also schon ein bisschen Experimentierfreude. Wenn Sie fasten, werden Sie wahrscheinlich empfindlicher auf Ihre Nahrungsergänzungsmittel reagieren als sonst. Es kann sein, dass Sie nach der Einnahme von Nahrungsergänzungsmitteln sehr müde werden oder starken Hunger und intensive Essensgelüste verspüren – wenn das der Fall ist, eignen sich diese Präparate wahrscheinlich nicht für Sie. Zeit für einen Umstieg auf etwas anderes!

Um ehrlich zu sein, erfordert Fasten (egal aus welchem Grund), dass Sie Ihren Zustand bewusst wahrnehmen. »Bulletproof«-Fasten bedeutet, darauf zu achten, wie Ihr Körper sich fühlt, und Ihre Vorgehensweise dementsprechend anzupassen. Um Ihnen dabei zu helfen, habe ich im Folgenden einige der wichtigsten Nahrungsergänzungsmittelkategorien, deren Einnahme beim Fasten empfehlenswert sein kann, zusammengestellt und ihre Wirkungen beschrieben.

Nahrungsergänzungsmittel-Checkliste

Aktivkohle

Das ist die Nummer eins der Nahrungsergänzungsmittel, die ich während einer Fastenkur empfehle. Doch die meisten Leute ignorieren sie. Wahrscheinlich ist sie ihnen einfach nicht sexy genug. Aktivkohle ist ein schwarzes Pulver, das aus Kokosnussschalen, Torf, Sägemehl, Olivenkernen oder Knochenkohle hergestellt wird. (Die Holzkohle, die ich für Bulletproof entwickelt habe, besteht nur aus Kokosnussschalen und hat die feinste Partikelgröße, um ihre Wirksamkeit zu maximieren.) Sie wird auf extrem hohe Temperaturen erhitzt und ist daher poröser als normale Holzkohle. Aktivkohle ist etwas ganz anderes als die Briketts, die Sie auf Ihrem Grill verwenden. Sie hat eine riesige Oberfläche (bei einem Teelöffel davon ist die Oberfläche so groß wie ein Fußballfeld) und eine negative elektrische Ladung, die positiv geladene Giftstoffe anzieht. Aktivkohle fängt Giftstoffe und Chemikalien in Ihrem Darm ab, sodass sie nicht ins Blut aufgenommen werden. Statt zu einem Teil des Fetts zu werden, das Sie mit sich herumschleppen, werden diese Giftstoffe dann als Abfallprodukte aus Ihrem Körper ausgeschieden.

Wenn Sie die Toxine, die in Ihrem Körper zirkulieren, loswerden, verlangsamt sich der Alterungsprozess, und Sie können klarer denken. Schon das Fasten allein hat eine entgiftende Wirkung, die durch die Aktivkohle noch verstärkt wird. Wissenschaftliche Untersuchungen zeigen, dass Aktivkohle sogar dann die Lebensdauer verlängert, wenn man nicht fastet. Außerdem absorbiert sie stresserzeugende chemische Substanzen, die von Bakterien in Ihrem Darm gebildet werden, senkt den Cholesterinspiegel und wirkt sich positiv auf die Nierenfunktion aus. Und Aktivkohle hat auch noch eine ganz besonders coole Eigenschaft: Sie lindert Ihren Heißhunger während des Fastens. Es ist wirklich verblüffend: Sie bekommen eine Heißhungerattacke, nehmen Aktivkohle ein, und schon haben Sie keinen Hunger mehr. Wie das kommt? Ganz einfach: Die Bakterien in Ihrem Darm rasten aus, weil sie jetzt keine Nahrung mehr haben. Als Reaktion darauf produzieren sie Lipopolysaccharide und verschiedene Toxine, die Ihnen physischen Stress bereiten. Sie interpretieren diese Reaktion als emotionalen Stress, der wiederum Heißhunger auslösen und Sie reizbar machen kann. Aktivkohle durchbricht diesen Kreislauf, sodass Sie sich ganz entspannt Ihrem Fasten widmen können.

Ein kleiner Nachteil der Aktivkohle besteht darin, dass sie eine leicht stopfende Wirkung haben kann. Das stellt beim Fasten aber kein großes Problem dar, da jetzt ohnehin keine Nahrung durch Ihren Körper hindurchläuft. Allerdings absorbiert Aktivkohle auch gleichzeitig eingenommene Medikamente, also Vorsicht!

Tagesdosis: 1 bis 10 Kapseln zu je 1000 mg, in möglichst großem zeitlichem Abstand zur Einnahme anderer Medikamente; falls Sie unter Verstopfung leiden, nehmen Sie eine niedrigere Dosis. Kann zu jeder Tages- und Nachtzeit eingenommen werden.

Systemische proteolytische Enzyme

Ihr Körper stellt Enzyme her, um seine biochemischen Reaktionen zu beschleunigen. Proteolytische Enzyme bauen Eiweiße (Proteine) ab; sie treten in Ihrem Körper also in Aktion, wenn Sie Eiweiß essen. Systemische Enzyme sind jedoch nicht dazu da, Ihr Steak zu verdauen, sondern wirken auf *Ihren Körper*. Wenn Sie den selbstreinigenden Prozess der Autophagie in Ihrem Körper ankurbeln möchten, sollten Sie diese Enzyme einnehmen. Normalerweise werden sie in der Bauchspeicheldrüse gebildet, doch wenn Sie sie als Nahrungsergänzungsmittel einnehmen, können Sie Ihren Blutspiegel dieser Enzyme erhöhen und Ihrer Bauchspeicheldrüse eine kleine Ruhepause gönnen. Proteolytische Enzyme bauen Eiweiße ab, die der Körper nicht mehr benötigt, und wirken am allgemeinen Prozess der Elimination von Zellabfällen mit. Die beiden bekanntesten proteolytischen Enzyme sind Serrapeptase und Nattokinase. Serrapeptase wird von Seidenraupen hergestellt, die mithilfe dieses Enzyms nach der Metamorphose ihre Kokons auflösen (auf diese Weise haben wir das Enzym entdeckt!). Zum Glück wird es mittlerweile durch Fermentation hergestellt. Nattokinase wird aus fermentierten Sojabohnen gewonnen, einem besonders unappetitlichen, schleimigen Gericht mit leicht nussigem Aroma, das in japanischen Restaurants unter dem Namen *Natto* angeboten wird.

Diese Enzyme sind ungeheuer gesund für Herz und Kreislauf. Außerdem tragen sie dazu bei, Gerinnungsfaktoren (die gefährliche Blutgerinnsel verursachen können) und Narbengewebe im Körper abzubauen und funktionsuntüchtig gewordene Immunmoleküle aus dem Blut zu entfernen.

Es gibt auch systemische proteolytische Enzyme auf tierischer Basis. Für mich sind diese der Goldstandard, weil sie ein breiteres Wirkspektrum haben als die pflanzlichen Enzyme. Es gibt verschiedene proteolytische Enzympräparate, die die Verdauung fördern. Wobenzym ist zum Beispiel ein gutes Mittel. Wenn Sie fasten, sparen

Sie ja Geld, weil Sie dann nichts essen; also können Sie stattdessen ein paar Euro in proteolytische Enzyme investieren. Diese Enzyme fördern die optimale Verdauung und Resorption von Nährstoffen – das beste Erfolgsrezept für einen gesunden Darm. Damit sagen Sie Ihrem Körper: »Hey, du hast alles, was du brauchst. Arbeite jetzt mal ein bisschen an dir. Falte ein paar Proteine. Befreie dich von ein paar abgestorbenen Zellen. Mach endlich deinen Job.«

Dann geht es Ihnen gleich viel besser, und auch Ihre Durchblutung verbessert sich. Das ist ein guter Schritt in die richtige Richtung. Daher tendiere ich dazu, proteolytische Enzyme in sehr hoher Dosierung einzunehmen, wenn ich faste. Als ich mein starkes Übergewicht abbauen musste, nahm ich manchmal 100 Kapseln pro Tag auf nüchternen Magen ein; sie gelten als unbedenklich, aber die normale Dosis liegt bei 1 bis 4 Kapseln. Ich nehme während des Fastens schon seit zehn Jahren mindestens zehn hochdosierte (je 120 000 SU) Serrapeptase-Präparate in Kombination mit sechs proteolytischen Enzymen auf tierischer Basis ein. Wenn Sie etwas im Magen haben, brauchen Sie solche Präparate nicht zu nehmen; das ist reine Geldverschwendung.

Tagesdosis: 1 bis 2 Serrapeptase-Kapseln (120 000 SU) und/oder 1 bis 2 Nattokinase-Kapseln (2000 FU); 1 bis 2 Kapseln mit proteolytischen Enzymen wie Wobenzym oder BiOptimizers Masszymes.

Adaptogene und Heilpilze

Diese Substanzen können Ihnen helfen, Stressreaktionen besser durchzustehen. Adaptogene sind hochwirksame Heilpflanzen, die ihren Ursprung in China und Russland haben. Ursprünglich wurden sie vom Militär eingesetzt, weil sie uns den Umgang mit der Stressreaktion des Körpers erleichtern: Mithilfe dieser Substanzen können Sie Ihre Stressreaktion ein- und wieder ausschalten, wenn Sie sie nicht mehr benötigen. Andernfalls bleibt die Stressreaktion, wenn sie sich einmal eingeschaltet hat, oft für lange Zeit aktiviert. Für Soldaten, die in der Lage sein mussten, sich in den Kampf zu stürzen und anschließend auszuruhen, war das ein Vorteil. Sie werden zwar wahrscheinlich nicht in eine Schlacht ziehen, aber auch Sie erleben Stresssituationen. Die Fähigkeit, Ihre Stressreaktion schnell ein- und wieder auszuschalten, kann Ihr Leben verlängern und Ihnen außerdem das Fasten erleichtern.

Zu Beginn des Fastens kann eine Hypoglykämie (Unterzuckerung) auftreten, vor allem, wenn in Ihrem Körper noch keine Ketone (entweder aus natürlicher Ketose oder aus MCT-Öl) vorhanden sind. Wenn Sie zum ersten Mal fasten – insbesondere, wenn Sie dabei nicht langsam und allmählich mit dem Verzicht aufs Frühstück beginnen, sondern gleich »volle Kanne« loslegen, das ganze Wochenende durchfasten und gleichzeitig Sport treiben –, wird das schon ziemlich hart für Sie sein. Wahrscheinlich wird Ihnen dann ein bisschen schwindelig. Es kann auch sein, dass Sie unter mentaler Erschöpfung und Kopfschmerzen leiden, extrem grantig werden und weniger schlafen. Vielleicht kommt es Ihnen so vor, als sei Ihr Ehepartner oder Lebensgefährte plötzlich zu einem kompletten Idioten mutiert. Wenn Sie feststellen, dass alle Menschen um Sie herum plötzlich dumm geworden sind, ist das ein ziemlich gutes Zeichen dafür, dass Ihr Blutzucker zu niedrig ist.

Diese Gefühle werden sich wieder legen, sobald Sie Ihrem Stoffwechsel beibringen, sich anständig zu benehmen. Der allereinfachste Weg dazu besteht darin, Ihre ersten Fastenphasen mit Bulletproof Coffee zu beginnen. Das sage ich nicht, damit Sie Bulletproof Coffee kaufen – immerhin wurden bisher schon ungefähr 200 Millionen Tassen Bulletproof Coffee getrunken, und meinem Unternehmen geht es gut, danke. Nein, ich sage das, weil es Ihnen einen schmerzfreien Einstieg ins Fasten ermöglicht, und ich halte nichts von Schmerz, wenn er keinen sinnvollen Zweck erfüllt.

Es gibt aber auch noch eine zweite Möglichkeit, Ihre Fastenphasen effektiver und weniger schmerzhaft zu gestalten: nämlich indem Sie Ihrem Körper erlauben, Cortisol zu produzieren, wenn Ihr Blutzucker angehoben werden muss, und die Cortisolproduktion zu stoppen, wenn Ihr Blutzuckerspiegel sich wieder normalisiert hat. Das ist eine ganz normale Funktion Ihrer Nebennieren. Mithilfe adaptogener Heilpflanzen funktioniert dieser Prozess besser. Die wichtigsten adaptogenen Heilpflanzen sind Ashwagandha, Rosenwurz, Indisches Basilikum (auch Tulsi oder heiliges Basilikum genannt), Ginseng und die Heilpilze Cordyceps, Reishi und Igel-Stachelbart. Ashwagandha und Rosenwurz sind klassische stressmodulierende Adaptogene. Indisches Basilikum und Ginseng wirken zusätzlich auch noch entzündungshemmend, ebenso wie der adaptogen wirkende Pilz Cordyceps. Reishi wirkt besonders entspannend, und Igel-Stachelbart unterstützt die Regeneration der Nerven. Ich habe meine besten Erfolge mit den australischen Arten dieser Pilze erzielt. Aber experimentieren Sie ruhig selbst, um festzustellen, was bei Ihnen am besten wirkt.

Wenn Sie Masochist sind, können Sie sich natürlich auch Adaptogen- oder Pilztee oder -kaffee zubereiten. Allerdings müssen Sie sich dabei auf einen bitteren, erdigen Geschmack gefasst machen. Doch es gibt überhaupt keinen Grund, Pilztee hinunterzuwürgen, denn Sie können adaptogene Pilze auch in Kapsel- oder Tropfenform einnehmen. Pulverisierte Pilze haben keine so starke Wirkung wie ein hochwertiger Extrakt; mir haben sie nie einen Nutzen gebracht. Das hat seinen Grund: Bestimmte in Pilzen enthaltene chemische Substanzen können nur mit heißem Wasser extrahiert werden, andere nur mit Alkohol. Wenn Sie sich also schon die Mühe machen, adaptogene Pilze zu kaufen, würde ich Ihnen dringend raten, die Flüssigextrakte zu wählen. Und hier noch ein kleiner Tipp vom Profi: Pilzpulver in Ihren Kaffee zu geben, ist eine furchtbare Idee, weil es eklig schmeckt und nichts bringt. Es verdirbt lediglich den Geschmack Ihres Kaffees. Die besten Pilzextrakte werden mit Alkohol und heißem Wasser doppelt extrahiert und dann in Glasflaschen mit Tropfern abgefüllt. Das Aroma ist mild (diese Extrakte können Sie also ruhig auch in Ihren Kaffee geben, ohne ihn zu ruinieren), und die Wirkung ist der absolute Hammer.

Tagesdosis: Adaptogene gibt es in verschiedenen Extraktionsstärken und Kombinationen, also richten Sie sich nach den Angaben auf dem Etikett. Die meisten Firmen empfehlen aufgrund der Etikettierungsvorschriften die kleinste Dosis. Bei mir wirkt es sich normalerweise positiv aus, wenn ich der auf dem Etikett angegebenen Dosis 50 Prozent hinzufüge. Auch hierbei sollten Sie ein bisschen experimentieren, um die für Sie beste Lösung zu finden.

Stressoren

Sie können die Stressbelastung Ihres Körpers während des Fastens aber auch erhöhen. Klingt komisch, ich weiß – schließlich habe ich Ihnen ja gerade erklärt, wie man mithilfe von Adaptogenen Stress *abbauen* kann. Das ist der Nebennierenstress. Oxidativer Stress ist wieder eine andere Art von Stress, der von Ihrem Stoffwechsel kommt. Sie können Ihrem Organismus etwas sehr Gutes tun, wenn Sie Ihre Zellen auf gezielte Art und Weise leichtem Stress aussetzen, um den Prozess der Autophagie zu fördern und eine bessere zelluläre antioxidative Reaktion zu erzeugen. Die einfachste Methode dazu besteht darin, einige der antioxidativ wirkenden Nahrungsergänzungsmittel, die Sie vielleicht einnehmen, zurückzufahren – vor allem Coenzym Q10 und Vitamin C. Dadurch nimmt der oxidative Stress in Ihrem Körper zu, und dieser Stress ruft eine Reaktion hervor, die Ihre Zellen dabei unterstützt, eigene Antioxidanzien herzustellen, was wiederum den Prozess der Autophagie verstärkt. Dann sagt Ihr Körper sich: »Oh Mann, ich habe hier wirklich sehr hart zu kämpfen. Also werde ich diese alten Zellbestandteile abbauen, um mehr Energie für die Bildung neuer Zellen zu haben.« Dadurch bringen Sie Ihren Körper dazu, in den Erneuerungsmodus zu wechseln. Ich nehme diese Nahrungsergänzungsmittel normalerweise am Ende einer intermittierenden Fastenphase (meist zum Abendessen) ein.

Tagesdosis: Meine Dosierungsempfehlungen für Stressoren entsprechen denen für Vitamine und Mineralstoffe (siehe nächster Absatz).

Wasserlösliche Vitamine

Jeder weiß, wie wichtig Vitamine sind. Ihre Bedeutung lässt sich schon an ihrem Namen ablesen: »Vitamin« ist eine Kurzform von »vitale Amine« – ein Name, den der polnische Chemiker Casimir Funk im Jahr 1912 geprägt hat. Funk entdeckte eine Gruppe chemischer Substanzen, die er Amine nannte und als für die menschliche Gesundheit unentbehrlich betrachtete. Heute wissen wir, dass nicht alle Vitamine in diese eine chemische Familie gehören; doch im Grunde genommen hatte Funk recht: Sie brauchen diese Substanzen wirklich sehr dringend. Um das Beste aus ihnen herausholen zu können, müssen Sie wissen, was die verschiedenen Vitamine bewirken, wie viel Sie davon brauchen und (vor allem beim Fasten) wann man sie einnehmen sollte.

Wasserlösliche Vitamine kann Ihr Körper auch dann gut verwerten, wenn Sie eine Zeit lang nichts gegessen haben. Es ist sogar am günstigsten, diese Vitamine und Nahrungsergänzungsmittel auf nüchternen Magen einzunehmen, weil der Körper sie dann am besten aufnehmen kann. Während des Fastens sollten Sie die Einnahme auf mehrere Zeitpunkte verteilen, um das Risiko für Magenbeschwerden zu senken. Wenn Ihnen dann von einem der Vitamine übel wird, können Sie den Schuldigen leicht ausfindig machen.

Tagesdosis: Bei Vitaminen und Mineralstoffen empfehle ich, die doppelte Menge der empfohlenen Tagesdosis (RDA) zu nehmen – es sei denn, Ihre Labortests zeigen, dass Sie viel mehr benötigen oder bereits zu viel von einer bestimmten Substanz im Körper haben. Von Vitamin C braucht man viel höhere Dosen. Ich nehme normalerweise 2 Gramm pro Tag ein (es sei denn, ich bin krank oder gestresst: dann nehme ich noch mehr).

- **B-Vitamine und Folat (auch als Vitamin B_9 bekannt)**: Sie können B-Vitamine während einer Fastenphase einnehmen, obwohl ich bereits darauf hingewiesen habe, dass die Einnahme auf nüchternen Magen Übelkeit verursachen kann. Wenn das bei Ihnen der Fall ist, versuchen Sie die B-Vitamine nach einer Tasse Bulletproof Coffee zu schlucken (die hochwertigen Fette können zur Vorbeugung von Magenbeschwerden beitragen). Oder Sie nehmen diese Vitamine einfach am Ende Ihrer Fastenphase ein. Vitamin B_{12} kann vor Demenz schützen, das Immunsystem stärken, Nervenzellen erhalten und Zellen regenerieren. Außerdem schützt es vor Arteriosklerose und erhält die chemischen Reaktionen zur Reparatur Ihrer DNA und zur Krebsvorbeugung aufrecht. Einer der wichtigsten Bereiche, in denen Vitamin B_{12} seine segensreiche Wirkung entfaltet, ist das Gehirn. Sowohl Folat als auch Vitamin B_{12} sind für eine optimale geistige Funktion sehr wichtig. Ein Mangel an einem dieser beiden Vitamine führt automatisch auch zu einem Mangel an dem anderen Vitamin; aber Folat allein kann einen Vitamin-B_{12}-Mangel im Gehirn nicht korrigieren. Folat spielt auch eine wichtige Rolle für ein gesundes Herz und Nervensystem. Vorsicht: Wenn Sie den Fehler machen, einen Vitamin-B_{12}-Mangel ohne Folat zu behandeln, können Sie möglicherweise bleibende Gehirnschäden davontragen! Ebenso kann die Einnahme hoher Folatmengen ohne gleichzeitige Aufnahme von genügend Vitamin B_{12} neurologische Erkrankungen verursachen. Um sicherzugehen, nehme ich immer beide Präparate zusammen ein. Für die meisten Menschen sind Methylcobalamin und Hydroxycobalamin die besten Formen von Vitamin B_{12}, und Folat ist besser als Folsäure.

- **Vitamin C:** Genau wie die B-Vitamine können Sie auch Vitamin C während einer Fastenperiode mit Wasser einnehmen. Normalerweise kann man es problemlos auf nüchternen Magen schlucken, wenn man nicht unter Reflux leidet, und alles in allem ist es eine der sichersten und wirksamsten Nahrungsergänzungen, die es gibt. Vitamin C wird für die Bildung von Kollagen und Bindegewebe benötigt. Außerdem dient es zur Herstellung von Glutathion, einem Ihrer stärksten körpereigenen Antioxidanzien. Studien deuten darauf hin, dass Vitamin C Ihr Immunsystem stärken und bei der Bekämpfung der mit zunehmendem Alter in Ihrem Körper immer häufiger entstehenden schädlichen Molekülfragmente namens freie Radikale mithelfen kann. Selbst recht hohe Dosen kann man bedenkenlos einnehmen. Während des Fastens bieten 500 Milligramm bis 1 Gramm Vitamin C zweimal täglich Ihrem Körper eine gute Unterstützung. Wenn Sie einen intensiveren Heilungsprozess bewirken oder ein Virus oder eine sonstige Infektion bekämpfen möchten, sollten Sie Ihre Vitamin-C-Dosis nach und nach so lange steigern, bis Sie weichen Stuhl bekommen, und sie dann wieder ein bisschen zurückfahren. Wenn Sie krank sind, kann Ihr Körper oft 20 bis 30 Gramm Vitamin C oral aufnehmen, bevor Sie diese Grenze erreichen. In gesundem Zustand liegt die Grenze vielleicht bei 3 oder 4 Gramm. Erstaunliche 30 Prozent aller Amerikaner leiden an Vitamin-C- Mangel.[82, 83] Ich habe während des Fastens ein zwiespältiges Verhältnis zu diesem Vitamin: Manchmal nehme ich es und manchmal nicht. Es verbleibt nur ungefähr acht Stunden lang im Körper; daher ist es besser, seine Tagesdosis auf mehrere Portionen zu verteilen.

Fettlösliche Vitamine

Die Vitamine A, D, E und K lösen sich nicht in Wasser, sondern in Fett; daher ist es am besten, sie während Ihres Essenszeitfensters einzunehmen. Wenn Sie intermittierendes Fasten nach der Bulletproof-Methode betreiben, können Sie die fettlöslichen Vitamine zusammen mit Ihrem Bulletproof Coffee einnehmen, der Fette wie Weidebutter und C8 MCT-Öl – hochwertigen Brennstoff für Ihr Gehirn – enthält. Da ich diesen Kaffee morgens meistens trinke, wenn ich faste, nehme ich die Vitamine A, D und K gleichzeitig ein.

- **Vitamin A** trägt zur regelgerechten Funktion von Herz, Lungen, Nieren und Immunsystem bei. Und das will man doch schließlich erreichen, oder nicht? Trotzdem nimmt ein Viertel aller Amerikaner weniger als die Hälfte der empfohlenen Tagesdosis (RDA) Vitamin A zu sich, die von der US-amerikanischen Food and Drug Administration ohnehin bereits zu niedrig angesetzt worden ist.[84] Viele Menschen sind der irrigen Ansicht, sich Vitamin A durch den Verzehr von Pflanzen (vor allem Mohrrüben) beschaffen zu können. Tut mir leid, Bugs Bunny, aber so funktioniert das nicht! Pflanzen enthalten kein Vitamin A, sondern Betakarotin, und der Körper kann dieses Betakarotin nicht sehr gut in Vitamin A umwandeln. Daher entwickeln manche Menschen einen Vitamin-A-Mangel, während sie gleichzeitig viel mehr Betakarotin aufnehmen, als sie eigentlich brauchen. Wenn Sie nicht viel Leber oder Austern essen, ist die Einnahme von echtem, vorgeformtem Vitamin A sehr sinnvoll, egal, ob Sie fasten oder nicht. Es kann Ihr Immunsystem und sogar Ihren Schlaf verbessern. Ich halte 10 000 Internationale Einheiten (IE) pro Tag für empfehlenswert. Sie können Ihr Vitamin A einnehmen, wann es Ihnen am besten passt, aber der ideale Zeitpunkt ist vor dem Zubettgehen.

- **Vitamin D** ist ein Super-Biohack, der den Alterungsprozess bekämpft und die Leistungsfähigkeit steigert. Dieses Vitamin erleichtert die Zirkulation von Hormonen im Körper und reguliert die Wirkung von über 1000 Genen. Es reguliert die Immunfunktion und Entzündungsprozesse und wirkt sich positiv auf den Kalziumstoffwechsel und die Knochenbildung aus. Ich bin ein absoluter Fan von diesem Vitamin, denn ich habe festgestellt, dass ich viel seltener krank wurde, als ich mit der Einnahme von Vitamin-D-Präparaten anfing. Inzwischen gibt es Hunderte von wissenschaftlichen Untersuchungen, die belegen, dass Vitamin D die Widerstandsfähigkeit des Stoffwechsels stärkt. Ihr Körper kann dieses Vitamin selbst aus Sonnenlicht und Cholesterin herstellen, aber wenn Sie nicht gerade in der Nähe des Äquators leben oder die meiste Zeit ohne Kleidung herumlaufen, produziert er wahrscheinlich nicht genug davon. Vitamin D ist eine der Nahrungsergänzungen, die Sie für den Rest Ihres Lebens einnehmen sollten – es sei denn, eine Blutuntersuchung zeigt, dass Sie hohe Vitamin-D-Werte haben. Für dunkelhäutige Menschen ist die Einnahme dieses Vitamins sogar noch wichtiger. Nehmen Sie Ihr Vitamin-D-Präparat morgens ein. Da die Blutspiegel von Individuum zu Individuum stark schwanken, selbst wenn

Menschen die gleiche Menge Vitamin D_3 einnehmen, ist es am besten, einen Bluttest zu machen, um sicherzugehen, dass Ihr Vitamin-D_3-Spiegel zwischen 60 und 90 Nanogramm je Milliliter (ng/ml) liegt. Eine durchschnittliche Person benötigt ungefähr 1000 IE Vitamin D_3 pro 12 Kilogramm Körpergewicht – obwohl Blutuntersuchungen bei mir gezeigt haben, dass ich die doppelte Menge benötige. Deshalb sollten Sie Ihren Vitamin-D-Spiegel unbedingt testen lassen!

- **Vitamin E** schützt die Fette in Ihren Zellmembranen vor zerstörerischer Oxidation. Dieses Vitamin spielt für den Schutz Ihrer Haut vor Schäden und Alterung eine wichtige Rolle. Zu solchen Hautschäden und Alterungsprozessen kommt es durch die lästigen freien Radikale (elektrisch geladene Moleküle), die entstehen, wenn Sie den ultravioletten Strahlen der Sonne ausgesetzt sind. Es gibt acht verschiedene Formen von Vitamin E. Sie sollten ein Präparat einnehmen, das gemischte Tocopherole und Tocotrienole und die Gamma- und Delta-Form enthält. Vermeiden Sie synthetisches Vitamin E; es ist nicht gut für Sie. Wenn Sie Veganer sind, benötigen Sie sehr viel mehr Vitamin E, um Ihre Zellen zu reparieren. Für die meisten Menschen reichen 400 IE pro Tag in Kombination mit anderen Fetten in einer Mahlzeit oder einem Getränk aus.

- **Vitamin K** ist ein Nährstoff, der seine Tücken hat. Die meisten Leute denken, dass sie ihrem Körper dieses Vitamin durch den Verzehr von Gemüse zuführen können, aber es gibt zwei verschiedene Arten davon: K_1 und K_2. Wenn Sie in Ihrem bisherigen Leben nicht nur Fleisch von grasgefütterten Tieren gegessen und Rohmilch getrunken haben, leiden sie wahrscheinlich an Vitamin-K_2-Mangel. Dabei handelt es sich um ein fettlösliches Vitamin, das beim Kalziumstoffwechsel eine wichtige Rolle spielt. Wenn Ihr Körper es nicht richtig verwertet, lagert sich überschüssiges Kalzium in den Arterien ab, was mit der Zeit zur Verkalkung und Versteifung dieser Blutgefäße führt. Daher trägt Vitamin K_2 zur Vorbeugung von Arteriosklerose und Herzinfarkt bei und stärkt gleichzeitig auch noch die Knochen. Da Vitamin D an der Verstoffwechselung von Kalzium beteiligt ist, wirken die Vitamine D und K_2 synergistisch zusammen. Es gibt zwei wichtige Formen von Vitamin K_2: MK-4 und MK-7. Nehmen Sie Ihr K_2 zusammen mit Vitamin D_3 morgens ein. In meiner Bulletproof-Rezeptur sind 1500 Milligramm (mg) MK-4 und 300 Mikrogramm (µg) MK-7 enthalten. Sie können jedoch bedenkenlos auch höhere Vitamin-K_2-Dosen einnehmen, wenn Sie unter Arteriosklerose leiden.

Mineralstoffe

Die Einnahme von Mineralstoffen ist auch in Fastenphasen sehr empfehlenswert. Allerdings ist hier ein warnender Hinweis angebracht: Durch die Einnahme großer Mengen Zink, Chrom oder Vanadium während des Fastens kann Ihr Blutzuckerspiegel noch stärker abfallen als sonst. Wenn Sie feststellen, dass Ihr Blutzucker nach der Einnahme von Mineralstoffen sehr niedrig ist, müssen Sie Ihre Dosis möglicherweise senken.

- **Jod:** Für eine maximale Resorption nehmen Sie Seetangpulver oder Kaliumjodidkapseln zu einer Mahlzeit ein. Verzichten Sie auf Jodsalz: Herkömmliches jodiertes Speisesalz ist nämlich mit Rieselhilfen und anderen unerwünschten Substanzen versetzt und wird chemisch gebleicht. Die Einnahme von Jod leistet einen wichtigen Beitrag dazu, dass Ihre Schilddrüse auch während des Fastens gut arbeitet. Außerdem verbessert Jod die Immunfunktion, beugt Hirnschäden vor und trägt insgesamt zur Aufrechterhaltung eines gesunden Stoffwechsels bei. Jodmangel kommt ziemlich häufig vor; daher ist die Einnahme von Jodpräparaten sehr zu empfehlen. Körperlich aktive Menschen haben ein besonders hohes Risiko für einen Jodmangel, da sie über den Schweiß Jod verlieren. Der Jodgehalt von Nahrungsergänzungspräparaten ist sehr unterschiedlich: Er reicht von 150 Mikrogramm in Seetang bis hin zu mehreren Milligramm pro Tag. Nehmen Sie Ihr Jodpräparat morgens ein.

- **Magnesium:** Manche Menschen klagen, wenn sie mit der Einnahme von Magnesium beginnen, über »flotten Otto« (weichen Stuhl oder noch Schlimmeres). Wenn Sie einen empfindlichen Magen haben, sollten Sie ernsthaft erwägen, Ihr Magnesium zu einer Mahlzeit einzunehmen. Dadurch nimmt das Risiko unerwünschter Nebenwirkungen ab. Wenn Sie Magnesium einnehmen, um besser schlafen zu können, schlucken Sie Ihr Präparat nach der letzten Mahlzeit des Tages. Da der Magnesiumspiegel im Körper mittags am höchsten ist, nehme ich die erste Hälfte meines Magnesiums morgens und die zweite Hälfte vor dem Schlafengehen ein. Der Körper benötigt Magnesium für über 300 verschiedene enzymatische Prozesse; dazu gehören auch alle chemischen Vorgänge, die an der Produktion von ATP (Energie) in Ihren Mitochondrien beteiligt sind. Außerdem spielt Magnesium für die richtige Transkription von DNA und RNA eine Rolle. Das ist ein sehr wichtiger Prozess, der jedes Mal abläuft, wenn Ihr Körper eine neue Zelle bildet. Fast alle Amerikaner leiden an Magnesiummangel. Die meisten nehmen nicht die empfohlene Tagesdosis (RDA) zu sich, und viele wissenschaftliche Untersuchungen zeigen, dass diese RDA-Werte ohnehin bereits zu niedrig angesetzt sind.[85, 86] Aufgrund der Verarmung unserer Böden und der intensiven modernen Landwirtschaft ist es kaum möglich, über die normale Ernährung genügend Magnesium aufzunehmen. Ich nehme mindestens 800 Milligramm ein; man kann jedoch bis zu 2 Gramm Magnesium pro Tag nehmen, wenn man davon keinen Durchfall bekommt. (Magnesium hat eine abführende Wirkung.)

- **Kalium und Natrium:** Sowohl Kalium als auch Natrium (das in gutem, altmodischem Meersalz enthalten ist) sind wichtige Nahrungsergänzungen, deren Aufgaben die Funktionen von Magnesium in Ihrem Körper ergänzen. Zum Beispiel brauchen Ihre Mitochondrien Magnesium und Kalium, um sich regenerieren zu können. Sie sind auf diese Mineralien angewiesen, egal, ob Sie unter Stress stehen oder nicht. Bei Stress benötigen Sie sie allerdings noch dringender. Sie können diese beiden Mineralien nur zusammen in Ihre Zellen hineinbekommen. Daher sollten Sie Magnesium und Kalium während des Fastens gleichzeitig einnehmen. Aber übertreiben Sie es mit dem Kalium nicht, denn bei einigen wenigen Menschen kann es durch eine Überdosis Kalium zu Herzrhythmusstörungen kommen. Ihr Körper benötigt ein paar Gramm Kalium pro Tag aus sämtlichen Quellen, und viele Menschen leiden unter Kaliummangel. Im Handel ist Kalium in pulverisierter Form als Kaliumbicarbonat erhältlich, das so ähnlich ist wie Backpulver. Das ist ein sehr gutes Nahrungsergänzungsmittel. Die meisten Menschen können ein paar hundert Milligramm täglich davon vertragen. Wenn Sie fasten, wenn Sie nur Wasser trinken und auch wenn Sie in Ketose sind, brauchen Sie sogar noch mehr von diesen Mineralstoffen. Nehmen Sie auch ein bisschen Meersalz zu sich, um Ihren Körper mit Natrium zu versorgen, damit Ihr Kalium-Natrium-Haushalt nicht aus dem Gleichgewicht gerät. Machen Sie nur nicht den Fehler, zu viel Kaliumpulver zu schlucken, denn das kann den Fluss der Elektrizität in Ihrem Körper durcheinanderbringen. Vielen Menschen bekommt es sehr gut, regelmäßig Natriumbicarbonat einzunehmen. Das ist tatsächlich nichts anderes als Backpulver! Es macht Ihren Körper alkalischer, was sich positiv auf Ihre Mitochondrien auswirkt. Ich persönlich nehme sowohl Kaliumbicarbonat als auch etwas Natriumbicarbonat ein; das ist eine gute Anti-aging-Strategie und erhöht die Lebenserwartung. Nehmen Sie sie vor dem Schlafengehen ein, und zwar mindestens 200 Milligramm, aber in Dosen, die Ihrem persönlichen Risikoprofil entsprechen.

- **Chrom und Vanadium:** Diese Mineralstoffe regulieren Ihren Insulinspiegel und können Ihnen die Gewichtsabnahme während des Fastens erleichtern. Doch wenn Sie es damit übertreiben, kann es passieren, dass Ihr Blutzuckerspiegel zu stark absinkt; und dann besteht die Gefahr einer Hypoglykämie (Unterzuckerung). Schon eine leichte Unterzuckerung kann zu Stimmungsproblemen und -schwankungen führen. Nehmen Sie diese beiden Nahrungsergänzungsmittel am Ende Ihrer Fasten-phase ein. Ich nehme 200 bis 400 Milligramm Chrompolynikotinat in Kombination mit 2 Milligramm Vanadylsulfat.

- **Zink und Kupfer:** Diese beiden Mineralstoffe wirken besser, wenn man sie zusam-men einnimmt; daher findet man sie im Handel häufig als Kombipräparat in Pillen-form. Sie erfüllen unzählige wichtige Aufgaben für Ihre Gesundheit. In Kombination miteinander bilden sie ein starkes Antioxidans namens Kupfer/Zink-Superoxid-dismutase (CuZnSOD). Das ist einer der stärksten natürlichen Abwehrmechanis-men Ihres Körpers gegen Schäden durch freie Radikale und gegen den Alterungs-prozess. Zink spielt für die Unterstützung einer gesunden Immunfunktion, für die Energieproduktion und auch für Ihre Stimmung eine wichtige Rolle. Manchmal ist es schwierig, ausreichende Mengen dieses Spurenelements mit der Nahrung auf-zunehmen, und der Körper speichert es auch nicht; daher muss man es ihm jeden Tag neu zuführen. Sie brauchen aber auch Kupfer, weil dieses Spurenelement mit Zink zusammenwirkt; außerdem ist Kupfer wichtig für eine gute Gefäß- und Herz-funktion. Ich nehme beide Substanzen zusammen ein, denn zu viel Zink kann den Kupferspiegel in Ihrem Körper senken. Die beste Darreichungsform für diese beiden Substanzen ist meiner Ansicht nach Zink- und Kupferorotat, das ich auch in mei-ner Bulletproof-Rezeptur verwende: 15 Milligramm Zinkorotat und 2 Milligramm Kupferorotat, zu einer Mahlzeit eingenommen.

Andere Nahrungsergänzungsmittel

Es gibt noch sehr viele andere Nahrungsergänzungspräparate, die Sie während des Fastens einnehmen können: beispielsweise Aminosäuren, Öle und verschiedene Heilpflanzen und Heilpflanzenextrakte. (Einige der in diesem Buch bereits erwähn-ten Adaptogene fallen in die letztere Kategorie.) Experimentieren Sie einfach ein bisschen herum, um herauszufinden, welche Ihnen guttun und in welcher Dosis und zu welchem Zeitpunkt Sie sie einnehmen sollten.

- **L-Tyrosin** ist eine Aminosäure, die auf nüchternen Magen eingenommen werden sollte. Sie verbessert Ihre Stimmung, Ihre kognitiven Fähigkeiten und Ihre kör-perliche und geistige Stressreaktion und wirkt sich positiv auf eine gesunde Drü-senfunktion aus. L-Tyrosin überwindet schnell die Blut-Hirn-Schranke und trägt zur Bildung der Neurotransmitter (Nervenbotenstoffe) Dopamin, Adrenalin und Noradrenalin bei. Außerdem ist diese Aminosäure ein Schilddrüsenhormon-Bau-stein – und wenn während des Fastens mehr Schilddrüsenhormone in Ihrem Blut zirkulieren, geht es Ihnen gut. Ihr Körper kann L-Tyrosin zwar selbst herstellen, aber Ihre Vorräte an dieser Aminosäure erschöpfen sich, wenn Sie unter Stress stehen. Bei unserem modernen Lebensstil kann die natürliche L-Tyrosin-Produktion bei den meisten Menschen nicht mit dem Bedarf Schritt halten. In wissenschaftlichen Untersuchungen wirkte physischer und psychosozialer Stress sich bei Kadetten im Kampftraining, die L-Tyrosin-Präparate einnahmen, weniger negativ auf die geistige Leistungsfähigkeit aus. Versuchen Sie es mit 750 bis 1500 Milligramm morgens vor dem Verzehr von Eiweiß.

- **L-Glutamin** ist eine weitere sehr wirksame Aminosäure, die vor allem für die Heilung des Darms eine wichtige Rolle spielt. Ebenso wie die damit verwandten verzweigtkettigen Aminosäuren (BCAAs) ist dieses Nahrungsergänzungsmittel während des Fastens normalerweise ein No-go, weil es Sie schneller aus der Ketose wirft, als Ihnen lieb sein kann, indem es Ihren Insulinspiegel erhöht. Wenn Sie sich während des Fastens halbtot fühlen, total kaputt sind oder furchtbare Kopfschmerzen haben, können Sie zur Linderung dieser Beschwerden etwas L-Glutamin einnehmen. Das wird Ihrem Gehirn innerhalb von ungefähr fünf Minuten einen Energieschub geben, aber Sie kommen dann nicht in den Genuss der Vorteile einer Ketose, die eine längere Fastenkur Ihnen normalerweise bringt. Sie fasten dann zwar immer noch, aber es ist kein Idealzustand. Doch wenigstens werden Ihnen noch ein paar andere Vorteile des Fastens zuteil. Es ist besser, BCAA und L-Glutamin an Tagen, an denen Sie nicht fasten, oder am Ende einer Fastenphase zwischen den Mahlzeiten einzunehmen. Am besten wirken sie auf leeren Magen. Wenn Sie diese Nahrungsergänzungsmittel wirklich während des Fastens einnehmen und dabei in der Ketose bleiben wollen, kombinieren Sie sie mit C8 MCT-Öl, das Ihren Körper mit zusätzlichen Ketonen versorgt. Bei regelmäßiger Einnahme reichen 2 bis 4 Gramm pro Tag (auf nüchternen Magen) aus.

- **Fischöl und Krillöl:** Das ist ein schwieriges Thema. In kleinen Dosen lindert hochwertiges Fischöl Entzündungen, verbessert die Gehirnfunktion und die Stimmung, unterdrückt Ängste und Depressionen, wirkt sich positiv auf das Muskelwachstum aus und eignet sich sogar als Schlafmittel. Aber minderwertiges Fischöl oder die langfristige Einnahme hoher Fischöl-Dosen können mehr Probleme verursachen, als sie lösen. Außerdem sollten Sie beim Kauf wählerisch sein, denn Fischöl ist nicht gleich Fischöl. Die meisten Marken, die Sie in Ihrem Supermarkt oder in der Drogerie an der Ecke finden, sind verunreinigt, oxidiert und normalerweise nicht sehr wirksam. Wenn Sie kein qualitativ hochwertiges Fischöl finden können, sollten Sie lieber gar keins einnehmen. Ich empfehle eine Kombination aus Fischöl, Krillöl und Rogenöl. Krillöl ist nicht ganz so leicht zu finden, aber stabiler und aufgrund seiner chemischen Formulierung für Ihr Gehirn leichter verwertbar. Es enthält auch Astaxanthin, ein sogenanntes Keto-Carotinoid mit starker antioxidativer Wirkung. Nahrungsergänzungsmittel aus Öl kann Ihr Körper leichter resorbieren, wenn Sie sie zum Essen einnehmen. Sie sollten sie also während Ihres Essenszeitfensters oder zusammen mit Ihrem Bulletproof Coffee schlucken, und zwar in einer Dosierung von 1 bis 2 Gramm pro Tag.

- **Ingwer und Kurkuma**: Diese beiden Wurzeln kommen direkt aus der Hausapotheke der Natur. Die Gingerole, Shogaole und Paradole im Ingwer wirken gegen Entzündungsprozesse. Außerdem ist Ingwer ein natürliches Schmerzmittel; er ist chemisch verwandt mit Ibuprofen und eignet sich daher gut zur Behandlung von Arthritis und Gelenkbeschwerden. Kurkuma ist schon seit Jahrtausenden ein wichtiger Bestandteil der ayurvedischen Medizin. Sein Hauptwirkstoff ist das Curcumin, das ihm seine charakteristische gelbe Farbe verleiht. Curcumin ist ein sehr wirksames Antioxidans; in klinischen Untersuchungen wurde nachgewiesen, dass es Entzündungsprozesse eindämmt, das Wachstum von Tumorzellen hemmt und die Insulinresistenz verbessert. Außerdem haben Wissenschaftler entdeckt, dass Kurkuma ungefähr zwei Dutzend verschiedene entzündungshemmende Verbindungen enthält. Und da ich nicht nur Biohacker, sondern auch Koch bin, liebe ich den Geschmack von Ingwer und Kurkuma. Sie können beide Gewürze während des Fastens einnehmen, obwohl sie auf leeren Magen schon ein bisschen brennen können. Die Dosierung variiert je nach Marke so stark, dass es schwierig ist, Empfehlungen abzugeben. In meiner Bulletproof-Rezeptur kombiniere ich 500 Milligramm Kurkumaextrakt mit anderen Heilpflanzen. Wenn Sie Kurkuma jedoch pur essen oder ganz normales Pulver verwenden, benötigen Sie viel mehr als 500 Milligramm.

- **Antimikrobielle Substanzen und Probiotika** tragen dazu bei, eine harmonische Beziehung zwischen Ihnen und dem Ökosystem der in Ihrem Körper lebenden Bakterien herzustellen. Alle Heilpflanzen, die Sie wegen ihrer antimikrobiellen oder antimykotischen Eigenschaften einnehmen, sind während des Fastens besonders nützlich. Ich nehme Grapefruitkernextrakt, ein natürliches Breitspektrum-Antimikrobiotikum, um meinen Darm während des Fastens zu reparieren, und das bewirkt tatsächlich sehr viel Positives. Probiotika bauen die Population der »guten« Bakterien im Darm auf; ihre Einnahme ist daher grundsätzlich zu empfehlen. Sie können sie auch sehr gut während des Fastens einnehmen, wenn Sie zusätzlich präbiotische Ballaststoffe nehmen, um Ihr Hungergefühl auszuschalten. (Präbiotika erleichtern das Fasten, indem sie das Hungergefühl unterdrücken; aber wenn Sie fasten, um Ihrem Darm eine Ruhepause zu gönnen – also gar nichts im Darm haben möchten –, lassen Sie sie weg.) Probiotika nutzen die präbiotischen Ballaststoffe als Brennstoff für ihr Wachstum. In den meisten Fällen ist die Einnahme von Probiotika bei leerem Darm reine Geldverschwendung, da diese Bakterien in Ihrem Darm nichts zu essen vorfinden und sich daher auch nicht vermehren können. Nehmen Sie sie etwa eine Stunde vor dem Ende der Fastenphase ein, damit sie Ihren Magen unversehrt passieren, bevor er seinen Säuregehalt erhöht, um eine Mahlzeit zu verdauen, und halten Sie sich bei der Dosierung der Kapseln oder Tütchen an die Anleitung auf der Verpackung.

- **Exogene Ketone:** Ohne exogene Ketone wären meine Ausführungen über Nahrungsergänzungsmittel unvollständig. Damit ist die Einnahme von Ketonpräparaten zur Regulation Ihrer Ketose während des Fastens gemeint. Wie bereits erwähnt, sind die meisten exogenen (dem Körper von außen zugeführten) Ketone nicht zu empfehlen. Die Einnahme von Ketonsalzen oder Keton-Estern bringt gravierende Nachteile mit sich, die ich weiter oben bereits beschrieben habe. Für die langfristige Einnahme ist C8 MCT-Öl die einzige Ketonquelle, die ich empfehlen kann.

Aber halt – fangen Sie noch nicht gleich an, Ihre Nahrungsergänzungsmittel einzuwerfen! Bevor Sie die Einnahme solcher Präparate während des Fastens auch nur in Erwägung ziehen, sollten Sie mit Ihrem Arzt über mögliche Wechselwirkungen zwischen den Nahrungsergänzungsmitteln und etwaigen verschreibungspflichtigen Medikamenten sprechen, die Sie einnehmen. Nahrungsergänzungsmittel haben selbst im Vergleich zu den am häufigsten eingenommenen rezeptfreien Medikamenten ein ausgesprochen gutes Sicherheitsprofil, aber es gibt trotzdem ein paar Wechselwirkungen, die man beachten sollte.

Die meisten Mineralstoffpräparate (beispielsweise Kalzium, Magnesium, Kalium und Zink) können dazu führen, dass Ihr Körper Arzneimittel nicht richtig aufnimmt, und bei einigen Heilpflanzen gibt es Kontraindikationen. Außerdem müssen manche Medikamente innerhalb bestimmter Zeitfenster eingenommen werden; die Einnahme auf leeren Magen oder innerhalb eines begrenzten Essenszeitfensters könnte ihre Wirkung beeinträchtigen. Ihr Apotheker kann Ihnen sagen, ob man eine bestimmte Substanz problemlos ohne Essen einnehmen kann, oder Sie können im Internet nachschauen. Die meisten Vitamine und Medikamente, bei denen auf der Packung steht, dass man sie »zu den Mahlzeiten« einnehmen sollte, können Sie auch zusammen mit Bulletproof Coffee schlucken, weil das Fett die Resorption unterstützt und Sie dabei trotzdem immer noch fasten. Oft reicht schon eine kleine Menge Fett (1 Teelöffel C8 MCT-Öl plus 1 Teelöffel Weidebutter) aus.

Nahrungsergänzungsmittel, die Ihr Sexleben in Schwung bringen

Beim Fasten geht es nicht darum, dem Leben zu entsagen, sondern es in vollen Zügen zu genießen. Sobald Sie sich an das Fasten gewöhnt haben, werden Sie vielleicht feststellen, dass Ihre Emotionen dadurch intensiver werden und Ihr sexuelles Verlangen sich verstärkt. Ihr Liebesleben ist ein weiterer Aspekt Ihrer Gesundheit, den Sie mit ein paar cleveren Biohacks verbessern können. Die unten aufgeführten Nahrungsergänzungsmittel sind wirksame Methoden, um Ihren Sexualtrieb auf natürliche Weise zu steigern.

- **Arginin:** verbessert die Erweiterung der Blutgefäße, sodass Sie leichter eine Erektion bekommen
- **Ashwagandha:** ein Adaptogen, das unter anderem auch die Befeuchtung der Vagina bei der Frau verbessert
- **Bor:** erhöht bei Männern den Testosteronspiegel und stärkt die Widerstandskraft gegen Vaginalinfektionen bei Frauen
- **Cnidium:** eine chinesische Heilpflanze, die die gleichen biochemischen Wege aktiviert wie verschreibungspflichtige Medikamente gegen erektile Dysfunktion (stimmt wirklich!) und die außerdem eine starke antioxidative Wirkung hat
- **Folat:** erhöht die Spermienzahl und fördert die Fruchtbarkeit
- **Ginkgo biloba:** erhöht den Stickoxidspiegel im Blut und beschert Ihnen stärkere Erektionen
- **Ginseng:** Diese Heilpflanze ist sowohl für Männer als auch für Frauen ein echter Gewinn; sie hilft gegen erektile Dysfunktion und steigert das sexuelle Verlangen.
- **Kava:** verbessert den Sexualtrieb bei Frauen
- **Maca:** Diese auch unter dem Namen Peruanischer Ginseng bekannte Wurzel kann Erektionsprobleme beheben, die durch Antidepressiva und ein zu schwaches sexuelles Verlangen verursacht werden. Man sollte sie jedoch nicht roh verzehren; sie wirkt nur in gelatiniertem Zustand.
- **Magnesium:** wichtig für den Abbau von Stress und innerer Anspannung im Schlafzimmer
- **Selen:** Dieses Spurenelement, das beim Mann in den Hoden zu finden ist, verbessert die männliche Gesundheit und Fruchtbarkeit.
- **Kurkuma:** wirkt ausgleichend auf den Testosteronspiegel bei Männern und den Östrogenspiegel bei Frauen
- **Vitamin C:** Dieser Nährstoff ist für die Bildung von Sexualhormonen notwendig und baut außerdem Stress ab.

- **Vitamin D$_3$:** Ein Mangel an diesem Vitamin kommt bei Männern mit erektiler Dysfunktion häufig vor.
- **Zink:** ein wichtiger Bestandteil von Austern; steigert das sexuelle Verlangen und die Potenz

9

BEI FRAUEN IST ALLES EIN BISSCHEN ANDERS

Man könnte sagen, dass ich an meinem behelfsmäßigen Lagerplatz in der First Woman Cave – der Höhle, in der Kamalapukwia, die erste Frau der Yavapai-Mythologie (das Äquivalent zur biblischen Eva), die Vorfahren ihres Stammes und aller anderen Menschen auf der Erde hervorgebracht haben soll – allmählich wiedergeboren worden bin. Allerdings verlief diese Wiedergeburt nicht ganz reibungslos. Kaum hatte ich den Hunger und die nur in meiner Einbildung existierenden bösartigen Raubtiere hinter mir gelassen, hörte ich ein Geräusch aus dem Inneren der Höhle, und zwar diesmal ein *richtiges* Geräusch.

Ich rechnete fest damit, dass ich während meiner Visionssuche Stimmen hören und – wie der Name schon sagt – natürlich auch Visionen haben würde. Ich wünschte mir das sogar. Diese Stimmen waren aber nicht das, was ich erwartet hatte – keine übernatürliche Botschaft über spirituelle Wahrheiten, sondern ein eindeutig physisches, bedrohliches Rascheln. Wo auch immer dieses Geräusch herkam – es war ganz in meiner Nähe, irgendwo zwischen dem Höhleneingang und meinem Schlafsack. Mein rationaler Verstand überlegte fieberhaft, was ich jetzt tun sollte. Mein Herz klopfte wie wild. Ich knurrte (im Ernst: Damit kann man viele Tiere verscheuchen, und ich habe ein ausgesprochen fieses Knurren) und tastete nach meiner Taschenlampe. Doch als ich sie endlich fand und einschaltete, war nichts zu sehen.

Für den Rest der Nacht schlief ich – wenn überhaupt – nur noch mit einem offenen Auge. Das Geräusch wiederholte sich, und wieder war nichts zu sehen, als ich meine Taschenlampe einschaltete. Als an meinem vierten und letzten Tag in der Einsamkeit endlich die Morgensonne in meinen Höhleneingang schien, entdeckte ich, dass ein kleiner brauner Vogel von dem Reisighaufen angelockt worden war, den ich als schützende Barriere an der Öffnung der Höhle aufgeschichtet hatte. Es handelte sich um einen nachtaktiven Vogel, der mehrmals in der Nacht mit erbeuteten Baumaterialien zurückgekommen war, um in dem Reisig ein Nest zu bauen, wobei er jedes Mal das gleiche raschelnde Geräusch verursacht hatte. Kaum zu glauben, dass ich mich vor dieser harmlosen kleinen Kreatur gefürchtet hatte – und doch war es so. Ich hatte mir selbst eine Horrorgeschichte von Raubtieren erzählt, von der ich genau wusste, dass sie nicht stimmte; trotzdem hatte ich an diese Geschichte geglaubt und emotional und körperlich darauf reagiert. Ich musste über meine eigene Dummheit lachen. Selbst nachdem ich mich meinen Ängsten gestellt hatte und in der Einsamkeit der Höhle geblieben war – selbst nachdem ich mich über meine Halluzinationen von angreifenden Pumas hinweggesetzt hatte –, hatten meine Gedanken mir wieder mal ein Schnippchen geschlagen. Da wurde mir klar, dass es gar nicht so einfach ist, wiedergeboren zu werden. Ein besserer, stärkerer Mensch zu werden, ist ein langwieriger Prozess.

Das Gleiche gilt für meine Beziehung zum Essen. Oder Ihre oder die Beziehung von irgendeinem anderen Menschen zum Essen. Möglicherweise ist Ihnen gar nicht bewusst, dass Sie eine Beziehung zum Essen *haben*, doch Sie haben ganz sicher eine. Sie ist fest in uns einprogrammiert: »Ich werde garantiert verhungern, wenn ich in den nächsten Stunden nichts esse.« Die Amygdala (jenes tief im Inneren unseres Gehirns sitzende Gebilde, das für die Selbsterhaltung zuständig ist) reagiert nun einmal so, wenn wir unserem Körper die Nahrung verweigern – zumindest so lange, bis wir ihr etwas anderes beibringen.

Ich war entschlossen, den Prozess der Wiedergeburt, der in dieser Höhle begonnen hatte, fortzusetzen, obwohl ich wusste, dass das wahrscheinlich ein langer und mühsamer Weg sein würde. Wie könnte es auch anders sein! Schon unsere erste Geburt läuft nur selten reibungslos ab. Die Geburt von Kamalapukwia war der Beginn unserer Menschheitssaga. Und wenn wir aus dem Mutterleib herauskriechen, ist das der Beginn unseres eigenen unvorhersehbaren, voller Schlangenlinien verlaufenden Weges durchs Leben. Alles, was ich in meiner Höhle erlebt habe, war erst der Beginn einer großen Reise, aber zumindest befand ich mich auf dem Weg. Und auch *Sie* sind auf dem Weg.

Frauen kommen von der Venus ...

Ein Thema wird unverständlicherweise in den meisten Ausführungen zum Thema Fasten ausgeklammert: nämlich die Frage, wie der Verzicht auf Nahrung bei Frauen funktioniert. Die meisten Bücher, Artikel, Nachrichtenmeldungen und Blogbeiträge zum Thema Fasten gehen stillschweigend davon aus, dass alle Körper identisch sind – oder besser gesagt, dass Frauen genauso funktionieren wie Männer. Tatsächlich gehen die meisten medizinischen und wissenschaftlichen Studien auch heute noch vom männlichen Körper als Versuchsmodell aus.[87] Der beste Beweis dafür ist eine aktuelle Übersichtsarbeit über wissenschaftliche Untersuchungen zum intermittierenden Fasten, die in einer Harvard-Datenbank veröffentlicht wurde: Nur 13 der 71 Studien schlossen auch Frauen ein.[88] Und das ist ein Problem. Natürlich haben wir alle die gleichen Verdauungsorgane. Trotzdem sind Männer und Frauen in biologischer Hinsicht sehr unterschiedlich.

(Kurze Anmerkung: Der Einfachheit halber werde ich »Sie« in diesem Kapitel so anreden, als ob Sie eine Frau wären. Wenn Sie es sind – großartig. Und wenn Sie ein Mann sind, ist das eine gute Chance für Sie, Ihren Horizont zu erweitern. Übrigens lesen laut bisher vorliegenden Daten fast genauso viele Männer und Frauen meine Bücher; die Anrede stimmt also in 50 Prozent aller Fälle.)

Bei diesem Thema geht es keineswegs um Überlegenheit oder Unterlegenheit und auch nicht um Stärke oder Schwäche. Es ist eine reine Frage der Biologie. Zum Beispiel ist der weibliche Körper auf Geburt und Stillzeit ausgelegt – mit allen damit einhergehenden physiologischen Besonderheiten. Männer und Frauen haben auch unterschiedliche Hormonspiegel, was bedeutet, dass sie anders auf Diäten reagieren. Zwischen Menarche und Menopause haben Frauen aktive Eierstöcke und durchlaufen Menstruationszyklen. Außerdem sind Frauen im Durchschnitt kleiner, haben normalerweise kleinere Lungen, und auch das Körperfett ist bei ihnen anders verteilt als bei Männern.

Hinzu kommt, dass Frauen auf zellulärer Ebene empfindlicher auf Veränderungen in ihrer Ernährung reagieren. Wenn eine Frau nicht genügend Energie und Nährstoffe hat, um ein gesundes Baby auszutragen, verändert oder unterbricht dieser Nahrungsmangel ihren Menstruationszyklus spürbar und äußert sich in einer starken Hungerreaktion. In der Geschichte der Menschheit hatte eine ausgehungerte oder unterernährte Frau oft ein höheres Risiko zu sterben, wenn sie schwanger wurde – diese Gefahr war sehr viel größer als bei dem Mann, der sie zur Mutter gemacht hatte. Die biologischen Kosten eines Energiemangels sind für Frauen also viel höher – auch wenn sie nicht schwanger sind, ja sogar wenn sie gerade nicht fruchtbar sind.

Aus all diesen Gründen wirkt Fasten sich auf den weiblichen Körper anders aus als auf den männlichen. Da die allgemeinen Fastenempfehlungen für Männer entwickelt und auch an ihnen getestet wurden, müssen Frauen normalerweise noch ein paar Feinabstimmungen an ihrem Fasten vornehmen. Aber es gibt auch eine gute Nachricht: Die derzeitige Beweislage deutet darauf hin, dass Frauen genauso stark vom Fasten profitieren können wie Männer, insbesondere im Hinblick auf die Krankheitsvorbeugung. Vor allem schützt Fasten vor einigen stoffwechselbedingten Ursachen der Alzheimer-Krankheit, an der doppelt so viele Frauen wie Männer erkranken.

Und nun wollen wir uns kurz mit den Überlebensautomatismen des weiblichen Körpers beschäftigen. Wie beim Mann wird der Körper auch bei der Frau von den vier F-Überlebensregeln gesteuert, die als treibende Kraft hinter allen höheren Lebensformen stehen: Furcht, Fressalien, äh … Fruchtbarkeit und Freunde. Während Ihrer fruchtbaren Jahre achten diese vier Überlebensautomatismen genau darauf, wie viel Nahrung Ihnen zur Verfügung steht, was für einen Nährstoffgehalt diese hat und wie hoch Ihr Stressniveau ist, um festzustellen, ob Ihr Körper dieses dritte F schaffen kann. Wenn Ihre Kalorienaufnahme, die Fette, Mikronährstoffe und Toxine, die Sie Ihrem Körper zuführen, und Ihr Stressniveau sich nicht auf einem akzeptablen Niveau befinden, löst das körperliche Angst aus – eine biologische Stressreaktion, die warnt: *Die Zukunft unserer Spezies ist gefährdet!* Dieses primitive Programm, das in Männern ebenso angelegt ist wie in Frauen, dient dazu, die Erzeugung und das Überleben der nächsten Generation zu sichern.

Wenn Sie auf eine Weise fasten, die Ihren Körper nicht überfordert, kann Sie das stärken und Ihren Stoffwechsel fitter machen. Doch wenn Sie es mit dem Fasten übertreiben, kann das schneller zu einer Stressreaktion in Ihrem Körper führen als beim Mann. Das liegt daran, dass die Natur den Körper der Frau als sicheren Hort für die Schwangerschaft schützen will. Schließlich hängt die nächste Generation – und damit das Überleben der ganzen Art – von einer erfolgreichen Schwangerschaft ab. Natürlich weiß Ihr bewusster Verstand, dass das alles Quatsch ist. Doch diese uralten Überlebenssysteme sind genau die gleichen wie bei Fischen und Vögeln, und sie sind fest in Sie einprogrammiert. Das ist schlicht und einfach Mutter Natur, die Ihren Fötus beschützt – selbst wenn Sie gar nicht schwanger sind. Die Natur ist in dieser Hinsicht anscheinend richtiggehend paranoid. Und deshalb wirkt Fasten bei Frauen anders als bei Männern.

Wenn die Amygdala – der primitive Reptilienteil Ihres Gehirns –Ihre Fortpflanzungsfähigkeit für gefährdet hält, schränkt sie die Ausschüttung eines hochwirksamen Fortpflanzungshormons namens Gonadotropin-Releasing-Hormon ein, um Ressourcen zu sparen. Dieses Hormon reguliert normalerweise die Freisetzung von zwei weiteren Hormonen: dem follikelstimulierenden Hormon, das die sexuelle Reifung steuert und die Entwicklung reifer Eizellen auslöst, und dem luteinisierenden Hormon. Dieses letztere Hormon regt die Entstehung eines kleinen Gebildes namens Gelbkörper an, das notwendig ist, damit sich ein befruchtetes Ei in der Gebärmutter einnisten kann. Doch jetzt sinken sämtliche Sexualhormonspiegel. Die Eierstöcke reagieren darauf mit einem extremen Akt der Selbsterhaltung.

Dieses enge Zusammenspiel zwischen Nahrungsangebot, Geschlechtshormonen und Fruchtbarkeitszyklen ist aus evolutionärer Sicht sehr sinnvoll. Die natürliche Selektion begünstigte Frauen, die maximal fruchtbar waren, wann immer sie gesund genug waren, um sich fortzupflanzen, und die Zugang zu genügend Nahrung hatten. Selbst wenn Sie sich gar kein Baby wünschen, ist Ihre Fruchtbarkeit ein Indikator für Ihren allgemeinen Gesundheitszustand. Sowohl bei Frauen als auch bei Männern senden Veränderungen in der Ernährung oder der Kalorienzufuhr Signale durch den ganzen Körper hindurch, die sich darauf auswirken können, wie ihre Gene exprimiert werden. Bei Frauen ist dieser Zusammenhang noch viel ausgeprägter, da der Körper einer Frau sehr viel mehr Energie und Ressourcen in die Entwicklung eines Babys investieren muss als der eines Mannes in die Produktion von Spermien.

Das wissenschaftliche Fachgebiet, das den Einfluss der Umwelt auf unsere Gene untersucht, bezeichnet man als Epigenetik. Immer mehr Biologen erkennen, dass die Art und Weise, wie wir leben – unser Lebensstil, unsere Umwelt, unsere Ernährung – Einfluss auf die Expression unserer Gene hat. Und diese Epigenetik besagt, dass unser genetischer Code kein eisernes, unveränderliches Rezept dafür ist, wer wir sind, sondern ein Menü aus verschiedenen Optionen. Äußere Einflüsse – von Giftstoffen über Hunger bis hin zu Dauerstress – legen molekulare Schalter im Körper um, die darüber entscheiden, welche Gene aktiv sind und welche nicht. Mit anderen Worten: Ihre Zellen verändern ständig die Art und Weise, wie sie ihre eigene DNA ablesen. Bei Frauen ist die Epigenetik eine Erklärung dafür, warum tägliches intermittierendes Fasten für sie schwierig sein kann. Denn Fasten oder fettarme Diäten lösen epigenetische Veränderungen aus – zusätzlich zu den chemischen Veränderungen, die Ihrem Körper sagen: »Es herrscht gerade eine Hungersnot! Das ist ein absoluter Notfall! Du darfst dich jetzt nicht vermehren!« Ein auf Männer ausgerichteter Fastenplan, der diese besonderen Sensibilitäten nicht berücksichtigt, könnte bei einer Frau zu ernsthaften gesundheitlichen Beeinträchtigungen führen – oder, was wahrscheinlicher ist: Sie werden sich dabei so hundeelend fühlen, dass Sie Ihre Fastenkur vorzeitig abbrechen.

Kein Wunder also, dass häufiges intermittierendes Fasten oder wiederholte längere Fastenkuren bei vielen Frauen Probleme wie Schlaflosigkeit, Angstzustände, Nebenniereninsuffizienz, unregelmäßige Perioden, eine schlechte Knochengesundheit und sogar vorübergehende Unfruchtbarkeit verursachen. Diese Berichte werden durch wissenschaftliche Untersuchungen an Labortieren untermauert.[89] Eine Untersuchung an Ratten hat sogar gezeigt, dass zweiwöchiges intermittierendes Fasten die Eierstöcke schrumpfen ließ und den Schlaf störte und dass weibliche Ratten dann keine Menstruation mehr hatten.[90] Es ist unwahrscheinlich, dass intermittierendes Fasten innerhalb dieser kurzen Zeit auch auf *Sie* so drastische Auswirkungen hat, denn Mutter Natur weiß, dass Sie wohl kaum alle paar Monate einen großen Wurf Babys zur Welt bringen werden (puh!). Andererseits unterdrückt eine ständige Ketose auch ohne Fasten die Menstruation! Das ist auf die Dauer keine geeignete Diät für Frauen, es sei denn, Sie gehen immer wieder in die Ketose hinein und wieder heraus – dann ist sie fantastisch.

Fastenstrategien für Frauen

Zum Glück können auch Frauen vom Fasten profitieren, ohne ihre reproduktive Gesundheit zu gefährden. Sie müssen nur ein paar clevere Änderungen an ihrem Fastenprogramm vornehmen. Erstens sollten Sie als Frau nur jeden zweiten Tag intermittierendes Fasten praktizieren. Auf diese Weise bekommt Ihr Körper das Signal: »Offensichtlich befinde ich mich in einer Gegend mit genügend Nahrung für mein (nicht vorhandenes) Baby, aber ich bin trotzdem stark genug, um eine Weile ohne Essen auszukommen.« Also genau der goldene Mittelweg. Tägliches intermittierendes Fasten erinnert Ihren Körper zu sehr an eine Hungersnot, auch wenn Sie abends genügend Kalorien zu sich nehmen. Wichtig ist außerdem, sich an den Fastentagen nicht zu überanstrengen. Besuchen Sie einen Yogakurs. Machen Sie ein bisschen Pilates oder einen Spaziergang. Aber verzichten Sie an Fastentagen auf hochintensives Intervalltraining und heben Sie auch keine schweren Gewichte!

Ein weiterer Biohack, der für viele Frauen funktioniert, ist intermittierendes Fasten nach der Bulletproof Methode mit null Kohlenhydraten und null Eiweiß – einfach nur Bulletproof Coffee mit Weidebutter und MCT-Öl. Die vielen Frauen, mit denen ich darüber sprach, haben die Erfahrung gemacht, dass sie auf diese Weise häufiger fasten können, ohne unter unangenehmen Nebenwirkungen zu leiden. Normales intermittierendes Fasten – ganz aufs Frühstück zu verzichten und einen großen Teil des Tages zu fasten – kann zwar auch gut funktionieren, ist aber biologisch anstrengender und auch schwieriger zu managen, vor allem, wenn Sie einem anspruchsvollen Beruf nachgehen und gleichzeitig auch noch Familie haben. Intermittierendes Fasten nach der Bulletproof-Methode hilft Männern und Frauen gleichermaßen, mit solchen Belastungen umzugehen, aber Einzelberichten zufolge wirkt es sich besonders günstig auf die Wechselwirkung zwischen Fasten und Sexualhormonen bei Frauen aus.

Statt ein Stresssignal durch Ihren Körper zu senden, das besagt, dass Sie hungern, sagt intermittierendes Fasten nach der Bulletproof-Methode Ihrem Körper im Grunde genommen, dass er ganz ruhig bleiben und Ressourcen für die Autophagie (Zellreinigung) und schnelle Fettverbrennung (Ketose) bereitstellen soll, aber dass es sich hierbei nicht um eine Hungersnot handelt. Sie nehmen weder Stärke noch Zucker zu sich, und es gibt kein »Hungerstress«-Signal, sodass diese Art des intermittierenden Fastens höchstwahrscheinlich auch nicht zu einer Nebennierenermüdung führt. Ihr Körper nutzt das Hormon Adrenalin, um Fett zu verbrennen, und Adrenalin wird in den Nebennieren gebildet. Die Belastung dieser Drüsen zu reduzieren, ist für Frauen besonders wichtig, da sie empfindlich auf einen Nebennieren-Burnout reagieren.

Was sollen Sie also an den Tagen machen, an denen Sie kein intermittierendes Fasten praktizieren? Essen Sie morgens Eiweiß und Fett, aber keine Kohlenhydrate. Bereiten Sie sich einen Bulletproof Coffee zu und geben Sie ein bisschen (20 oder 30 Gramm) Kollagenprotein von grasgefütterten Tieren hinzu – und schon ist für das Frühstück gesorgt. Es ist kein Fastentag, weil Sie Eiweiß zu sich genommen haben; also können Sie HIIT praktizieren oder Gewichte heben (oder Ihren Tag einfach ganz normal gestalten!). Manche Frauen kommen gut damit zurecht, wenn sie die ganze Woche über normal essen und einmal pro Woche 24 Stunden lang fasten, wobei sie bei der Wahl dieses Tages ganz flexibel sein können. Wählen Sie einen stressarmen Tag, lassen Sie Frühstück und Mittagessen aus und essen Sie erst abends wieder etwas. Sie haben es geschafft!

Zusätzlich zum Fasten mit MCT-Öl empfehle ich Ihnen auch, mit weniger aggressiven Fastenplänen zu experimentieren. Statt der ganzen 16 Stunden können Sie zum Beispiel 14 oder 12 Stunden lang fasten oder Ihre Fastentage weiter auseinander legen. Wenn Sie diese Fastenzeiten als angenehm empfinden, können Sie die Stundenzahl und Häufigkeit immer noch erhöhen. Das Wichtigste ist, dass Ihre Hormone nicht in den Panikmodus gehen. Dass gestresste Frauen Heißhunger auf fettige, salzige Lebensmittel bekommen, hat seinen Grund: Das ist ein Symptom der Nebennierenerschöpfung. Diese Symptome können durchaus einen ernsten Hintergrund haben. Daher ist es wichtig, auf sie zu achten, und sie nicht einfach nur als ein weiteres Problem zu behandeln, das man durch reine Willenskraft überwinden kann.

Die Selbstkontrolle, die man durch Fasten gewinnt, umfasst auch den Lernprozess, oberflächliches Verlangen von echten Warnsignalen zu unterscheiden.

Die Nebennieren bilden Aldosteron, das Hormon, das den Natrium- und Kalium-spiegel im Blut ins Gleichgewicht bringt. Diese Balance ist für die ordnungsgemäße Funktion Ihrer Zellen sehr wichtig. Wenn Sie sich gestresst fühlen, kann der Verzehr von ein bisschen mehr Salz also dazu beitragen, Ihre überforderten Nebennieren zu entlasten. Ihr Körper verlangt nicht ohne Grund nach salzigen Lebensmitteln – hören Sie auf ihn! Setzen Sie etwas mineralstoffreiches Himalaya-Meersalz auf Ihren Spei-sezettel. (Profi-Tipp: Rühren Sie eine Prise Himalaya-Salz in ein Glas Wasser ein und trinken Sie es gleich morgens.) Das ist eine sehr einfache Methode, Ihr Energieniveau zu erhöhen und die Belastung für Ihre Nebennieren zu reduzieren. Außerdem braucht Ihr Körper sowieso mehr Salz (2 bis 8 Gramm pro Tag), wenn Sie in Ketose sind. Wenn Sie Verlangen nach Fett haben, nehmen Sie ein bisschen Fett in Ihre Ernährung auf. Lassen Sie einfach die Kartoffelchips weg und gönnen Sie sich stattdessen hoch-wertiges Fett, zum Beispiel in Form von Weidebutter, Avocados und Olivenöl.

Wenn Ihr Körper Ihnen später am Tag immer noch sagt, dass Sie mehr salzige Le-bensmittel brauchen, gibt es nichts Besseres als in Butter gedünstetes und mit hochwer-tigem Meersalz bestreutes Gemüse. Oder ein auf die gleiche Weise zubereitetes Steak aus Weidehaltung! Flexibles Fasten ist nicht nur eine gute Idee, sondern ausgesprochen wichtig für Ihre Gesundheit. Es hilft Ihnen, sich die Vorteile des *Verzichts* zunutze zu machen und gleichzeitig Ihre Nebennieren und Ihre Fruchtbarkeit zu schützen.

Wenn Sie älter als 40 Jahre sind und/oder viel abnehmen wollen/müssen, hier ein Biohack für Sie: Bevor Sie mit dem intermittierenden Fasten beginnen, stellen Sie für ungefähr einen Monat Ihr Frühstücksprogramm um. Nehmen Sie gleich nach dem Aufwachen eine Morgenmahlzeit mit etwas Fett (einschließlich MCT-Öl) und mindestens 40 Gramm Eiweiß zu sich. Dadurch verbessert sich Ihre Leptin-Emp-findlichkeit, und das erleichtert die Gewichtsabnahme. Sie können Tee und ein paar Eier, ein Stück Fleisch, Lachs und Avocado oder einen beliebigen Eiweiß-Smoothie zu sich nehmen, solange er keine Kohlenhydrate enthält. Nach 30 Tagen praktizieren Sie das oben beschriebene Intervallfasten jeden zweiten Tag.

Der weibliche Körper reagiert (wiederum aus Gründen der Fruchtbarkeit) stärker auf Stresssignale. Das ist der Grund, warum Ihnen Fett (und oft auch Eiweiß) am Morgen guttut. Außerdem sind Frauen im Durchschnitt kohlenhydratempfindlicher als Männer. Daher schlage ich vor, zwischen Ihren Fastenzeiten immer wieder Zeiten einzuplanen, in denen Sie Ihren Körper mit Kohlenhydraten auffüllen, indem Sie besonders viel davon essen. Vielen Männern geht es hervorragend, wenn sie dies an nur einem Tag pro Woche tun, ihrem sogenannten Kohlenhydrat-Wiederauffüllungs-Tag. Manche Männer laufen zu Höchstform auf, wenn sie sogar noch seltener Kohlenhydrate essen. Den meisten Frauen dagegen geht es ganz ausgezeichnet, wenn sie *zu jedem Abendessen* kleine bis mittelgroße Mengen Kohlenhydrate essen, anstatt ständig in Ketose zu bleiben. Diese mit etwas Kohlenhydraten angereicherte Ernährung funktioniert, weil intermittierendes Fasten und die Fähigkeit der MCTs, eine leichte Ketose zu aktivieren, ausreichen, um in den Genuss der Vorteile des Fastens zu kommen. Außerdem wirken sich die Kohlenhydrate sehr positiv auf den Schlaf aus und signalisieren Ihrem Körper, dass er sich entspannen kann – es droht keine Hungersnot.

Um es ganz klar zu sagen: Wenn ich davon spreche, auch ein paar Kohlenhydrate in Ihre Ernährung aufzunehmen, bedeutet das nicht, dass Sie nach Herzenslust Brot und Pizza in sich hineinstopfen sollen. Halten Sie sich an hochwertige Kohlenhydrate wie Süßkartoffeln, Mohrrüben, Kürbis und weißen Reis. Nehmen Sie kein Gluten, keinen Maissirup und keine verarbeiteten Kohlenhydrate zu sich: Sie können Entzündungsreaktionen hervorrufen und führen höchstwahrscheinlich dazu, dass Sie sich am nächsten Tag müde fühlen. Auf jeden Fall werden Sie sich ein bisschen schwerer vorkommen, weil Ihr Körper zusätzliches Glykogen und das dazugehörige Wasser speichert. Keine Sorge, das ist nur Wassergewicht. Sie können nicht an einem Tag ein halbes Kilogramm Fett zunehmen, egal, was Sie essen. Aber selbst wenn Sie hin und wieder bei minderwertigen Lebensmitteln »zuschlagen«, ist das kein Weltuntergang. Wenn Sie an Ihrem Kohlenhydrat-Wiederauffüllungstag Junkfood essen, werden Sie mehrere Tage lang Heißhunger haben und weniger leistungsfähig sein, aber Sie können danach wieder auf die Beine kommen. Es ist ein langer Weg.

Wenn Sie moderate Mengen an rotem Fleisch und Innereien essen, führen Sie Ihrem Körper mit Ihrer Ernährung wahrscheinlich genug Eisen zu. Frauen brauchen normalerweise mehr Eisen als Männer, was zum Teil auf den Blutverlust während der Menstruation zurückzuführen ist. Manche Frauen benötigen zusätzliches Eisen in Form von Nahrungsergänzungsmitteln. Niedrige Ferritin-Blutspiegel (Ferritin ist ein Eisenspeicherprotein) bringen den Menstruationszyklus durcheinander, führen zu Müdigkeit und Erschöpfung und einem allgemeinen Krankheitsgefühl. Viele Frauen im gebärfähigen Alter leiden an einer Anämie, weil sie nicht genügend rotes Fleisch essen, was während der Schwangerschaft zu Komplikationen führen kann.

Frauen müssen besonders genau auf ihre Eisenversorgung achten. Zu wenig ist schlecht, zu viel kann aber auch Probleme verursachen. Im Gegensatz zu den Vitaminen D oder K_2 gehört Eisen nicht zu den Nahrungsergänzungsmitteln, die man einfach aufs Geratewohl einnehmen sollte. Eine Anämie (Eisenmangel) wirkt sich sehr negativ auf Ihre Leistungsfähigkeit aus, aber wenn Sie so viel Eisen einnehmen, dass Ihr Ferritinspiegel im Blut auf über 75 Mikrogramm pro Liter ansteigt, werden Sie sehr schnell altern. Am besten lassen Sie Ihre Eisenwerte untersuchen, um festzustellen, ob Sie ein Eisenpräparat benötigen. Sie müssen Ihren Arzt bitten, speziell auf Ferritin zu testen, da dieser Test bei den meisten normalen Blutuntersuchungen nicht durchgeführt wird. Viele medizinische Standarduntersuchungen sind leider immer noch nicht auf die Physiologie von Frauen zugeschnitten.

Der Körper einer Frau beginnt praktisch ab dem Augenblick der Befruchtung nach Ressourcen für den Fötus zu suchen. Ich erinnere mich immer noch an einen Vorfall vor vielen Jahren, als meine Frau und ich versuchten, eine Familie zu gründen. Eines Tages hatten wir in einem Restaurant in Lake Tahoe die letzte Portion eines fantastischen Lammeintopfs bestellt. Darin befand sich ein großes Stück Lammfleisch, und wir teilten uns die Schüssel. Ich wollte den Eintopf aus der Schüssel herauslöffeln, aber sie nahm ihren Löffel und schob meinen weg. Als ich beobachtete, wie sie jeden Bissen genoss, war ich mir sicher, dass sie ein Kind erwartete. »Oh mein Gott, sie ist schwanger!«, dachte ich.

Wenn Sie über längere Zeit zu wenig Kalorien zu sich nehmen, reagiert Ihr Körper auf dieses Hungersignal mit Stress, und es kann zu Fruchtbarkeitsproblemen kommen – so lange, bis die Qualität der Nahrung oder die Kalorienzufuhr wieder ein für eine Fortpflanzung ausreichendes Niveau erreicht. Das ist ein Problem – egal, ob Sie tatsächlich versuchen, eine Familie zu gründen oder nicht –, denn die Fruchtbarkeit ist ein allgemeiner Indikator für einen guten Gesundheitszustand.

Diese Hunger-Stress-Reaktion ist einer der Gründe, warum bei Frauen, die unter Essstörungen leiden, oft die Menstruation ausbleibt: Ihr Körper befindet sich dann im Panikmodus und versucht, sie vor dem zusätzlichen Stress einer Schwangerschaft zu schützen, indem er sie vorübergehend unfruchtbar macht. Kontrollierte Tierstudien zeigen, wie extrem diese Reaktion sein kann: Als man weiblichen Ratten eine extrem kalorienarme Diät verabreichte, setzte ihr Fortpflanzungszyklus aus, außerdem entwickelten sie eine sehr viel stärkere Stressreaktion.[91] Dies ist noch ein weiterer Grund, warum CICO-Diäten, die auf Kalorienrestriktion basieren, nicht unbedingt gesund sind.

Ich befürworte während des Fastens kein tägliches intensives Training für Männer oder Frauen – es sei denn, sie sind Profisportler, die eine ebenso intensive Erholung praktizieren. Bei vielen Frauen, die Sport treiben (auch bei den sogenannten Breitensportlerinnen), setzt die Menstruation aus, und sie sind nicht mehr fruchtbar. Extrem viel körperliche Aktivität in Kombination mit einer fett- und kalorienarmen Ernährung ist sehr stressig für den Körper. Damit senden Sie ein Signal an Ihr zelluläres Epigenom, das dieses folgendermaßen interpretiert: »Du rennst die ganze Zeit, also muss jeden Tag ein Tiger hinter dir her sein. Und offensichtlich gibt es auch keine Nahrung, weil du nichts isst. Dein Leben ist also gleich in zweierlei Hinsicht bedroht: Hungersnot und Tiger. Um Himmels willen! Werde bloß nicht schwanger!!!«

Sowohl der männliche als auch der weibliche Körper reagieren auf solche Botschaften mit Erschöpfung, Nebennierenermüdung und Hormonstörungen. Aber Frauen sind besonders anfällig für solche Probleme und spüren die Auswirkungen daher eher als Männer. Eine Ernährung, die aus einem hohen Anteil an gesunden Fetten, moderater Eiweißzufuhr und einer zyklischen niedrigen Kohlenhydratzufuhr besteht, ist ausgesprochen gesund und tut jedem Menschen gut. Ich habe viele Frauen (und natürlich auch Männer wie mich) kennengelernt, die ihr Leben lang mit Gewichtsproblemen und verschiedenen »Diäten« zu kämpfen hatten, nur um schließlich zu einer vernünftigen Ernährungsweise zu finden, die sich langfristig durchhalten lässt: Sie entdeckten das intermittierende Fasten, begannen auf entzündungsfördernde Lebensmittel zu verzichten und starteten jeden Morgen mit Bulletproof Coffee in den Tag. Ihre persönliche Kohlenhydratschwelle wird variieren, und nur Sie haben die Möglichkeit, anhand der Empfehlungen in diesem Buch auszutesten, wo sie liegt.

Alles in allem müssen Sie als Frau ganz besonders darauf achten, zu einem sinnvollen Gleichgewicht zwischen Ihrer weiblichen Biologie und dem intermittierenden Fasten zu finden. Eines ist dabei äußerst wichtig: FASTEN SIE NIEMALS WÄHREND DER SCHWANGERSCHAFT! Sie sollten vor dem Fasten unbedingt einen Arzt aufsuchen, wenn eines der folgenden Kriterien auf Sie zutrifft:

- Sie stillen oder haben vor, schwanger zu werden.
- Sie leiden unter Fruchtbarkeitsproblemen oder haben unregelmäßige Perioden.
- Sie sind untergewichtig oder mangelernährt.
- Sie haben schon mal an einer Essstörung gelitten.

Denken Sie daran, dass Fasten keine einmalige Kraftanstrengung, sondern ein langwieriger Prozess ist. Respektieren Sie diesen Prozess, gehen Sie ihn mit Sorgfalt und Engagement an, dann wird es Ihnen (und Ihrem Gewicht) bald sehr viel besser gehen.

Die ältere Generation

Es gibt auch noch einen anderen Aspekt des Fastens bei Frauen, über den ich bisher noch nicht gesprochen habe: nämlich die Frage, wie es sich nach den Wechseljahren auswirkt. In den USA gibt es ungefähr 50 Millionen Frauen, die in diese Kategorie fallen[92]; aber auf diese Idee würde sicherlich niemand kommen, wenn man sich die

Artikel und wissenschaftlichen Studien über das Fasten anschaut. Ältere Frauen werden dabei so gut wie gar nicht berücksichtigt – und das ist ein großer Fehler.

Ich bekomme dieses Thema zurzeit aus allernächster Nähe mit, da meine Frau sich am Ende der Perimenopause befindet und zusammen mit mir intermittierendes Fasten praktiziert. Unsere persönlichen Erfahrungen, aber auch Einzelfallberichte und die spärliche wissenschaftliche Literatur zu diesem Thema zeigen, dass weibliche Körper in und nach der Menopause äußerst unterschiedlich reagieren. Ich denke, als Frau sollten Sie sich vor allem darüber im Klaren sein, dass sich alles verändert, wenn Sie in die Wechseljahre kommen – also wird sich zwangsläufig auch Ihre Reaktion auf das Fasten ändern. Sie kann sich sogar von Monat zu Monat verändern.

Jeder Mensch kann vom Fasten abhängig werden (ich bezeichne das als »Fastenfalle« – mehr dazu in Kürze), aber Frauen scheinen besonders anfällig dafür zu sein – vielleicht, weil unsere Gesellschaft sie unter so starken Druck setzt, schlank zu sein. Zwanghaftes Fasten ist – genau wie jede andere Art von süchtig machendem oder von Gelüsten getriebenem Verhalten – nicht gut für Sie. Ich höre immer wieder Geschichten von Frauen, die mir Folgendes erzählen: »Durch das Fasten habe ich mich richtig gut gefühlt. Doch dann hat sich meine Schlafqualität verschlechtert. Als Nächstes sind mir die Haare ausgefallen. Und dann begann mein Menstruationszyklus verrückt zu spielen.« Oft wird Frauen gar nicht klar, dass das typische Symptome der Fastenfalle sind, weil sie den Beschwerden ähneln, die während der Perimenopause auftreten können.

Wenn Sie in die Perimenopause kommen, werden Ihre Haare tatsächlich dünner, und vielleicht fallen Ihnen auch welche aus. Es kann zu Hitzewallungen, Angstzuständen und Veränderungen im Schlafverhalten kommen. All diese Veränderungen lenken Sie vielleicht von der Tatsache ab, dass Sie es mit dem Fasten übertreiben. Aber selbst wenn Sie vor der Perimenopause ein kluges, ausgewogenes, flexibles Ernährungsprogramm für sich entwickelt hatten, werden Sie jetzt ein paar Korrekturen daran vornehmen müssen. Denn in Ihrem Körper laufen jetzt viele Veränderungen ab. Also seien Sie gnädig mit sich selbst: Stellen Sie sich Ihren Ängsten – aber nicht durch Leid und Entbehrungen, sondern durch Transzendenz.

Nach den Wechseljahren, wenn Ihr Zustand sich wieder stabilisiert hat, werden Sie wahrscheinlich sehr gut mit dem intermittierenden Fasten zurechtkommen – vielleicht sogar besser als vorher. Meine Mutter ist zum Beispiel ganz begeistert davon. Sie praktiziert fast ständig intermittierendes Fasten und eine Mahlzeit pro Tag (OMAD). Es hat zwar eine Weile gedauert, bis sie sich daran gewöhnte, aber inzwischen fühlt sie sich viel besser, wenn sie fastet. Bei meiner Frau, die noch mitten in der Perimenopause steckt, sind die Auswirkungen von OMAD sehr unterschiedlich: An manchen Tagen geht es ihr damit ganz hervorragend, an anderen nicht. Wie Sie sich an einem bestimmten Tag während des Fastens fühlen, hängt auch sehr stark davon ab, an welchem Punkt Ihres Menstruationszyklus Sie sich gerade befinden, falls Sie Ihre Monatsblutung noch bekommen.

Frauen in den Wechseljahren müssen eine ganz neue Selbsteinschätzung vornehmen. Versuchen Sie sich darüber klar zu werden, wie fit Ihr Stoffwechsel zurzeit ist. Wenn Sie dem Durchschnitt der Frauen entsprechen, lautet die Antwort wahrscheinlich: »Gar nicht so fit.« Dann können Sie sich für einen sanften Einstieg ins intermittierende Fasten entscheiden, indem Sie einfach das Frühstück weglassen und stattdessen nur einen Bulletproof Coffee trinken. Kein Eiweiß und keine Kohlenhydrate zum Frühstück – üben Sie ruhig ein bisschen *Verzicht*. Vielleicht geben Sie am ersten Tag eine ganze Scheibe Weidebutter in Ihren Kaffee. Gönnen Sie sich ruhig etwas Gutes! Hört es sich für Sie komisch an, Kaffee mit Butter zu trinken? Probieren Sie es einfach einmal aus – Sie werden garantiert begeistert davon sein. Es schmeckt wie ein heißer Milchshake. Wenn Ihnen das für die erste Mahlzeit des Tages zu viel Fett ist, können Sie die Butterration immer noch reduzieren.

Sagen Sie sich: »Ich faste nur bis zum Mittagessen.« Okay. Sie haben also nur auf das Frühstück verzichtet. Das ist nicht weiter schwierig. Dann vergrößern Sie Ihr Fasten-Zeitfenster auf 16 Stunden. Jetzt essen Sie um 18 Uhr zu Abend. Danach essen Sie bis 6 Uhr morgens nichts mehr. Das sind zwölf Stunden. Jetzt verzichten Sie noch weitere sechs Stunden lang auf Essen. Dann ist es Zeit fürs Mittagessen. So schwierig ist die Sache mit dem Fasten gar nicht, und körperliche Aktivität hilft dabei eine ganze Menge.

Sobald Sie diese solide Grundlage geschaffen haben, fangen Sie langsam und allmählich wieder an zu essen. Und sobald Ihnen das nicht mehr schwerfällt, können Sie zu einem längeren Fastenrhythmus übergehen. Wie wäre es zum Beispiel mit kontinuierlichem 16:8-Fasten? Die Grundregeln des Fastens sind für alle Menschen gleich – egal ob Mann oder Frau, vor oder nach den Wechseljahren. Frauen in der Perimenopause und danach müssen lediglich ein paar kleinere Korrekturen an diesem Programm vornehmen: Was vor ein paar Jahren bei Ihnen noch wunderbar funktioniert hat, läuft jetzt vielleicht nicht mehr so gut. Wenn Sie sich nicht mehr so wohl fühlen wie früher, muss das nicht unbedingt am Fasten liegen – aber es *könnte* daran liegen. Eine Umstellung der Art und Weise, wie Sie fasten, könnte auch dazu beitragen, Ihr Energieniveau zu erhöhen, Ihr Konzentrationsvermögen zu steigern und Stress und Ängste abzubauen.

Wenn Sie in die Perimenopause eintreten, sollten Sie eine kürzere intermittierende Fastenkur ausprobieren und diese erst dann nacheinander durchführen, wenn

Sie sicher sind, dass Ihnen dieses Fasten guttut. Dadurch senken Sie das Risiko einer Verschlimmerung Ihrer durch die Perimenopause bedingten Symptome. Alkoholkonsum – und wenn es nur ein Glas Wein ist – kann das Fasten erschweren. Ich empfehle Ihnen, einen Arzt aufzusuchen und eine Hormonuntersuchung (einschließlich der Schilddrüsenwerte) durchführen zu lassen, um sich ein klareres Bild von Ihrem Gesundheitszustand zu verschaffen. Veränderungen der Körperzusammensetzung und des Gewichts sind während der Wechseljahre völlig normal und nicht einfach nur auf Ihre Ernährung zurückzuführen. Selbst wenn Sie sich an das perfekteste intermittierende Fastenprogramm der Welt halten und nur qualitativ hochwertige Lebensmittel essen, werden Sie bei einer Schilddrüsenunterfunktion trotzdem zunehmen. Auch das veränderte Verhältnis von Östrogen zu Progesteron kann eine Gewichtsabnahme erschweren.

Ich brauche Ihnen nicht zu sagen, dass sich das Aussehen Ihres Körpers mit zunehmendem Alter verändert und dass das völlig normal und in Ordnung ist; dafür braucht man sich nicht zu entschuldigen. Aber selbst wenn eine Gewichtsabnahme nicht Ihr Ziel ist oder das Abnehmen Ihnen schwerfällt, empfehle ich Ihnen trotzdem, intermittierendes Fasten zu praktizieren. Das wird Ihnen helfen, Ihren Muskeltonus aufrechtzuerhalten und etwas gegen den Verlust Ihrer Knochendichte zu tun, der zu Osteoporose führen kann. Neuere wissenschaftliche Untersuchungen haben außerdem gezeigt, dass intermittierendes Fasten dazu beiträgt, den Spiegel eines Moleküls namens Kisspeptin zu erhöhen, und Ihre Eierstöcke und Nebennieren zur Produktion von Östrogen und Progesteron[93] anregt – was Wechseljahresbeschwerden lindern kann.

Kurzum: Frauen sind nicht einfach nur Männer mit Gebärmüttern, auch wenn viele populäre Artikel und Ratgeberbücher vielleicht diesen Anschein erwecken. Daher sollten Sie bei der Planung Ihrer Ernährung, Ihres Schlafs, Ihrer körperlichen Aktivität, Ihrer Nahrungsergänzungsmitteleinnahme und aller anderen Faktoren, die für Ihr Fasten eine Rolle spielen, Ihre Zyklen und Ihr geschlechtsspezifisches evolutionäres Erbe berücksichtigen. Berauben Sie sich nicht der Ressourcen, die Sie brauchen, wenn Sie schwanger werden möchten. Fasten Sie niemals während der Schwangerschaft. Sprechen Sie mit Ihrem Arzt über die Veränderungen, die Ihnen auffallen, wenn Ihr Körper in die Menopause eintritt.

Achten Sie aber auch auf die schöpferischen und fortpflanzungsfähigen Aspekte Ihres evolutionären Erbes. Sie sind ein Teil der Kraft, auf die Sie zurückgreifen können, wenn Sie mit Möglichkeiten experimentieren, auf etwas zu *verzichten*, die Kontrolle über Ihr Leben zu übernehmen und zu dem besseren Ich zu werden, das in Ihnen schlummert.

10

VERSCHIEDENE FASTENSCHEMATA: EIN LEITFADEN

Vier Tage lang hatte ich mich durch Hunger, Einsamkeit, Angst und innere Anspannung hindurchgekämpft. Dann, am letzten Morgen meiner Visionssuche, drang beim Aufwachen ein herrliches Geräusch an meine Ohren: friedliche Stille. Die Bienen schwirrten zwar immer noch um meinen Kopf herum, und auch der kleine braune Vogel machte sich nach wie vor in dem Haufen Reisig zu schaffen, den ich am Eingang der Höhle aufgeschichtet hatte. Die Stille, die ich hörte, kam aus meinem eigenen Inneren: Plötzlich hörte ich die unheilverkündende Stimme in meinem Kopf nicht mehr. »Es gibt nichts zu essen. Also wirst du verhungern« und »Du bist allein, also wirst du sterben«, hatte sie mir eingeredet, und das war eine glatte Lüge gewesen. Endlich hielt meine innere Stimme die Klappe.

Ich hatte schon genug solcher Reisen hinter mir, um zu wissen, dass jede Erfahrung anders aussieht und spiritueller Fortschritt etwas Unberechenbares ist: Er wird sich mit viel größerer Wahrscheinlichkeit heimlich an dich heranschleichen, als direkt auf dich zuzukommen. Man kann ihn einfangen – aber nur, wenn man bereit und willens ist, ihn hereinzulassen, wann und wo auch immer er auftaucht. In diesem Fall hatte mein psychischer Zustand sich erst zu verändern begonnen, nachdem es mir gelungen war, die Absurdität der Dinge zu erkennen, die mich in den letzten

Tagen so gequält hatten. Die Bienen hatten mir nichts getan. Der Vogel war kein zum Sprung geduckter Puma gewesen. Ich begriff, dass mir viele unsinnige Gedanken durch den Kopf gegangen waren. Ich hatte an die Geschichten geglaubt, die mein eigenes Gehirn mir erzählte.

Doch hinter dieser ganzen Dummheit verbargen sich die sehr viel schwerwiegenderen Gelüste und Sehnsüchte, die mich überhaupt erst zu dieser Visionssuche getrieben hatten. So viele meiner Gefühle waren in meiner Beziehung zum Essen verwurzelt. Essen hat etwas mit Angst, Einsamkeit, Kultur und Familie zu tun – aber auch damit, was man als Kind zusammen mit seinen Eltern gemacht hat, ja sogar damit, wie man als Baby von seiner Mutter ernährt wurde. Diese Erfahrungen leben in uns allen weiter – sie entstehen und wachsen von dem Augenblick an, in dem wir geboren werden, und sie stammen nicht aus der Welt unserer Gedanken. Normalerweise liegen sie tief unter der Oberfläche unseres Bewusstseins, schaffen es aber trotzdem immer wieder, sich bemerkbar zu machen. Um zu dem Menschen zu werden, der ich sein wollte, hatte ich beschlossen, mich mit all diesen Dingen auseinanderzusetzen.

Ich meditierte stundenlang in meiner Höhle. Irgendwann wurde ich es leid, auf eine Vision zu warten. Oder hatte ich vielleicht schon eine gehabt? Ich stand auf und wanderte um ein paar der grandiosen Canyons herum, die sich durch die Wüste von Sonora schlängeln. Ich stapelte Steine aufeinander, stocherte in einem Kaktus herum und meditierte weiter. Meine Visionssuche war fast vorbei. Bald würde Delilah in ihrem verbeulten alten Kleintransporter auftauchen, um mich abzuholen und wieder nach Hause zu fahren.

Ich hatte es geschafft. Ich hatte vier Tage ganz allein ohne Essen durchgestanden und fühlte mich weder hundeelend, noch war ich müde und erschöpft. Eigentlich hatte ich das Gefühl, mein Leben so gut im Griff zu haben wie schon lange nicht mehr – vielleicht sogar noch nie. Ich fühlte mich, als hätte ich eine kugelsichere Weste an, »bulletproof« quasi, obwohl ich meine gleichnamige Firma damals noch gar nicht gegründet hatte. Zum ersten Mal begriff ich, worin das größte Geschenk des Fastens besteht: nämlich darin, dass es dir hilft, die Geschichte über das Essen, die dein Kopf dir einredet, von der Realität deiner Biologie zu trennen. Während dieser Reise hatte ich vier Tage lang Zeit gehabt, meine albernen Vorstellungen zum Thema Essen genau unter die Lupe zu nehmen. So viele Dinge, die ich blindlings als den Lauf der Welt akzeptiert hatte, waren in Wirklichkeit nur ein Ergebnis der Kultur und der Ernährung, auf die ich programmiert worden war. Soziale Ereignisse müssen sich nicht unbedingt um Essen und Trinken drehen (aber wenn sie das tun, ist es auch okay). Man muss nicht zwingend drei Mahlzeiten am Tag zu sich nehmen. Man kann seinen Hunger unter Kontrolle bekommen, und nicht umgekehrt.

Der erste Blick in den Spiegel nach der Rückkehr von meiner Visionssuche war ein richtiger Schock für mich: Mein Gesicht sah anders aus. Meine Hosen saßen viel lockerer. Ich stieg auf die Waage und staunte, als ich sah, dass ich 10 Kilogramm abgenommen hatte. Das konnte doch nicht stimmen! Ich wusste, dass ich nicht dehydriert war. Nachdem ich vier Tage lang normale Mengen Wasser getrunken hatte, hatte ich trotz der trockenen Wüstenluft überhaupt keinen Durst. Und ich konnte unmöglich innerhalb von vier Tagen 10 Kilogramm Fett abgenommen haben. So etwas ist schon rein biologisch gesehen nicht möglich – es sei denn, man hat eine Fettabsaugung hinter sich. Ich konnte höchstens ein paar Kilo Fett verloren haben. Wo also war der Rest hingekommen?

Inzwischen weiß ich, was damals wirklich passiert ist: In meinem Körper waren viele Entzündungsprozesse abgeklungen, und ich war in die Ketose gegangen. Wenn man in Ketose geht, kann man innerhalb der ersten Woche leicht 5 Kilogramm abnehmen, weil man dann das gespeicherte Glykogen zusammen mit dem ganzen Wasser, an das es gebunden war, verliert. Gleichzeitig hatte ich während meines Fastens auch keine Lebensmittel mehr zu mir genommen, die Entzündungen in meinem Gewebe verursachten, und begonnen, meinen Körper mit entzündungshemmenden Ketonen zu versorgen. Als diese Entzündungsprozesse abklangen, verlor ich viel mehr Wassergewicht; und als Reaktion darauf veränderte sich mein ganzer Stoffwechsel. Die Visionssuche war eine der ersten Situationen in meinem Leben, in denen ich den unglaublichen Energieschub spürte, der mit dem Fasten einhergeht. Ich empfand auch einen Zustand erhöhter geistiger Klarheit, und die Schmerzen in meiner Wirbelsäule und meinen Kniegelenken waren verschwunden – sogar in dem Knie, an dem ich schon dreimal operiert worden war. Mein Körper hatte in den »Go-Modus« geschaltet, und ich wollte mich unbedingt dauernd so fühlen wie jetzt.

Unser Leben besteht aus Zyklen

Für mich war das Ende dieser Visionssuche der Beginn einer neuen Beziehung zum Essen und damit auch einer neuen Beziehung zu mir selbst. Für Sie ist das Ende der Lektüre dieses Buches über das Fasten ein Einstieg ins richtige Fasten. Und genau wie das ganze Leben ist auch das Fasten ein zyklischer Vorgang. Wir atmen in Zyklen ein und aus. Wir essen und trinken in Stoffwechselzyklen. Einer berühmten Schätzung des Oak Ridge National Laboratory zufolge werden Jahr für Jahr 98 Prozent der Atome in Ihrem Körper durch neue ersetzt.[94] Fast all Ihre Zellen werden alle sieben Jahre ausgetauscht. Materie und Energie bewegen sich durch Sie hindurch, und doch bleiben Sie irgendwie Sie selbst – auch wenn es sich dabei im Idealfall um eine immer besser werdende Version Ihrer selbst handelt.

Die Zirkularität dieser Vorgänge erinnert mich an den Ouroboros, eines der ältesten mythologischen Symbole. Wahrscheinlich haben Sie ihn schon einmal gesehen: eine Schlange, die sich zu einem Kreis zusammengerollt hat und ihren eigenen Schwanz frisst. Der Ouroboros tauchte erstmals vor über 3000 Jahren auf dem Sarkophag von König Tutanchamun in Ägypten auf. Aus Sicht der Ägypter stand der Ouroboros für einen endlosen Prozess der Erneuerung. Platon äußerte sich später in ähnlichen Worten darüber. Für die frühchristlichen Mystiker evozierte er die Verschmelzung der physischen mit der spirituellen Welt; und für die mittelalterlichen Alchemisten war der Ouroboros ein Sinnbild für die Suche nach spiritueller Transzendenz.

Ein wichtiges Element des Fastenprozesses besteht darin, genau den für Sie richtigen Fastenzyklus zu finden. Jeder Mensch hat einen anderen Gesundheitszustand, andere Ziele und andere Gelüste, die es zu überwinden gilt. Die wichtigste Erkenntnis beim Fasten ist, *dass es kein allgemeingültiges Rezept dafür gibt*. Um das Beste aus dem Fasten herauszuholen, müssen Sie die breite Palette an Techniken und Hacks kennen, aus der Sie schöpfen können. Nehmen Sie sich Zeit, um genau die für Sie richtige Fastenstrategie zu finden. Achten Sie darauf, wie Sie sich dabei fühlen, und scheuen Sie sich nicht, mit verschiedenen Zeitplänen zu experimentieren. Haben Sie auch keine Angst davor, beim Fasten zu scheitern. Fürchten Sie sich nicht davor, zu leiden; und seien Sie doch gleichzeitig bereit, sich *gegen* das Leiden zu entscheiden. Betrachten Sie diesen Prozess als Teil Ihrer Selbstfindungsreise. Er ist ein Ausdruck Ihrer Einzigartigkeit – nicht nur der Besonderheit Ihres biologischen Zustands, sondern auch all der Schmerzen und Freuden und Sehnsüchte, die nur Ihnen allein eigen sind.

Inzwischen wissen Sie, dass Sie fasten, wenn Sie länger als vier bis zehn Stunden nichts essen. Längeres Fasten funktioniert besser. Sie können fasten, um abzunehmen und Ihren Stoffwechsel in Ordnung zu bringen. Sie können fasten, um Ihren Darm zu heilen, und Sie können fasten, um innerlich zu wachsen und spirituelle Bewusstseinszustände zu erreichen. Sie können während des Fastens sogar bestimmte Arten von Kalorien zu sich nehmen und trotzdem die gleichen Ergebnisse erzielen. Sie sind bereit, sich auf diese Entdeckungsreise einzulassen und sich und Ihr Leben in den Griff zu bekommen. Dennoch gibt es ein paar gängige Fastenmethoden, die sich entweder besonders leicht in Ihren Zeitplan einbauen lassen oder so stark propagiert worden sind, dass die meisten Leute sie kennen. Hier die komplette Liste.

16:8-Fasten

Das ist die ursprüngliche intermittierende Fastenmethode. Der Name bezieht sich auf die Verteilung der Ess- und Fastenstunden: Sie nehmen dabei alle Ihre täglichen Kalorien innerhalb eines verkürzten Zeitraums (normalerweise ungefähr acht Stunden) zu sich und fasten für den Rest der Zeit (16 Stunden). Manche Leute bezeichnen das als »Leangains-Methode«, was aber nicht richtig ist. (Leangains ist ein von Martin Berkhan entwickeltes Programm[95] für Kraftsportler, bei dem neben anderen Techniken auch das 16:8-Fasten eine Rolle spielt.) Der einfachste Weg, eine 16:8-Fastenkur durchzuführen, besteht darin, Ihre Nahrungsaufnahme auf zwei Mahlzeiten pro Tag zu beschränken. Frauen können eine leicht verkürzte Version dieser Methode durchführen (siehe unten). Ein typischer Ablauf könnte folgendermaßen aussehen:

- 1. Lassen Sie das Frühstück weg und beginnen Sie Ihren Tag ohne Essen. Vielleicht tun Sie das instinktiv ohnehin schon.
- 2. Gegen Mittag nehmen Sie Ihre erste Mahlzeit ein.
- 3. Beim Abendessen orientieren Sie sich an der Ernährungsweise, die Ihnen zusagt – es muss nicht unbedingt Keto sein.
- 4. Hören Sie um 20 Uhr mit dem Essen auf, damit Ihr Körper vor dem Schlafengehen noch genügend Zeit für die Verdauung hat.
- 5. Wiederholen Sie dieses Muster am nächsten Tag.

Wenn Sie ein Purist sind, trinken Sie während des Fastens nichts außer Wasser; aber auch schwarzer Kaffee oder Tee sind erlaubt.

Intermittierendes Fasten nach der Bulletproof-Methode

Dies ist meine bevorzugte Fastenmethode und wird wahrscheinlich auch Ihre sein, und zwar aus den in den vorigen Kapiteln beschriebenen Gründen. Die Methode beruht auf einem Fastenschema von mindestens 16:8 (oder länger), aber mit einem entscheidenden Biohack, der das Fasten einfacher und effektiver macht: *Trinken Sie morgens eine Tasse Bulletproof Coffee.* Dank der mittelkettigen Triglyzeride (MCT) und hochwertigen Fette aus Weidebutter werden Sie danach bis zum Mittagessen satt sein. Gleichzeitig hat Ihr Körper damit die Möglichkeit, den Prozess der Autophagie und Fettverbrennung fortzusetzen, sodass Sie in den Genuss aller Vorteile des intermittierenden Fastens kommen. Sie können einen winzigen Klecks Butter und einen Spritzer C8 MCT-Öl in Ihren Kaffee hineingeben oder auch eine größere Menge davon nehmen, wenn Sie einen harten Tag vor sich haben. Keine Sorge: Sie fasten trotzdem!

Ich habe das intermittierende Fasten nach der Bulletproof-Methode vor zehn Jahren erfunden, um den einen großen Nachteil eines regelmäßigen intermittierenden Fastens zu beheben: Es kann dazu führen, dass man hungrig und müde ist und dass einen das sehr stark von seinem Alltagsleben ablenkt – vor allem, wenn man gerade erst damit anfängt. Es ist gar nicht so einfach, sich auf die Erledigung der eigenen Aufgabenliste zu konzentrieren, wenn das Gehirn ständig ans Mittagessen denkt. Um die Vorteile des intermittierenden Fastens zu nutzen, müssen Sie dranbleiben und Ihre anfängliche Müdigkeit überwinden. Nur allzu oft führen diese Hungergefühle nämlich dazu, dass man aufgibt, weil man während des Fastens natürlich auch noch einem Beruf nachgehen, Kinder erziehen und Besorgungen machen muss oder andere Verpflichtungen hat.

Intermittierendes Fasten nach der Bulletproof-Methode löst viele dieser Probleme und bietet Neulingen einen leichten Einstieg in die Welt des Fastens. Wenn Sie Ihren Morgen mit einer Tasse Bulletproof Coffee beginnen, versetzen die darin enthaltenen Fette Ihren Körper in eine leichte Ketose, die Ihren Heißhunger in Schach hält und Sie den ganzen Vormittag über mit energiereichen Ketonen versorgt. Das Beste daran ist, dass dabei weder die Eiweiß- noch die Zuckerverdauung eingeschaltet wird und auch all die damit einhergehenden chemischen Prozesse nicht aktiviert werden. Durch den Verzicht auf Kohlenhydrate und Eiweiß kommen Sie trotzdem in den Genuss der Vorteile des Fastens – ohne sich wie ein hungriger Zombie zu fühlen.

Wenn Sie ganz sichergehen wollen, ob Sie Ihr intermittierendes Fasten nach der Bulletproof-Methode auch wirklich optimiert haben, können Sie Ihre Ketonwerte problemlos zu Hause messen. Keton-Teststreifen sind sowohl im Internet als auch in den meisten Apotheken erhältlich, und die Anwendung ist denkbar einfach: Die Streifen verändern ihre Farbe entsprechend der Anzahl der Ketone in Ihrem Urin, und daran können Sie ablesen, ob Sie sich in einer leichten oder starken Ketose befinden. Der magische Ketonwert, den Sie erreichen wollen, liegt bei 0,48 Millimol je Liter (mmol/l); aber die handelsüblichen »Urinstreifen« zeigen keine genauen Zahlen an. Dafür müssen Sie sich ein Ketonmessgerät anschaffen, das sehr viel genauer ist: Sie stechen sich in den Finger wie bei einem Blutzuckertest, entnehmen einen stecknadelkopfgroßen Tropfen Blut und stecken einen Teststreifen mit dem Blut in das Messgerät, das Ihnen daraufhin einen sehr genauen digitalen Messwert Ihres Blutketonspiegels liefert.

Testen Sie zunächst einmal Ihren Ketonspiegel, um einen Basiswert zu erhalten. Dann bereiten Sie Ihren Bulletproof Coffee zu, geben einen Teelöffel C8 MCT-Öl hinein (dieses Öl erhöht den Ketonspiegel stärker als normales MCT-Öl), trinken ihn und testen Ihre Ketonwerte 45 Minuten später, um den Spitzenwert zu ermitteln. Erhöhen Sie Ihre C8 MCT-Öl-Dosis im Lauf der nächsten Wochen allmählich, bis Ihr Ketonspiegel über 0,48 Millimol je Liter liegt. Achten Sie stets darauf, wie Sie sich fühlen: Können Sie den ganzen Vormittag durchpowern, ohne ans Mittagessen zu denken? Falls nicht, können Sie weiter nachjustieren.

Ein typischer intermittierender Fastentag nach der Bulletproof-Methode könnte folgendermaßen aussehen:

- Trinken Sie morgens, statt zu frühstücken, eine Tasse Bulletproof Coffee. Verzichten Sie dabei auf Zucker, Sahne und jedwede künstlichen Zugaben, also auch auf Kaffeeweißer und Süßstoff.
- Lassen Sie für ein längeres intermittierendes Fasten entweder das Mittagessen aus oder essen Sie Ihrer Ernährungsweise entsprechend später zu Mittag.
- Essen Sie spätestens ab 19 oder 20 Uhr nichts mehr.
- Wiederholen Sie das entweder jeden Tag oder nur ein paarmal pro Woche. Denken Sie daran, dass Ihr Körper strenge Routine hasst – also verändern Sie Ihr Fastenschema ruhig ab und zu.

5:2-Fasten

In diesem Fall beziehen sich die Zahlen nicht auf Stunden, sondern auf Tage. Bei einer 5:2-Fastenkur essen Sie fünf Tage pro Woche normal. An den anderen beiden Tagen reduzieren Sie Ihre Nahrungsaufnahme drastisch auf 500 bis 600 Kilokalorien. Diese Fastenmethode zielt in erster Linie auf eine Gewichtsabnahme ab, deshalb bezeichnet man sie manchmal auch als »Fastendiät«.

Es gibt gute Belege dafür, dass Menschen mit dieser Diät abnehmen. Da Sie dabei jedoch an den »Fastentagen« essen dürfen, was Sie wollen, kommen Sie wahrscheinlich nicht in den Genuss der Vorteile der Autophagie. Das Einzige, worauf Sie dabei wirklich *verzichten*, ist die Aufnahme vieler Kalorien an zwei Tagen pro Woche.

Es gibt keine Standardempfehlungen dafür, was Sie an Ihren Fastentagen bzw. Diättagen essen sollen. Natürlich sollten Sie dabei möglichst hochwertige Lebensmittel wählen (also keine 600 Kilokalorien in Form von Kartoffelchips!), aber irgendeine Form von Fasten ist immer noch besser, als gar nicht zu fasten. Sie können auch damit herumexperimentieren, *wann* Sie Ihre Kalorien an den Fastentagen zu sich nehmen wollen, solange Sie es nicht kurz vor dem Schlafengehen tun. Vielleicht möchten Sie drei sehr kleine Mahlzeiten zu sich nehmen – obwohl Sie wahrscheinlich bessere Ergebnisse erzielen, wenn Sie Ihre Kalorien nur mittags und abends einnehmen.

Das 5:2-Fasten ähnelt im Großen und Ganzen dem alternierenden Fasten (bei dem sich Fastentage und Tage mit normalem Essen abwechseln). Da sich dieses alternierende Fasten im Labor leicht testen lässt, wird es in vielen Studien zu den Auswirkungen des intermittierenden Fastens verwendet. Zu den gut dokumentierten gesundheitlichen Vorteilen[96] des alternierenden Fastens gehören Gewichtsverlust, Abnahme der Insulinresistenz, weniger Allergien,[97] weniger Entzündungen, weniger oxidativer Stress,[98] bessere Herz-Kreislauf-Gesundheit[99] und ein fitterer Stoffwechsel. Beachten Sie, dass nicht nur das alternierende Fasten diese Vorteile bringt: Man kann sie mit den meisten, wenn nicht sogar allen Formen des intermittierenden Fastens erreichen.

Eine Mahlzeit pro Tag (OMAD)

Bei diesem Fastenplan nehmen Sie nur eine Mahlzeit am Tag zu sich. Die Bezeichnung OMAD hört sich aber irgendwie knallhart und damit cooler an, daher nennen die meisten Leute es so. Wenn Sie jemandem erzählen, dass Sie nur eine Mahlzeit am Tag essen, wird er seltsamerweise nicht annähernd so beeindruckt sein, wie wenn Sie sagen, dass Sie fasten. Das liegt daran, dass die Menschen hören, dass Sie *essen*, statt zu verzichten. Bei OMAD nehmen Sie alle Ihre täglichen Kalorien innerhalb einer einzigen Mahlzeit zu sich und fasten den Rest des Tages.

Mit anderen Worten: OMAD ist ein 23:1-Fasten, das Ihrem Körper 23 Stunden pro Tag Zeit gibt, in den Genuss der Vorteile des Fastens zu kommen. Wenn Sie Fett verbrennen, Ihre psychische Belastbarkeit verbessern und Ihr Essenszeitfenster verkürzen wollen (Sie wissen schon: wenn Sie die Zubereitung von Mahlzeiten und das Essen als lästig empfinden), sollten Sie es mit dieser Methode versuchen. Natürlich können Sie die gleichen Vorteile auch mit einem 22:2- oder 20:4-Schema erzielen. Eigentlich ist es also ein bisschen albern, das OMAD-Fasten besonders hervorzuheben und ihm einen speziellen Namen zu geben. Aber wenn Sie sich gern mit dem Nimbus eines knallharten Menschen umgeben und Ihnen das hilft, in den Fastenmodus zu kommen, dann tun Sie es ruhig.

Für die meisten Menschen ist die Zeit zwischen 16 und 19 Uhr ein idealer Zeitpunkt für ihre tägliche Mahlzeit. Um diese Zeit zu essen, gibt Ihnen Energie, wenn

Sie sie am meisten brauchen. Außerdem bietet es Ihnen die Möglichkeit, in geselliger Runde mit Freunden oder im Familienkreis zu essen, und lässt Ihnen genügend Zeit, um das Essen zu verdauen, bevor Sie zu Bett gehen. Über 16:8 hinausgehende intermittierende Fastenpläne wie OMAD aktivieren die Stressreaktionswege, die Ihre mitochondriale Leistung und die Prozesse der Autophagie und DNA-Reparatur in Ihren Zellen fördern und das Risiko für chronische Erkrankungen senken.[100] Die über 16:8 hinausgehenden weiteren Fastenstunden bieten also zusätzliche Vorteile.

Andererseits kann OMAD ein ziemlich extremes intermittierendes Fastenprogramm sein, wenn man es jeden Tag praktiziert – vor allem für Fastenneulinge. Insgesamt 23 Stunden am Tag keine Nahrung zu sich zu nehmen, ist sehr anstrengend, und wenn es Sie stresst, werden Ihnen einige Vorteile des Fastens entgehen. Aus all den in Kapitel 9 besprochenen hormonellen Gründen ist das übrigens auch eine besondere Herausforderung für Frauen. Das Ziel besteht nicht darin, dass Sie das Gefühl haben, Ihren Körper zu bestrafen oder eine Herausforderung durchstehen zu müssen. Fasten muss nicht mit Leiden einhergehen – es sei denn, Sie wollen es so. Für einen erfolgreichen Einstieg ins intermittierende Fasten sollten Sie Ihren Körper an etwas Neues gewöhnen und sich dann bemühen, eine dauerhafte Gewohnheit daraus zu machen. Normalerweise empfehle ich, OMAD nicht öfter als dreimal pro Woche zu praktizieren.

Ich stelle oft fest, dass ich beim intermittierenden 16:8-Fasten nach der Bulletproof-Methode mittags keinen Hunger habe. Also lasse ich das Mittagessen ausfallen; und zur Abendessenszeit habe ich dann auf wundersame Weise ein 23:1-OMAD-Fasten praktiziert. Es ist viel schwieriger, morgens aufzuwachen und sich zu sagen: »Heute mache ich OMAD«, als sich beim Mittagessen zu sagen: »Hey, wenn ich nur noch sechs Stunden bis zum Abendessen warte, bin ich im OMAD-Land!«

Hier ein paar Tipps, um das Beste aus dem OMAD-Fastenschema herauszuholen:

- Praktizieren Sie jeden zweiten Tag intermittierendes Fasten.
- Beginnen Sie zunächst mit kürzeren Fastenphasen. Gewöhnen Sie sich nach und nach daran, 16 bis 20 Stunden hintereinander zu fasten, und steigern Sie sich dann allmählich auf 23 Stunden Fasten pro Tag.
- Versuchen Sie es erst mal mit *einem* 23:1-Tag pro Woche und fügen Sie dann weitere, aber höchstens drei OMAD-Tage in Ihren Wochenablauf ein. Wie bei jeder Art des Fastens ist es wichtig, darauf zu achten, wie Ihr Körper darauf reagiert und welche Fastenmethode Ihnen am besten bekommt.
- Ernähren Sie sich dabei wie gewohnt; OMAD funktioniert mit allen Ernährungsformen, aber die meisten Menschen, die auf OMAD sind, schränken ihre Kohlenhydrataufnahme ein. Wenn Sie viele Kohlenhydrate zu sich nehmen, speichert Ihr Körper

Glukose in Form von Glykogen, und es dauert viel länger, bis er in die Ketose übergeht. Sie können OMAD auch so modifizieren, dass Sie morgens eine Tasse Bulletproof Coffee trinken, was ein großartiger Biohack ist, um tagsüber mehr Energie zu haben. Sie können auch präbiotische Ballaststoffe in Ihren Kaffee geben, was gegen das Hungergefühl hilft und womit Sie gleichzeitig Ihre »guten« Darmbakterien füttern.

- Sorgen Sie dafür, dass Ihre eine Mahlzeit es auch wirklich in sich hat: ausgewogen und abwechslungsreich, mit einem breiten Spektrum an Makro- und Mikronährstoffen.
- Gestalten Sie den Zeitplan so, wie er Ihnen zusagt. Wenn es für Sie angenehmer ist, Ihre große Mahlzeit auf mehr als eine Stunde auszudehnen, tun Sie es ruhig. Sich Ihre Gelassenheit zu bewahren (und nicht den Verstand zu verlieren), ist wichtiger als ein strenger Zeitplan.
- Nehmen Sie Ihre Mahlzeit auf achtsame Weise ein. Nachdem Sie den ganzen Tag gefastet haben, werden Sie vielleicht das Gefühl haben, möglichst schnell möglichst viel essen zu wollen. Das ist keine gute Idee, denn davon wird Ihnen garantiert übel. Das Ziel des intermittierenden Fastens besteht jedoch nicht darin, Ihre Kalorienzufuhr einzuschränken. Wenn Sie normalerweise 2000 Kilokalorien pro Tag zu sich nehmen, gönnen Sie sich ruhig ein 2000-Kilokalorien-Abendessen mit hochwertigen, kalorienreichen Lebensmitteln.
- Hören Sie auf Ihren Körper! Er wird Ihnen sagen, wann Sie aufhören müssen. Vielleicht passt OMAD einfach nicht zu Ihrem Stoffwechsel, Ihrem Trainingsprogramm oder Ihrem Lebensstil. Das ist okay. Zwingen Sie sich nicht zu einem Fastenplan, ohne auf die Signale Ihres Körpers zu hören. Wenn Sie nicht gut schlafen oder sich schlapp, schwach oder ständig müde fühlen, will Ihr Körper Ihnen damit sagen, dass er öfter und mehr Energie braucht.
- Frauen sollten besonders genau auf ihre Reaktionen auf eine OMAD-Diät achten. Studien zufolge kann übermäßiges intermittierendes Fasten bei Frauen die Insulinreaktion beeinträchtigen.[101] Wenn Ihnen negative Veränderungen in Ihrem Befinden auffallen oder Ihr Menstruationszyklus sich verändert, sollten Sie weniger fasten. Suchen Sie einen Arzt auf, um einen Hormontest durchführen zu lassen, wenn sich die Sache mit dem Fasten bei Ihnen nicht so einpendelt, wie sie sollte.

Denken Sie daran, dass Fasten nicht nur körperlichen Stress verursachen kann. *Das gilt zwar für alle Arten des Fastens*, aber ganz besonders für OMAD, weil es das längste Fasten ist, das man an einem Tag durchführen kann. Sich auf eine einzige Mahlzeit am Tag zu beschränken, kann auch für Ihren Geist sehr anstrengend sein, wenn Sie den ganzen Tag über an Essen denken müssen. Also senken Sie Ihr Stressniveau, indem Sie Yoga machen, meditieren, Sport treiben – alles, was Ihnen hilft, Ihr Zen zu finden. Schließlich ist das kein Wettkampf. Sie brauchen niemandem etwas zu beweisen. Schwierigere Fastenmethoden führen nicht zu besseren Ergebnissen. Sie bringen Sie nicht automatisch schneller ans Ziel. Achten Sie darauf, dass Ihr Fastenplan sich für Sie richtig anfühlt, und denken Sie daran, dass es völlig in Ordnung ist, verschiedene Fastenmethoden auszuprobieren und sich auch hin und wieder eine Auszeit vom Fasten zu gönnen.

Andere Fastenmethoden

In letzter Zeit sind die Menschen sehr kreativ darin geworden, neue Fastenmethoden zu erfinden und zu benennen. Das ist etwas Gutes – es bedeutet nämlich, dass viele Leute mit dem Fasten experimentieren und individuelle Fastenstrategien entwickeln –, aber all die vielen Begriffe können schon ein bisschen verwirrend sein, vor allem, wenn man das Wort »Fasten« googelt. In der Hoffnung, ein bisschen Licht in dieses Chaos zu bringen, wollen wir uns nun einmal ein paar der beliebtesten Fastenmethoden anschauen. Ich empfehle Ihnen, mit intermittierendem Fasten im Verhältnis 16:8 zu beginnen und sich dann von dort aus immer weiter hochzuarbeiten.

Spontanes Weglassen von Mahlzeiten: Streng genommen handelt es sich hierbei zwar nicht um Fasten, aber es ist eine gute Möglichkeit, Körper und Geist auf ein systematischeres Fasten vorzubereiten. Lassen Sie einfach ab und zu eine Mahlzeit ausfallen und setzen Sie sich über das Hungergefühl und die dumme Stimme in Ihrem Kopf hinweg, die Ihnen einredet, dass Sie dann verhungern werden. Wenn Sie ein hektisches Leben führen, verzichten Sie vielleicht sowieso schon manchmal auf eine Mahlzeit. Wenn Sie nun beginnen, bewusst Mahlzeiten auszulassen, gewöhnen Sie sich auf diese Weise ab, zu essen, nur weil gerade »Essenszeit« ist. Dadurch lernt Ihr Körper, von Zeit zu Zeit auf Essen zu verzichten, so wie es unsere Vorfahren viele Jahrtausende lang getan haben. Diese Art des Fastens wird Sie zwar nicht in Ketose versetzen und auch keine Autophagie auslösen, aber sie wird Ihren Cortisolspiegel erhöhen, weil Ihr Körper dieses Hormon dazu nutzt, schnell die Produktion von Glukose im Körper anzuregen. Wenn Ihr Stoffwechsel flexibel ist und gut funktioniert, wird das jedoch kein Problem für Sie sein.

Crescendo-Fasten: Das ist die sanfteste Form des intermittierenden Fastens, die es gibt. Im Grunde genommen ist es ein 16:8-Fasten, aber Sie fasten dabei nur jeden zweiten Tag und sind an den Fastentagen körperlich nicht sehr aktiv.

Eat stop eat: Der Schwerpunkt dieser Fastenmethode liegt auf zwei 24-stündigen vollständigen Fastenphasen pro Woche, die normalerweise von einem Abendessen bis zum nächsten dauern. An den anderen fünf Wochentagen essen Sie normal, wobei Sie darauf achten, nie zwei Fastentage hintereinanderzuschalten. Vielleicht fragen Sie sich jetzt, worin der Unterschied zwischen Eat stop eat und zweimal pro Woche OMAD besteht. Die Antwort lautet: gutes Marketing! Es ist nämlich genau das Gleiche. Eat stop eat unterscheidet sich vom 5:2-Fasten jedoch darin, dass Sie an den Fastentagen mit Eat stop eat *tatsächlich* fasten, während Sie beim 5:2-Fasten 600 Kilokalorien zu sich nehmen dürfen. Viele Menschen – auch ich – beginnen OMAD mit einer Tasse Bulletproof Coffee.

Alternierendes Fasten: Bei dieser Fastenmethode fasten Sie jeden zweiten Tag 24 Stunden lang. Manche Menschen ziehen es vor, an Fastentagen komplett auf Nahrung zu verzichten, während andere dabei nur sehr wenig essen und ihre Nahrungsaufnahme – im Stil des 5:2-Fastens – auf ein paar Hundert Kilokalorien beschränken. Auch das ist eine ziemlich extreme Methode und für Fasteneinsteiger nicht zu empfehlen. Ich würde auch nicht empfehlen, das alternierende Fasten über einen längeren Zeitraum zu praktizieren, weil es den Körper zu sehr belastet.

Und nun kommen wir zu ein paar wirklich extremen Fastenvarianten.

Wasserfasten: Soll man während des Fastens nur Wasser trinken? Davon würde ich abraten, es sei denn, es ist für Sie Teil eines spirituellen Wegs. Die meisten Wasserfastenkuren dauern ein bis drei Tage und erlauben keine andere Flüssigkeit oder Nahrung. Menschen, die dieses Fasten praktizieren, bekämpfen ihre Hungerattacken, indem sie extrem viel (mehrere Liter pro Tag) Wasser trinken. Sie müssen aber unbedingt Salz oder Elektrolyte in Ihr Wasser hineingeben, sonst können Sie krank werden oder sogar sterben! Manche Menschen machen bis zu zehntägige Wasserfastenkuren, doch das sollten Sie nur unter ärztlicher Aufsicht tun. Da Sie dabei völlig auf Kalorien verzichten, werden Sie viel abnehmen. Es kann aber auch zu Schwindelgefühlen und einem starken Blutdruckabfall kommen, den man in der medizinischen Fachsprache als orthostatische Hypotonie (oder auch orthostatische Dysregulation) bezeichnet. Seltsamerweise kann Wasserfasten auch zu einer Dehydrierung führen, da Ihr Darm aufgrund des fehlenden Speisebreis nicht so viel Flüssigkeit aufnehmen kann wie sonst.

Längere Fastenkuren: Normalerweise gilt es als unbedenklich, bis zu vier oder fünf Tage lang zu fasten, ohne dass besondere Vorkehrungen getroffen werden. Manche Menschen fasten bis zu zehn Tage, aber ein viertägiges Fasten (so wie ich es in meiner Höhle praktiziert habe) ist üblicher. Während eines längeren Fastens würden Sie keinen Zucker, keinen künstlichen Süßstoff und auch keine anderen Kohlenhydrate oder Stärken und kein Eiweiß zu sich nehmen. Selbst mit dem Verzehr von gesundem Eiweiß würden Sie Ihr Fasten definitiv brechen. Je länger das Fasten dauert, umso wichtiger ist es, Ihrem Körper Elektrolyte (das sind lebenswichtige elektrisch geladene Mineralien) zuzuführen. Ein Elektrolytgetränk sollte kein zuckerhaltiges Sportgetränk sein. Was Sie wirklich brauchen, ist die nötige Dosis an Magnesium, Kalzium und Natrium plus kleine Mengen Kalium. Eine kalorienfreie Elektrolytgetränkemischung ist die beste Wahl. Geben Sie zumindest eine Prise Salz in Ihr Getränk. Wenn ich eine ausgedehnte Fastenkur von bis zu fünf Tagen mache, trinke ich normalerweise an den ersten zwei bis drei Tagen morgens Bulletproof Coffee und wechsle dann, sobald mein Körper sich auf das Fasten eingestellt hat, zu schwarzem Kaffee über.

Am anderen Ende des Spektrums gibt es Quasi-Fastendiäten, die ebenfalls gesundheitliche und psychologische Vorteile mit sich bringen, auch wenn sie Ihrem Verdauungssystem keine richtige Auszeit bieten. Dazu gehören die folgenden.

Eiweißfasten: Dieses Konzept habe ich in meinem Buch *Die Bulletproof-Diät*[11] vorgestellt. Einmal pro Woche nehmen Sie innerhalb eines Zeitraums von 24 Stunden höchstens 15 Gramm Eiweiß zu sich. Studien zufolge regt die Einschränkung Ihrer Proteinzufuhr auf fast null den Prozess der Autophagie an. Dieses Eiweißfasten ist gar nicht so einfach, denn sogar die meisten Gemüsearten enthalten etwas Protein, und diese kleinen Eiweißmengen summieren sich schnell. Aber Sie können es schaffen, indem Sie einen Tag lang nur ein bisschen Reis, ein bisschen Kokosmilch und ein bisschen Gemüse (normalerweise ungefähr 1000 Kilokalorien) zu sich nehmen. Diese Methode eignet sich ganz hervorragend, wenn Sie zu einem sozialen Anlass etwas essen wollen, denn Sie können einen intermittierenden 16:8-Fastentag leicht in einen Eiweißfastentag umwandeln, indem Sie ein leichtes Mittag- und Abendessen zu sich nehmen. Oder Sie legen einfach einen OMAD-Fastentag ein, an dem Sie definitiv weniger als 15 Gramm Eiweiß zu sich nehmen. In der Praxis ist das OMAD-Fasten einfacher als das Eiweißfasten, weil es weniger Nachdenken erfordert. Andererseits fühlt sich Eiweißfasten weniger entbehrungsreich an und lässt sich leichter mit geselligen Anlässen vereinbaren. Ein Tag pro Woche ist völlig in Ordnung und lässt sich gut mit anderen Fastenmethoden – von 16:8 bis OMAD – kombinieren.

Fastenimitierende Diät: Dieses Ernährungsprogramm gaukelt Ihrem Körper vor, er würde fasten, obwohl Sie an fünf aufeinanderfolgenden Tagen bestimmte kohlenhydrat- und eiweißarme sowie fettreiche Lebensmittel zu sich nehmen. Manche Leute kritisieren diese Methode mit dem Argument, dass es sich dabei eigentlich nicht um Fasten handelt. Doch ich habe eine andere Meinung dazu: Wenn diese Methode das Gleiche oder zumindest annähernd das Gleiche bewirkt wie Fasten, dann *ist* es auch ein Fasten – aber wahrscheinlich kein Darmheilungsfasten. Laut einer aktuellen Studie des Gerontologen Min Wei und seiner Kollegen von der University of Southern California kann man mit der fastenimitierenden Diät sehr gut abnehmen.[102] Für die Aktivierung der Autophagie ist sie wahrscheinlich weniger effektiv als die anderen hier besprochenen Fastentechniken. Aber im Hinblick auf alle anderen Vorteile des Fastens – einschließlich der lebensverlängernden Wirkung – ist die fastenimitierende Diät eine gute Wahl. Der einzige Grund, warum manche Leute behaupten, das sei kein Fasten, ist die unsinnige puritanische Einstellung, dass Fasten unbedingt unglücklich machen muss.

Bei der fastenimitierenden Diät darf man an mehreren aufeinanderfolgenden Tagen nur höchstens 400 Kilokalorien pro Tag zu sich nehmen, weshalb sie viele typische Vorteile des Fastens mit sich bringt. Sie nehmen in dieser Zeit weniger Kalorien zu sich als sonst und fühlen sich dabei meiner Meinung nach stärker gesättigt als beim »richtigen« Fasten. Lassen Sie sich nicht zu dem Irrglauben verleiten, dass Fasten unbedingt eine »Nulldiät« (0 Kilokalorien) sein muss. So funktioniert Fasten nicht. Wenn Sie die positiven Ergebnisse des Fastens (einschließlich Gewichtsverlust und Stoffwechselvorteile) erzielen und sich dabei gleichzeitig stärker fühlen und ein Gefühl der Kontrolle über sich und Ihr Leben haben, ist das doch fantastisch. Leiden dagegen ist alles andere als fantastisch.

Saisonale Ernährung: Das ist eine wunderbar ursprüngliche Ernährungsform, bei der Sie nur Lebensmittel zu sich neben, die zu der betreffenden Jahreszeit in Ihrer Region vorhanden sind. Im Sommer isst man also frisches Obst und Gemüse, nimmt mehr Kohlenhydrate zu sich und fastet wenig oder gar nicht, während man im Winter öfter fastet und sich hauptsächlich ketogen ernährt. Dahinter steckt die Idee, dass unsere Vorfahren im Winter zwar jagen konnten, aber kaum in der Lage waren, für den Winter viele Kohlenhydrate einzulagern. Sie können die saisonale Ernährung mit allen Fastenmethoden kombinieren. Vor allem ist diese Ernährungsweise ein guter Weg, sich an den Verzehr frischer, unverarbeiteter Lebensmittel zu gewöhnen – die normalerweise nicht nur gesund sind, sondern auch köstlich schmecken.

Dopaminfasten: Diese Methode fällt in die große Kategorie des Verzichts auf andere Dinge als Essen, die ich bereits erwähnt habe. Das Ziel des Dopaminfastens besteht darin, allem aus dem Weg zu gehen, was Ihren Körper zur Ausschüttung von Dopamin veranlasst – einem Neurotransmitter, der Lust- und Genussgefühle hervorruft und auch bei der Verstärkung von Süchten eine Rolle spielen kann. Der Verzehr von scharfen oder süßen Speisen verursacht zum Beispiel einen Dopaminschub. Das Gleiche gilt für viele soziale Kontakte – egal, ob persönlich oder über soziale Medien. So gut wie alle Vergnügungen, die das Leben zu bieten hat, lösen einen Dopaminschub aus: Computerspiele, Fernsehen, Pornografie, Glücksspiel, Einkaufen und Sex. Oh, und natürlich auch Drogen und Alkohol. Mit dem Dopaminfasten sollen Sie sich nicht unglücklich machen, sondern Ihren Dopaminrezeptoren eine Pause gönnen, damit sie, wenn sie wieder aktiv werden, empfindlicher auf Dopamin reagieren. Wenn Sie dieses Fasten, das normalerweise zwei bis sieben Tage dauert, beenden, werden Sie feststellen, dass Ihnen alles, was Sie tun, mehr Vergnügen bereitet. Wenn Sie Ihren Körper darauf trainieren, auf die Erfüllung all seiner verschiedenen Gelüste zu *verzichten*, werden Sie stärker, und Ihr Verhalten wird zielgerichteter. Mein viertägiges Fasten in der einsamen Höhle war unter anderem auch ein intensives Dopaminfasten.

Die Fastenfalle

Ich habe gerade fast ein ganzes Buch über alles geschrieben, was ich über das Fasten weiß, und habe seine Vorzüge angepriesen. Nehmen Sie sich nun eine Minute Zeit, um meinen warnenden Hinweis auf die von mir so genannte Fastenfalle zu lesen. Das wird Ihrer Begeisterung einen kleinen Dämpfer aufsetzen. Das Fastenfallen-Problem ist auf die natürlichen Gewohnheitsbildungsprozesse in unserem Gehirn zurückzuführen. Lesen Sie meinen Warnhinweis aufmerksam und hüten Sie sich vor dieser Falle, um das Beste aus dem Fasten herauszuholen.

Es gab mal eine Zeit, da war ich Roh-Veganer, das heißt, ich konsumierte keine tierischen Lebensmittel oder Produkte, keine verarbeiteten Lebensmittel und auch keine Speisen, die bei Temperaturen über 48 Grad gegart worden waren, in dem Glauben, dass kaum gegarte Lebensmittel nahrhafter sind – daher das Wort »roh« in der Bezeichnung »Roh-Veganer«. Anfangs ging es mir dabei fantastisch. Nach ungefähr sechs Wochen hatte ich sogar schon ein bisschen abgenommen. Daraufhin hielt ich diese Diät für ein Wunder und begann mich streng danach zu richten.

Wie sich später herausstellte, sind sechs Wochen eine sehr wichtige Zahl. B. J. Fogg, ein Verhaltensforscher von der Stanford University, der sich auf die Untersuchung von Gewohnheitsbildungsprozessen spezialisiert hat, konnte nämlich zeigen, dass sechs Wochen die Zeitspanne sind, die man braucht, um eine Gewohnheit zu entwickeln. (In der Bibel dauern viele wichtige Ereignisse und Fastenphasen 40 Tage und 40 Nächte, was den sechs Wochen verdächtig ähnlich ist. Wir Menschen haben also schon seit Langem ein intuitives Gespür für diesen Prozess.) Doch bald darauf funktionierte meine roh-vegane Diät nicht mehr so gut. Mein Körper begann sich komisch anzufühlen. Meine Zähne wurden temperaturempfindlich, und dann brach ich mir einen Zahn ab. Außerdem fror ich ständig und begann unter Gelenkschmerzen und Allergien zu leiden, die ich vorher noch nicht gehabt hatte. Aber ich hörte nicht auf, mich roh-vegan zu ernähren, weil ich wusste, wie wohl ich mich mit dieser Diät fühlte.

Um meine Probleme in den Griff zu bekommen, beschloss ich, ein *noch engagierterer* Roh-Veganer zu werden. Offensichtlich hatte ich mich einfach nicht genug angestrengt. Aber dadurch wurde alles nur noch schlimmer. Ich wurde richtig krank, meine Schilddrüse trug einen Schaden davon, und meine Gelenke begannen zu knirschen. Auch mein Gedächtnis funktionierte nicht mehr so gut. Schließlich wurde mir klar, dass dieser Lebensstil mir einfach nicht mehr guttat. Ich musste die an meinem Körper entstandenen Schäden wieder rückgängig machen.

Nach diesem Erlebnis war ich fest entschlossen, eine eigene, gesündere und konstruktivere Ernährungsweise zu entwickeln, um nie wieder dick zu sein und nie wieder die jähen Energieeinbrüche zu erleben, die mich mein ganzes Leben lang geplagt hatten – auch in meiner veganen Phase. Das war die Geburtsstunde meiner Bulletproof-Diät. Auf dem Weg dorthin lernte ich, dass der Übergang in die Ketose mit ähnlichen Gewohnheitsbildungsrisiken einhergehen kann wie eine roh-vegane Ernährung. In den späten 1990er-Jahren, als ich zum ersten Mal mit dem Fasten experimentierte, probierte ich die Atkins-Diät aus – oder die schmutzige Keto-Diät, wie sie heute genannt wird. Diese eiweißlastige, fettreiche Diät versetzt den Körper in Ketose, was mich begeisterte. Ich aß jeden Abend ein Steak und schränkte meine Kohlenhydratzufuhr stark ein. Ich nahm die Hälfte des Gewichts ab, das ich loswerden wollte, sonnte mich im Glanz meines Erfolgs und war überzeugt davon, dass dies der einzige Weg zum »Abspecken« war.

Als meine Gewichtsabnahme dann ins Stocken geriet, beschloss ich, noch mehr auf Keto zu setzen, ohne mir darüber im Klaren zu sein, dass ich meinen Körper dabei durch den Verzehr der falschen Lebensmittel in einen Entzündungszustand versetzte. Zu diesem Zeitpunkt war mein Ego total vom Erfolg fasziniert, daher wollte ich nicht zugeben, dass ich meine Vorgehensweise überdenken musste. Außerdem war ich einem Phänomen zum Opfer gefallen, das Verhaltensforscher als »Sunk Cost Fallacy« (Trugschluss der versunkenen Kosten) bezeichnen: Ich konnte die Zeit und Mühe, die ich bereits in diese Ernährungsweise investiert hatte, nicht wieder zurückbekommen; also war ich fest entschlossen, noch mehr Zeit und Mühe zu investieren – so lange, bis sich der Erfolg einstellte. Das ist der gleiche psychologische Fehler, der Menschen dazu bringt, immer mehr Geld in ein erfolgloses Unternehmen zu investieren oder im Kasino weiterzuspielen, um ihre wachsenden Verluste wieder hereinzuholen. Sie kennen vielleicht das gängige Sprichwort »schlechtem Geld gutes hinterherwerfen«. So etwas führt nie zum Erfolg, und auch bei mir hat es damals, als ich mich falsch ernährte, absolut nicht funktioniert.

Meine Probleme mit der roh-veganen und der Atkins-Diät (also der Vegan-Falle und der Keto-Falle) hatten eine ganze Menge miteinander gemeinsam. Wenn man etwas sechs Wochen lang macht und es sich gut anfühlt, wird man leicht süchtig danach. An diesem Punkt hören Sie auf, zu hinterfragen, ob es funktioniert. Sie machen einfach weiter, auch wenn es sich negativ auf Ihre Gesundheit auswirkt. Bei Menschen, die sich ununterbrochen ketogen ernähren, sinken die Sexualhormonspiegel, außerdem bekommen sie Haarausfall und können nicht mehr richtig schlafen. Bei Menschen, die sich roh-vegan ernähren, entwickelt sich eine Oxalsäurevergiftung im Gewebe, zudem werden die Zellmembranen in ihrem Gehirn zerstört, weil es ihnen an tierischen Fettsäuren fehlt. Aber die Betroffenen fühlen sich wohl und nehmen auch vorübergehend ab, sodass sie süchtig nach dieser Gewohnheit werden. Und wenn sie dann unter Allergien und Stoffwechselstörungen zu leiden beginnen, fällt es ihnen schwer, wieder mit ihrer Diät aufzuhören.

Wenn man sechs Wochen lang in den Genuss vorübergehender Vorteile einer bestimmten Strategie kommt, glaubt man, dass diese Strategie für immer und ewig funktionieren wird – und genau wie ich wird man seine Bemühungen verdoppeln, wenn man erst einmal an eine Sache glaubt. Menschen treffen ihre Entscheidungen nun mal auf diese Weise.

Als ich vor zehn Jahren anfing, über intermittierendes Fasten zu schreiben, war das noch ein ziemlich esoterisches Wissen. Einige der ersten Bulletproof-Anhänger, vor allem jüngere Männer, waren ganz begeistert davon, etwas Neues und Wirksames entdeckt zu haben. Sie erklärten mir, nun für den Rest ihres Lebens jeden Tag intermittierendes Fasten machen zu wollen. Da ich zum damaligen Zeitpunkt bereits in zwei Diätfallen getappt war, machte mich das nervös. Deshalb möchte ich nun einmal kurz innehalten und mich mit meiner Warnung speziell an jüngere Leser wenden.

Wenn Sie 18 bis 25 Jahre alt sind, haben Sie wahrscheinlich jede Menge Energie (es sei denn, Sie leiden an einer schweren Krankheit oder einer Stoffwechselstörung, so wie ich in diesem Alter), sodass Sie sich in alle möglichen selbstzerstörerischen Verhaltensweisen hineinstürzen können, ohne negative Konsequenzen zu spüren. Sie können vier Nächte pro Woche trinken gehen, rauchen oder dampfen, und trotzdem geht es Ihnen am nächsten Tag nicht hundeelend. Sie können jede Menge Junkfood essen und sogar noch damit angeben: »Ich weiß selbst nicht, woher das kommt! Aber ich kann essen, was ich will, und bleibe trotzdem schlank.« All das sind keinen guten Ideen, und das wissen Sie wahrscheinlich selbst – aber

Sie können sich so verhalten, ohne sofort mit negativen Konsequenzen rechnen zu müssen.

Ebenso kann die Unverwüstlichkeit der Jugend dazu führen, dass intermittierendes Fasten sich für Sie ein bisschen *zu* einfach anfühlt. So seltsam es auch klingen mag – aber vielleicht werden Sie dieses Fasten so sehr genießen, dass Sie versucht sind, es sehr oft zu praktizieren – und das wird Ihren Körper mit der Zeit zu stark belasten. Eine zwanghafte Angewohnheit zu entwickeln, ist niemals gut, selbst wenn es sich dabei um zwanghaftes intermittierendes Fasten handelt. Man kann es damit nämlich auch übertreiben – genau wie mit jedem anderen Verhalten. Tappen Sie nicht in die Fastenfalle.

Die Lösung dieses Problems lautet Selbstwahrnehmung. Eine geschärfte Selbstwahrnehmung zu entwickeln, ist ohnehin eines der Hauptziele des Fastens, also ist es wirklich wichtig, daran zu arbeiten. Wenn Sie tatsächlich fest entschlossen sind, dauerhaft zu fasten, legen Sie zwischendurch eine Pause ein. STOPP. Machen Sie sich bewusst, dass man tatsächlich *zu viel* fasten kann und dass das ein ernsthaftes Risiko ist. Sie sollten nicht fasten, wenn Sie unter körperlichen Schmerzen leiden – zum Beispiel, weil Sie krank oder verletzt sind. Denn die Schmerzreaktion verbraucht Kalorien und erschwert Ihnen das Fasten. Und wenn Sie wirklich süchtig nach Fasten sind, geraten Sie dann vielleicht in Versuchung, sich doppelt so sehr anzustrengen, um es trotzdem zu schaffen. STOPP.

Jede Art von Fasten kann großartige Auswirkungen auf Sie haben. Es ist auch nichts Verkehrtes daran, gleich richtig ins Fasten einzusteigen und nur eine Mahlzeit pro Tag einzunehmen – eine sehr wirkungsvolle Form des Fastens. Aber lassen Sie uns ein Abkommen miteinander treffen: Auch wenn Sie sich für den Super-OMAD-Faster halten, essen Sie alle paar Wochen am Samstag ein paar verdammte glutenfreie Waffeln zum Frühstück.

Wenn Sie unter 18 Jahre alt sind, rate ich zu besonderer Vorsicht und Zurückhaltung beim Fasten, denn Ihr Körper befindet sich noch im Wachstum. Der so wichtige präfrontale Cortex Ihres Gehirns ist bis zum Alter von ungefähr 24 Jahren noch nicht ganz ausgereift. Ein dreimal wöchentliches intermittierendes Fasten, bei dem Sie am Ende der Fastenphase genügend Kalorien zu sich nehmen, kann durchaus Vorteile bringen. Aber tägliches OMAD oder 16:8-Fasten kann Ihr Wachstum oder die Entwicklung Ihres Gehirns hemmen – und das ist das Risiko nicht wert. Sie brauchen qualitativ hochwertige Nahrung, und Sie müssen Ihrem Körper ein starkes Signal senden, dass kein Risiko einer Hungersnot besteht. Lang andauerndes Fasten kann Ihre epigenetischen Signalwege auf negative Weise verändern, und es kann Jahre dauern, diesen Prozess wieder rückgängig zu machen.

Brechen Sie die Regeln und brechen Sie das Fasten

Haben Sie keine Angst davor, Ihr Fasten zu brechen. Das Leben verläuft in Zyklen – denken Sie an den Ouroboros. Wenn Sie Ihrem Körper beibringen, in einem Zustand der Beständigkeit zu leben (sei es in ständigem Hunger oder mit ständigem Zugang zu Kohlenhydraten), trainieren Sie ihn damit gleichzeitig auf einen Zustand der Schwäche. Sie müssen in der Lage sein, sich flexibel zu ernähren, und Ihr Körper muss in der Lage sein, Kohlenhydrate zu verwerten.

Menschen, die sich langfristig ketogen ernähren und kohlenhydratarme Diäten wie Atkins praktizieren, werden mit der Zeit insulinresistent – so lange, bis sie überhaupt keine Kohlenhydrate mehr vertragen. Das ist weder gesund, noch stärkt es Ihren Körper – es ist sogar genauso schädlich wie der ständige Verzehr von Zucker und Kohlenhydraten. Ich selbst frühstücke normalerweise nicht – das ist ein Ernährungsmuster, das mir guttut. Aber nachdem ich das seit mehr als zehn Jahren so praktiziere, gönne ich mir manchmal samstags zusammen mit meiner Familie ein schönes Frühstück – sogar eines mit Kohlenhydraten –, weil mir das gut schmeckt. Mein Körper kann damit umgehen, weil sein Stoffwechsel flexibel geworden ist.

Ich rate Ihnen dringend, nicht zu einem dieser unflexiblen Menschen zu werden, die denken, dass man Kohlenhydraten für immer und ewig den Rücken kehren kann oder sollte. Seien Sie kein Fasten-Puritaner. Dies ist das reale Leben. Es steckt voller Überraschungen und unerwarteter Genüsse. Man muss auf alles gefasst sein. Und ich bin hier, um dafür zu sorgen, dass Sie sich an diesen Grundsatz halten. Stellen Sie sich vor, ich wäre ein Purist und würde sagen: »Ich werde immer nur meinen Bulletproof Coffee zum Frühstück trinken und vielleicht, wenn ich wirklich großen Hunger habe, ein bisschen Kollagenprotein hineingeben – aber ich werde niemals Waffeln essen.« Wissen Sie was? Ein solches Verhalten würde mich nicht stärker, sondern schwächer machen. Wenn Sie sich auf dem Weg zur Perfektion ertappen, ist es an der Zeit, eine Woche lang »Perfektionsfasten« zu praktizieren, bei dem Sie sich absichtlich nicht optimal ernähren und auf Fasten verzichten.

Es erfordert nämlich auch eine gewisse Disziplin, ein bisschen nachsichtig mit sich selbst umzugehen und auch einmal fünf gerade sein zu lassen. So seltsam es auch erscheinen mag – viele Menschen halten es nicht für sinnvoll, sich einfache Freuden zu gönnen. Sie setzen Strenge und Starrheit mit Leistung gleich und leben ihr Leben daher nie wirklich. Die Falle besteht darin, dass sie dabei irgendwann an einen Punkt kommen, an dem Leiden sich für sie gut anfühlt; also machen sie weiter, trotz des hohen Preises, den sie dafür bezahlen müssen. Menschen, die ständig fasten, machen im Grunde die gleichen Erfahrungen wie Menschen, die sich dauernd ketogen ernähren: Ihr Sexual- und Schilddrüsenhormonspiegel nimmt ab, ihre Cortisol- und Adrenalinausschüttung steigt und ihre Muskelmasse verringert sich.

Was diese Fastenfalle so unheimlich macht, ist die Tatsache, dass nicht gleich etwas passiert, wenn man das erste Mal hineintappt. Doch mit der Zeit wehrt sich der Körper dagegen. Gerade deshalb ist es so wichtig, in Ihrem Fasten-Lebensstil die richtige Balance zu finden.

Fasten zur Stärkung Ihres Immunsystems

Angesichts der in den letzten Jahren herrschenden großen Besorgnis über neue oder wiederaufflackernde Infektionskrankheiten stellen sich viele Menschen die Frage, ob Fasten sich positiv oder negativ auf den Körper auswirkt, wenn man krank ist. Vor allem die COVID-19-Pandemie hat dazu geführt, dass diese Frage in den Köpfen vieler Menschen herumspukt. Hier eine kurze und einfache Antwort: Wenn man einen flexiblen Stoffwechsel hat, weil man regelmäßig fastet, nimmt die Wahrscheinlichkeit, extrem stark an einer bakteriellen oder Virusinfektion zu erkranken, drastisch ab, weil man dann widerstandsfähiger ist und ein stärkeres Immunsystem hat. Das zeigt, was passiert, wenn Sie nach einem ausgewogenen Plan fasten und Ihren Körper und Geist stärken, ohne in die Fastenfalle zu geraten.

Selbst wenn Sie an einer akuten bakteriellen Infektion leiden, ist es Studien zufolge sinnvoll, auf Kohlenhydrate zu verzichten und genug zu fasten, um Ketone zu bilden. Sie können sich schneller von Ihrer Infektion erholen, wenn Sie keine Kohlenhydrate (insbesondere Zucker) zu sich nehmen – allerdings mit einer sehr wichtigen Einschränkung: Wenn Sie über längere Zeit fasten, kann es sein, dass Ihr körpereigenes Abwehrsystem nicht genügend Energie hat, um eine optimale Immunreaktion in Gang zu setzen. (Das ist ein weiteres Beispiel dafür, warum zwanghaftes Fasten keine gute Idee ist.) In solchen Fällen ist eine moderate Kalorienaufnahme aus Eiweiß und Fetten zu empfehlen. Wenn Sie dagegen an einer Virusinfektion leiden, trägt Glukose in Ihrem Blut Studien zufolge dazu bei, dass Sie sich schneller erholen. Aber um das gleich von vornherein klarzustellen: Sie sollten keinen Donut in sich hineinstopfen, nur weil Sie Schnupfen haben.

Bei einer Virusinfektion könnte es Ihnen guttun, moderate oder sogar etwas größere Mengen an Eiweiß, etwas langsamer verstoffwechselbare Stärke und vielleicht auch ein paar Gramm Glukose oder Saccharose zu essen. Aber übertreiben Sie es mit dem Zucker nicht. Man weiß nämlich, dass das Trinken von viel Fruchtsaft oder

Limonade oder der Verzehr von zuckerhaltigen Lebensmitteln Ihre Immunfunktion sehr stark beeinträchtigen kann. In jedem Fall wirkt das Vorhandensein von Ketonen im Körper entzündungshemmend und ist daher stets sinnvoll. Bei einer bakteriellen Infektion können Sie diesen Zustand allein durch Ihre Ernährung erreichen. Bei einer Virusinfektion ist eine moderate Kohlenhydratzufuhr vorteilhaft. Die einzige Möglichkeit, Ketone im Körper zu haben, wenn Sie Kohlenhydrate essen, besteht in der Einnahme von MCT-Öl oder dem morgendlichen Genuss von Bulletproof Coffee.

Flexibilität und Anpassungsfähigkeit sind für Ihren Körper wichtige Voraussetzungen, um stark zu werden – vor allem dann, wenn Sie bereits mit einer Infektion zu kämpfen haben. Deshalb sollten Sie moderates Fasten praktizieren, um widerstandsfähig zu bleiben.

Kurz und gut: Wenn Sie an einer bakteriellen Infektion leiden, vermeiden Sie Kohlenhydrate und setzen Sie Ihr moderates Fasten fort. Bei einer Virusinfektion essen Sie Eiweiß, nehmen in moderaten Mengen Kohlenhydrate, aber keinen Zucker, und außerdem MCT-Öl zu sich. Lassen Sie sich vor allem in stressigen Zeiten nicht von Angst und Verzweiflung unterkriegen! Sie haben diese Dinge unter Kontrolle. Es macht Sie stärker und widerstandsfähiger, sowohl psychisch als auch physisch in guter Verfassung zu sein. Fasten kann Ihnen bei alldem helfen.

Erfreuen Sie sich an der Vielfalt des Lebens. Kämpfen Sie nicht gegen die Zyklen der Welt an. Dann entgehen Sie der Fastenfalle und gehen weiterhin fröhlich Ihren Weg.

SCHLUSSWORT: FASTEN FÜR MEHR INNEREN FRIEDEN

Während meiner letzten Wanderung rund um die First Woman Cave stand mein Gehirn förmlich in Flammen. Trotz der Wüstenhitze und des unwegsamen Geländes war ich ein richtiges Energiebündel. Im Nachhinein war es keine besonders schlaue Idee gewesen, mich allein auf so schwieriges, mir unbekanntes Terrain zu wagen. Das hätte wirklich böse enden können, wenn ich mich ohne ausreichenden Wasservorrat verlaufen hätte. Aber ich steckte so voller Energie, dass ich mich einfach bewegen *musste*. Dieses Ausmaß an Energie verstieß gegen mein wissenschaftliches Verständnis von den Zusammenhängen zwischen Kalorien und Stoffwechsel. Wie konnte ich so ein Powerpaket sein, obwohl ich doch gar nichts gegessen hatte? Offensichtlich passierte in meinem Körper – auf emotionaler, psychischer und biologischer Ebene – zurzeit viel mehr, als ich gelernt hatte.

In meinem euphorischen Zustand kam ich zu der Erkenntnis, dass ich meine Schamanin eigentlich gar nicht mehr brauchte; ich konnte meine Rückkehr auch allein bewerkstelligen. Also schickte ich Delilah eine SMS: »Keine Sorge, ich laufe einfach zur anderen Höhle zurück. Du kannst mich dort abholen. Ich habe viel zu viel Energie!« Dann ging ich zum letzten Mal in meine Höhle, packte meine spärlichen Habseligkeiten zusammen, schnallte meinen Rucksack auf den Rücken und verabschiedete mich von meinen Bienen und dem kleinen braunen Vogel. Ich befand mich in einem richtigen Rauschzustand und machte mir keine Gedanken über den mehrere Kilometer langen Rückweg zur anderen Höhle. Es war zwar ein heißer Wüstentag, aber ich hatte ja ein bisschen Wasser dabei. Was konnte da schon schiefgehen?

Nun ja, wenn man zu übermütig wird, erteilt einem das Leben normalerweise prompt eine Lektion in Bescheidenheit. Ich fand zwar den Weg aus dem Canyon heraus auf eine Schotterstraße, bog aber dann falsch ab. Da ich die Gegend nicht kannte, steuerte ich auf einen kleinen Berg in der Nähe zu, von dem ich annahm, dass die Schamanin dort auf mich warten würde. Als ich nach dem Trampelpfad suchte, von dem ich wusste, dass er zu meiner ersten Höhle zurückführte, fand ich dort überhaupt keinen Weg – nur Kakteen und unwegsames Gelände. Ich kletterte auf Felsvorsprünge und hielt nach Klapperschlangen Ausschau. Die Sonne brannte mir in den Nacken, und ich war dankbar für meinen Hut. Ich trank die Hälfte meines Wasservorrats. Und als ich auf dem Gipfel des Berges ankam, gab es dort gar keine Höhle: Ich hatte den falschen Berg bestiegen.

Draußen gab es fast keinen Empfang, und mein Akku war so gut wie leer. Doch zum Glück war ich ein erfahrener Wanderer und geriet daher nicht in Panik. Ich rief die Schamanin an und versuchte ihr zu erklären, wo ich war, aber »auf einem Berg in der Wüste, und da drüben sehe ich Kakteen« ist nun mal keine sehr aussagekräftige Beschreibung. Trotzdem wunderte ich mich über die seltsame Energie, die mich durchströmte und meine begrenzten Vorstellungen davon erschütterte, was mein Körper alles verkraften konnte. Ich wusste: Zur Not hätte ich den ganzen Tag so weiterlaufen können. Also kletterte ich den Berg wieder hinunter, genoss den Anblick der roten Felsformationen und hielt nach einem Weg Ausschau. Es gab zwar keinen Schatten, der mich vor der grellen Wüstensonne abschirmte; aber mir ging es trotzdem hervorragend, und ich dachte kein einziges Mal an Essen.

Ich war immer noch Dave Asprey, der allein auf einem zerklüfteten Gipfel in Arizona stand – aber nicht mehr derselbe Dave Asprey, der vor vier Tagen voller Ängste und Zweifel auf Delilahs Ranch angekommen war. Mein altes Ich hatte instinktiv geglaubt, dass ich nach vier Tagen ohne Essen total geschwächt und ausgehungert sein würde. Dass vier Tage ohne Kontakt zu anderen Menschen mich in ein tiefes Tal der Traurigkeit und Einsamkeit stürzen würden. Zwar hatte ich während dieser vier Tage tatsächlich ein paar schwierige Phasen durchgemacht, aber trotzdem besaß ich jetzt mehr Energie als vor meiner Visionssuche. Ich fühlte mich richtig aufgedreht. Im Nachhinein weiß ich genau, was damals mit mir los war: Ich war in Ketose geraten, verbrannte also Fett und lieferte meinem Gehirn auf diese Weise konzentrierte Energie. Außerdem befand mein Körper sich zu diesem Zeitpunkt in einem superreinen

Zustand: Es zirkulierten keine Giftstoffe aus entzündungsfördernden Fetten, Proteinen oder Zuckern mehr in meinem Organismus, und es gab auch keine schädlichen Verdauungsnebenprodukte, die mein Gehirn blockierten.

Diese positiven Auswirkungen des Fastens sind mittlerweile gut dokumentiert und waren ganz offensichtlich die Ursache meines damaligen Hochgefühls. Doch zweifellos gab es da auch noch einen dritten wichtigen Faktor: Ich hatte gerade mein erstes richtiges spirituelles Fasten erlebt. Zwar trug ich noch immer die Narben meines alten Ichs mit mir herum, einschließlich der unzähligen Dehnungsstreifen aus der Zeit, als ich noch extrem übergewichtig gewesen war. Doch sie machten mir nicht mehr so viel aus, und ich war stolz auf die Muskeln, die sich darunter abzeichneten. Die Vergangenheit hatte weniger Bedeutung für mich als die Zukunft. Jeder Mensch sollte eine Chance haben, diesen Zustand zu erleben, in dem man sich absolut frei fühlt und das Gefühl hat, ganz nach seinen eigenen Vorstellungen leben zu können.

Auf dem Gipfel des nächsten Hügels gab es wieder keinen Empfang. Auf dem übernächsten Hügel auch nicht. Letzten Endes lief ich ungefähr 15 Kilometer in der Wüstenhitze, mit einem Rucksack auf dem Rücken und fast leerer Wasserflasche – mutterseelenallein, nach vier Tagen Fasten –, und trotzdem ging es mir dabei ganz ausgezeichnet. Das war schon eine verrückte Sache. Es war die schönste Wanderung meines Lebens. Ich fühlte mich so verdammt gut!

Also wanderte ich einfach weiter und ließ mich vom Universum dorthin führen, wo es mich haben wollte – in dem Wissen, dass ich mehr als stark genug war, um alles zu bewältigen, womit es mich konfrontierte. Und das Universum hat mich auch tatsächlich nicht enttäuscht: Ich sichtete Delilah genau in dem Augenblick, als der Akku meines Handys den Geist aufgab.

Seien Sie der beste Spiegel für die Welt

Als Kind habe ich leidenschaftlich gern gelesen. Eines meiner Lieblingsbücher war *Homer Price*,[103] eine Sammlung von Geschichten des brillanten Schriftstellers Robert McCloskey. In einer dieser Geschichten kommt ein Handlungsreisender namens Professor Atmos P. H. Ear in die Stadt und verhökert ein ganz erstaunliches Produkt namens »Immer mehr«-Pulver. Man kann dieses Pulver auf alles streuen, das man verstärken oder vermehren möchte: Streut man es auf ein quietschendes Rad, dann quietscht es noch lauter. Streut man es auf einen wunderschönen Baum, so wird er davon noch schöner. Natürlich ist das in Wirklichkeit gar kein Pulver, sondern nur eine leere Dose, aber die Leute *wollen* daran glauben. Die Pointe dieser Geschichte besteht darin, dass Professor Atmos P. H. Ear zwar ein Schwindler, aber gleichzeitig auch ein Weiser war. Das Schöne an der Geschichte ist, dass die Menschen total begeistert von dieser Idee waren – so sehr, dass sie den »Immer mehr«-Effekt tatsächlich für bare Münze nahmen.

Intermittierendes Fasten wirkt genauso wie dieses Pulver: Es ermöglicht Ihnen, mehr zu dem Menschen zu werden, der Sie in Wirklichkeit sind bzw. sein möchten. Fasten ist keine Garantie dafür, dass Sie die richtigen Entscheidungen treffen werden: Wenn Sie ein Vollidiot sind, liefert es Ihnen genau die Energie, die Sie brauchen, um ein noch größerer Vollidiot zu werden. Wahrscheinlich schreien Sie dann am Ende *noch* mehr Leute an als vorher. Aber wenn Sie sich ernsthaft darum bemühen, etwas Gutes in Ihrem Leben, Ihrer Gemeinde oder irgendwo anders auf der Welt zu bewirken, wird Ihnen auch das *noch besser* gelingen. Fasten räumt Ihnen viele Hindernisse aus dem Weg.

Eines dieser Hindernisse ist die viele Energie, die Sie normalerweise für Gedanken an Essen investieren. Diese fehlgeleitete Fixierung aufs Essen erschwert es Ihnen, Spitzenleistungen zu erbringen. Wenn Sie dauernd essen und verdauen, ist ein Teil von Ihnen immer mit dem Gedanken an Essen (oder der Verarbeitung desselben) beschäftigt, statt irgendetwas anderes, Wichtigeres zu tun. Die Pausen, in denen Ihr Stoffwechsel sich ausruht, sind gleichzeitig die Phasen, in denen Gipfelerlebnisse möglich werden!

Der erste Schritt zu einem sinnvollen Fasten besteht schlicht und einfach darin, damit anzufangen: Sie müssen alle Hindernisse überwinden, die Sie davon abhalten können, überhaupt mit dem Fasten zu experimentieren. Überwinden Sie Sätze wie: »Ich könnte dabei verhungern. Das hört sich ja an wie Folter. Es ist unbequem. Es ist komisch. Womöglich schaffe ich es gar nicht.« Sie sind von Ihrer Evolution her nun mal darauf programmiert, dem Tod und dem Verhungern um jeden Preis aus dem Weg zu gehen. Fasten (oder auch nur der Gedanke an Fasten) wird diese Urängste in Ihnen auslösen. Sie müssen Ihr modernes, rational denkendes Gehirn über Ihr altes, instinktgeleitetes Reptiliengehirn stellen. In einem zweiten Schritt können Sie mithilfe des Fastens alle anderen Hindernisse in Ihrem Leben überwinden – diejenigen, die Sie davon abhalten, sich auf eine Reise zu wagen, eine Familie zu gründen oder einfach nur zu einer besseren Version Ihrer selbst zu werden.

Ich möchte, dass Sie Ihre Vorurteile über Essen und Fasten nun einmal genau unter die Lupe nehmen, um herauszufinden, woher sie kommen. Warum halten Sie diese Vorurteile für wahr? Was wäre, wenn viele davon gar nicht zutreffen würden? Welche dieser Vorurteile können Sie wirklich beweisen? Viele Menschen wehren sich dagegen, auch nur einen Tag lang zu fasten, weil das so viele Emotionen in ihnen weckt. Sie haben Angst, weil sie nicht wissen, was dann passieren wird. Ich kann Ihnen sagen, was passieren wird: Sie werden Ihrem Hunger ins Auge sehen. Und Sie werden vielleicht sogar der Tatsache ins Auge sehen, dass Sie in einem Raum voller Menschen sitzen, die ein soziales Erlebnis namens *Abendessen* miteinander teilen – und dass Ihr Teller dabei leer sein wird. Welche emotionalen Saiten wird die Stimme in Ihrem Kopf dann anschlagen? Wird sie Ihnen einreden, dass Sie einsam sind, dass Sie nicht dazugehören? Ja, höchstwahrscheinlich wird sie so etwas sagen. Und das ist alles gelogen.

Jahre nach meiner Visionssuche in der First Woman Cave war ich zu einem Dinner im Kensington Palace in London eingeladen. Ich gehörte zu einer Gruppe von Führungskräften, die sich mit Angehörigen europäischer Eliten trafen. Alles sehr vornehm. Als die in Smoking gekleideten Kellner begannen, ausgefallene Speisen aufzutragen – so wie man es in einem Palast erwartet –, blickte ich mich um, um zu sehen, was die anderen Leute taten. Ich hatte die meisten der angebotenen Gerichte höflich abgelehnt. Denn ich faste auf Geschäftsreisen gerne, und wenn ich einen langen Flug hinter mir oder vor mir habe, verzichte ich grundsätzlich 24 Stunden lang auf Essen, um einem Jetlag vorzubeugen. Trotzdem erschien es mir sozial inakzeptabel, alles abzulehnen, was mir im Kensington Palace angeboten wurde, also wählte ich aus Höflichkeit ein paar Speisen aus.

Inmitten des Klimperns der Gabeln auf den Tellern ließ ich meine Blicke schweifen und war fasziniert, als ich sah, dass der Mann, der neben mir saß – Phil Libin, CEO von Evernote – nichts auf seinem Teller liegen hatte. Ich fragte ihn nach dem Grund. »Ich faste«, antwortete er und erklärte mir, dass er sich gerade am dritten Tag einer fünftägigen Fastenkur befinde. Vor Kurzem hatte er mit bis zu achttägigem Fasten und der damit einhergehenden Ketose 40 Kilo abgenommen. Damals konnte ich den Gedanken, bei einem solchen Anlass zu fasten, noch nicht nachvollziehen und erklärte ihm das auch. Seine Antwort lautete, er sei sehr oft auf Reisen, daher bestehe die einzige Möglichkeit, Fastenkuren in sein Leben einzubauen, einfach darin, zu bestimmten Zeiten nichts zu essen – egal, an welchem Ort der Welt er sich gerade befinde. Das erschien mir absolut plausibel.

So saßen wir mit seinem leeren Teller und meinem halbleeren Teller nebeneinander und unterhielten uns. Sie hätten einmal die Reaktionen der anderen Leute an unserem Tisch sehen sollen! Sie warfen Phil Blicke zu, als sei er todkrank. Und das waren definitiv Menschen, die überhaupt keinen Grund hatten, negativ über andere Leute zu urteilen. Ein paar der Gäste ergingen sich sogar in Spekulationen darüber, dass Phil Libin womöglich an einer Essstörung leiden könnte, obwohl er während dieses Festessens einen absolut zufriedenen und sehr geselligen Eindruck machte.

Ich selbst sah sein Verhalten mit völlig anderen Augen: »Gut für dich, Mann. Du tust genau das, was du willst!« Dieser Mann hatte den Mut, seinen Körper so mit Brennstoff zu versorgen, wie es ihm guttat. Es gibt kaum etwas Gesünderes, als 40 oder 50 Kilogramm abzunehmen. Vielleicht ist Ihnen ein ähnliches Verhalten bei Jack Dorsey, dem CEO von Twitter und Square, aufgefallen. Wir haben uns schon vor Jahren über sein intermittierendes Fasten und seinen Kaffeekonsum ausgetauscht. Und offensichtlich ist das Fasten diesem Mann sehr gut bekommen: Nur wenige Menschen können zwei börsennotierte Unternehmen gleichzeitig leiten. Wie er sagt, hat er das in erster Linie seiner Ernährung zu verdanken. Als Jack Dorsey offen darüber sprach, dass er nur eine Mahlzeit pro Tag (OMAD) zu sich nehme, versuchten einige Medien, das als Essstörung hinzustellen, so wie auch Phil Libin anlässlich der Dinnerparty im Kensington Palace mit seinem Verhalten auf Unverständnis gestoßen war. Wenn Ihre Diät *Kontrolle* über Sie ausübt, handelt es sich dabei um eine Essstörung. Wenn *Sie* dagegen *Kontrolle* über Ihre Diät ausüben, ist das ein Zeichen dafür, wie gut Sie Ihr Leben im Griff haben. Ich könnte keinen großen Podcast betreiben, alle ein bis zwei Jahre ein Buch schreiben und zusätzlich auch noch CEO von zwei Firmen sein, wenn ich nicht fasten würde. Schließlich will ich am Ende des Tages auch noch genügend Energie übrig haben, um ein guter Ehemann, Vater und Freund zu sein.

Es ist fast so, als würde die hungrige Stimme in den Köpfen anderer Menschen getriggert werden, wenn man selbst nichts isst. Spiegelneuronen können tatsächlich dafür sorgen, dass andere Menschen Hunger bekommen, wenn sie jemanden fasten sehen. Diese Reaktion hat früher eine wichtige adaptive Funktion erfüllt: Sie sorgte nämlich dafür, dass Jäger ihre Beute mit den anderen Mitgliedern des Clans teilten und dass alle gemeinsam aßen und auf diese Weise ihre soziale Bindung aufrechterhielten. Heute ist das aber leider ganz anders: Wenn *Sie* sich Ihrer Gesundheit zuliebe entscheiden, auf Essen zu verzichten, empfinden andere Menschen diese Enthaltsamkeit oft als Schmerz an *ihrem eigenen* Leib.

Vielleicht aktivieren Sie dadurch auch eine Art sozialer Spiegelung: Wenn Sie aus freier Entscheidung nichts essen, kann das bei anderen Menschen ein Gefühl der Unsicherheit im Hinblick auf ihre eigenen Essgewohnheiten auslösen (zumal wir in einer Kultur leben, in der Essen und Körpergewicht mit so großen Schamgefühlen einhergehen). Unsichere Menschen sind normalerweise nicht sehr großmütig. Sie könnten unterschwellig oder sogar ganz offen versuchen, Ihre Bemühungen zu sabotieren. Doch sobald Sie wissen, woher diese Impulse kommen, können Sie besser mit solchen Nörglern umgehen, indem Sie sie weniger verurteilen und ihnen mehr Einfühlungsvermögen entgegenbringen.

Ich habe diese Spiegelungseffekte erst vor Kurzem am eigenen Leib erlebt, als ich bereits an diesem Buch arbeitete. Ich befand mich gerade auf einem Flug von Seattle nach Dubai. Das ist ein ziemlich langer Flug – ungefähr 18 Stunden lang –, und ich freute mich, ungestört zu sein und Zeit zum Schreiben zu haben. Wieder einmal fastete ich während des Flugs, um gegen den Jetlag anzukämpfen. Als ich mich in die erste Klasse setzte (das ist zwar teuer, hilft aber ebenfalls gegen Jetlag), kam eine Flugbegleiterin zu mir und bot mir ein Menü an. Ich lächelte sie freundlich an und erklärte ihr, dass ich keines bräuchte, weil ich während des Fluges nichts essen wolle, stattdessen aber gerne viel Wasser mit Kohlensäure hätte. Da bekam sie ganz große Augen und bestand darauf, mir das Menü trotzdem in die Hand zu drücken für den Fall, dass ich es mir später anders überlegen würde. Ich erklärte ihr nochmals, dass ich es wirklich nicht haben wolle, und sie schaute mich sehr skeptisch an, als hätte sie Angst, ich könnte sterben, wenn ich 18 Stunden lang nichts esse.

Diese Spiegelneuronen beunruhigten sie sogar so sehr, dass sie eine andere Flugbegleiterin herbeiholte, um mich mit vereinten Kräften vielleicht doch noch zu einem Menü überreden zu können. Doch zum Glück praktizierte die neue Flugbegleiterin, Jacquie, selbst intermittierendes Fasten; die Bulletproof-Diät half ihr, besser mit den zermürbenden Anforderungen ihres Jobs fertig zu werden. Jacquie hatte Verständnis für mich: Sie verzichtete darauf, mir das Menü aufzudrängen, und unterstützte mich sogar in meinen Fastenbemühungen, indem sie mir Kaffee (mit Bulletproof-Bohnen!) und etwas Butter darin zubereitete.

Aus solchen Erfahrungen habe ich eine wichtige Lektion gelernt: Den uralten Teilen unseres Gehirns jagt das Fasten solche Angst ein, dass wir sogar den Hunger anderer Menschen mitempfinden und etwas dagegen unternehmen wollen – oft, indem wir unser eigenes Fasten oder das unserer Mitmenschen sabotieren. Aber ich glaube auch, dass Empathie in beide Richtungen funktionieren muss: Indem Sie durch Fasten zu einem besseren Menschen werden und Empathie in die Welt ausstrahlen, können Sie die Menschen um sich herum innerlich aufbauen.

So schaffen Sie die richtigen Voraussetzungen für Ihren Erfolg

Im ersten Jahrhundert nach Christus schrieb der griechische stoische Philosoph Epiktet: »Wir müssen uns einem harten Training für den Winter unterziehen und uns nicht in Dinge stürzen, auf die wir nicht vorbereitet sind.«[104] Ich schätze die stoische Philosophie, weil sie die Herausforderungen, für die wir uns entscheiden, und unsere Vorbereitung darauf in einer Weise thematisiert, die auch in unserer heutigen Welt immer noch Gültigkeit hat.

Es hat schon etwas für sich, wenn eine Philosophie sich darauf fokussiert, unvermeidbare Härten klaglos zu ertragen und dabei nach immer größerer Tugend zu streben. Ob Sie nun etwas übers Fasten wissen wollen oder darüber, wie man ein extrem belastbarer Mensch wird – diese alten Schriften können Ihnen große Wahrheiten offenbaren. Während meiner Arbeit an diesem Buch las ich zusammen mit meinem zehnjährigen Sohn jeden Vormittag in der Sauna das Buch *Der tägliche Stoiker: 366 nachdenkliche Betrachtungen über Weisheit, Beharrlichkeit und Lebensstil*[105] von Ryan Holiday und Stephen Hanselman. Bei dieser Gelegenheit kommt mir übrigens auch noch ein anderes Zitat in den Sinn: »Du hast Macht über deinen Geist – nicht über äußere Ereignisse«, schrieb der römische Stoiker Marc Aurel in seinem bahnbrechenden Werk *Selbstbetrachtungen*. »Erkenne das, und du wirst Kraft finden.«

Fasten lehrt Sie, diese Macht über Ihren Geist aufzubringen – sei es durch Verzicht auf Zigaretten, Alkohol, Pornos (in die manche Menschen enorm viel Energie investieren) oder alles andere, was Sie sich bewusst versagen. Wenn Sie sich zu diesem Verzicht aufraffen, kämpfen Sie gegen die innere Programmierung Ihres Körpers an – und dazu brauchen Sie ein hartes Wintertraining. Sie sollten mit offenen Augen auf die Hindernisse zugehen, die Ihnen dabei begegnen werden. Wenn Sie sagen: »Oh, das klingt toll – dieses Buch inspiriert mich so sehr, dass ich eine fünftägige Wasserfastenkur machen will«, während Sie gleichzeitig auch noch für einen Marathon trainieren und ein neues Unternehmen gründen, kann ich Ihnen genau sagen, was als Nächstes passieren wird: Sie werden es nicht schaffen. Vielleicht landen Sie sogar im Krankenhaus.

Also schaffen Sie die richtigen Voraussetzungen für Ihren Erfolg. Die beste Strategie besteht darin, Ihren Stoffwechsel auf Flexibilität zu trainieren, bevor Sie sich an größere Fastenvorhaben heranwagen. Nutzen Sie beim Fasten die Hacks, die ich in diesem Buch beschrieben habe – MCT-Öl, Bulletproof Coffee, Schlaftraining, körperliche Aktivität und kontrollierte Atmung –, und kombinieren Sie diese Tipps und Tricks auf eine Weise, die zu Ihrem körperlichen Zustand und Ihrer Lebenssituation passt. Übertreiben Sie es nicht – aber lassen Sie sich auch keine potenziellen Vorteile des Fastens entgehen. Stürzen Sie sich nicht in irgendetwas hinein, worauf Sie sich nicht richtig vorbereitet haben. Das ist ein guter Rat für alle Lebenslagen, vor allem aber für das Fasten.

Ich hoffe, Sie haben nichts dagegen, wenn ich hier noch eine weitere Weisheit aus Epiktet 2.10.1 in den Worten von Ryan Holiday zitiere: »Bedenke, wer du bist.

Vor allem: ein Mensch, und du trägst keine größere Macht in dir als deine Entscheidungsgewalt, die alle anderen Dinge beherrscht und keinem Meister unterworfen ist.«[106] Epiktet kam als Sklave auf die Welt und wurde erst im Alter von 18 Jahren freigelassen. Worte über Freiheit und vernünftige Entscheidungen haben ein ganz besonderes Gewicht, wenn sie von einem Menschen kommen, der früher weder Freiheit noch Entscheidungsmöglichkeiten hatte.

Der *Verzicht*, der allem Fasten zugrunde liegt, gibt Ihnen die Verantwortung für Ihre eigene Freiheit. Das ist eine große Aufgabe. Wenn Sie sich jedoch für den Rest Ihres Lebens von Gelüsten und Begierden treiben und kontrollieren lassen wie eine Marionette, werden Sie niemals Ihr volles Potenzial verwirklichen können – und mit solchen Halbheiten werden Sie sich doch bestimmt nicht zufriedengeben wollen. Wenn Sie sich dagegen über Ihre Begierden erheben und sich beweisen wollen, dass Sie für eine kurze Zeitlang Nein sagen können (natürlich ohne Ihre Gesundheit dadurch in Gefahr zu bringen), zeigen Sie Ihrem Körper, wer der Chef ist: Sie.

Viele Menschen reden über Diät und Fasten, als handle es sich dabei um oberflächliche Bestrebungen – um Obsessionen, bei denen es einfach nur darum geht, schlank zu sein und gesund auszusehen, ohne sich um den Rest der Welt zu kümmern. Dabei ist genau das Gegenteil der Fall: Wenn Sie etwas Gutes in die Welt hineinbringen möchten, brauchen Sie die Energie und Zielgerichtetheit, um es von der Idee in die Tat umsetzen zu können. Fasten verhilft Ihnen zu dieser Energie und Zielorientierung: Es gibt Ihnen das »Immer mehr«-Pulver in die Hand, mit dem Sie aus der Welt, so wie sie ist, immer mehr die Welt machen können, so wie sie sein sollte.

Wir sind noch nicht fertig mit der stoischen Philosophie. Folgendes hat Seneca der Jüngere, der weithin als größter stoischer Philosoph gilt, vor fast 2000 Jahren in seinen *Briefen an Lucilius* geschrieben (auch wieder in den Worten von Ryan Holiday): Es gäbe »keinen Grund zu leben und kein Ende unserer Misere, wenn unsere Ängste überhand nehmen«.[107] Falls Ihnen dieser Gedanke irgendwie bekannt vorkommt, gibt es einen Grund dafür. Franklin Delano Roosevelt hat diese Ideen nämlich folgendermaßen formuliert: »Das Einzige, was wir zu fürchten haben, ist die Furcht selbst.« Ich habe eine demütigende Lektion über dieses Thema gelernt, als ich während meiner Visionssuche in der Höhle wegen eines imaginären Pumas schier ausgerastet wäre.

Sie kennen jetzt die Biologie des Fastens und wissen, dass es Sie nicht umbringen wird. Wenn Sie es richtig machen, fühlt es sich nicht einmal unangenehm an. Trotzdem akzeptieren Sie diese Wahrheit wahrscheinlich immer noch nicht ganz, weil Sie sie noch nicht erlebt haben. Solange die Angst Sie im Griff hat, bestimmt sie Ihre Realität. Von den vier F – Furcht, Fressalien, F*cken und Freunde – ist die Furcht am mächtigsten. Selbst Dinge, von denen Ihr rationales Gehirn weiß, dass sie offensichtlich nicht lebensbedrohlich sind und dass es lächerlich ist, Angst davor zu haben, aktivieren Ihre ursprünglichen biologischen Reaktionen, die verhindern sollen, dass Sie ums Leben kommen. Deshalb kommen Ängste allem in die Quere, was Sie als Mensch anstreben – selbst so etwas Albernem wie Karaoke-Singen in einer Bar.

Ihr Körper nutzt diesen Überlebensinstinkt, um dafür zu sorgen, dass Sie sich mit Zucker und allem anderen, was in greifbarer Nähe liegt, vollstopfen, denn er will ganz sicher gehen, dass Sie nicht auf das zweite F verzichten, nämlich Nahrung. Ihm ist es egal, ob Ihr Essen gesund für Sie ist oder nicht. Ihm geht es nur darum, dass Ihnen nicht die Energie ausgeht. Also verbindet er das erste und zweite F mit dem vierten – Freunde – und macht den Akt des Essens zu einem gemeinschaftlichen Ereignis voller herzlicher Gefühle.

Was das dritte F angeht – nun ja, es gibt schon einen Grund dafür, warum das so oft nach einer Verabredung zum Essen passiert: Die sinnlichen Freuden und wichtigen Aktivitäten, die unserem Überleben und unserer Fortpflanzung dienen, geraten in unserem Gehirn durcheinander. Aber die Angst ist so überwältigend, dass sie sogar das dritte F ausschalten kann. Haben Sie schon mal jemanden gesehen, den Sie wirklich anziehend fanden, und wollten ihn oder sie unbedingt um ein Date bitten, hatten aber dann doch nicht den Mut, rüberzugehen und Hallo zu sagen? Das ist Furcht. Sie redet Ihnen ein, dass Sie dieser Person nicht ebenbürtig sind, was das Aussehen, die Sexualität, den Humor, den Reichtum – oder was auch immer – angeht.

Werden Sie diese Angst ertragen? Werden Sie sich von ihr leiten lassen, als stünden Sie immer noch wehrlos in der Savanne einem hungrigen Tiger gegenüber? Wenn ja, dann wird es, wie Seneca sagt, in Ihrem Leben nur unendliches Elend geben. Finden Sie heraus, was Ihnen am wichtigsten ist, was Ihnen am meisten Angst einjagt und was Sie niemals für längere Zeit entbehren zu können glauben. Und dann verzichten Sie *auf diese Sache* – und sei es nur einen Tag lang. Gerade lange genug, um sich unwohl zu fühlen. Danach schauen Sie in den Spiegel. Mögen Sie den Menschen, den Sie dort sehen?

Ich verspreche Ihnen, dass Ihnen dieser Mensch sympathischer sein wird als vorher. Das ist die Magie des Fastens.

Ihre nächste (und übernächste) Fastenkur

In diesem Buch habe ich Ihnen von meinen Erfahrungen mit der Visionssuche in der Höhle berichtet. Diese Geschichte sollte Sie inspirieren, aber auch warnen. Wenn Sie auf etwas verzichten, werden die Lautstärke und die Frequenz der Geräusche in Ihrem Kopf zunehmen – vor allem am Anfang. Die Geräusche gehen von verborgenem Flüstern – sanften, leisen Tönen, die Sie nicht wahrnehmen würden, wenn Sie sich nicht in einem Zustand tiefer Meditation befänden – zu deutlich hörbaren Beschwerden über. Dann zu Schreien. Dann zu einem lauten Kreischen. Und schließlich werden Sie aus diesen Stimmen unverhohlene Panik heraushören.

Wenn sich die Stimmen am extremsten und dramatischsten anhören, werden Sie endlich auch merken, wie falsch sie klingen. Das Geheimnis des Fastens – das gleichzeitig auch das Geheimnis Ihrer eigenen Biologie und Ihres eigenen Lebens ist – besteht darin, Wege zu entwickeln, wie man Wahrheit von Fiktion trennen kann. Ihr Körper lügt Sie an, aber das ist nicht Ihre persönliche Schuld: Diese Lügen haben sich über Jahrmillionen als nützliche Instinkte entwickelt, um Sie am Leben zu erhalten. Ohne sie wären Sie heute nicht hier. Aber manchmal sagt Ihr Körper Ihnen auch die Wahrheit. Sobald Sie verstehen, dass diese Botschaften uralte Anpassungsmechanismen an längst vergangene Lebensbedingungen sind, können Sie anfangen, Bedürfnisse von Wünschen und Wahrheiten von Lügen zu trennen.

Jeder, der mich gut kennt oder meine Bücher und Blogs regelmäßig liest, weiß, dass ich eine Abneigung gegen bestimmte Wörter habe, die ich als »Schwafelwörter« bezeichne: wichtig klingende Wörter, die aber nur vage, schwammige Bedeutungen haben. Menschen benutzen solche Wörter, wenn sie nicht ganz sicher sind, was sie eigentlich sagen wollen – oder wenn sie nicht die Verantwortung für eine klare Meinung übernehmen möchten. Wahrscheinlich haben wir alle schon mal zu solchen Wörtern gegriffen, um uns durch eine geschäftliche Besprechung durchzulavieren oder aus einer unangenehmen Situation herauszuwinden. Ich habe es jedenfalls getan. Aber aus solchem Verhalten kann leicht Unehrlichkeit und Verwirrung entstehen, oder es verleitet uns zur Untätigkeit.

Bedürfnis oder *brauchen* sind für mich solche Schwafelwörter. Es sind die am meisten überstrapazierten Wörter in unserer Sprache, und doch sind sie fast immer unwahr. Wie unterscheidet man zwischen einem *Bedürfnis* und einem *Wunsch*? Ganz einfach: Man braucht nur den Zusatz »… oder ich muss sterben« ans Ende der betreffenden Aussage anzuhängen. Danach können Sie überprüfen, ob dieser »Bedürfnis«-Satz immer noch stimmt. Die meisten Dinge, von denen wir leichtfertigerweise behaupten, sie zu brauchen (»Ich brauche dieses iPhone! Ich brauche dieses T-Shirt!«), sind gar keine echten Bedürfnisse. Zu sagen, dass wir sie »brauchen«, verleiht allen möglichen unnötigen Dingen Macht über uns.

Deshalb möchte ich Sie nun mal mit einer ganz anderen Fastenherausforderung konfrontieren: Verzichten Sie einen Tag lang auf alle Wörter, die Sie innerlich schwächen. Denn die Sprache beeinflusst unser Denken und Fühlen. Wenn Sie das Wort »Bedürfnis« nicht mehr auf eine irreführende Weise gebrauchen, die Sie entmachtet, sondern in seiner richtigen Bedeutung, wird Ihnen jedes andere Fasten, das Sie ausprobieren, auf wundersame Weise leichter fallen. Und um die Sache noch ein bisschen aufzupeppen, können Sie Ihrem Ehepartner oder Ihren Freunden, Kollegen oder Kindern versprechen, jedes Mal, wenn Sie die Wörter *brauchen* oder *nicht können* – eine weitere allgegenwärtige Schwafelei – in den Mund nehmen, 5 Euro an eine Wohltätigkeitsorganisation zu spenden. Letzten Endes werden Sie sich wahrscheinlich händeringend fragen, wie Sie diese horrende Summe aufbringen sollen.

Sie könnten aber auch eine andere sehr sinnvolle Form des sprachlichen Fastens ausprobieren: Nehmen Sie sich vor, heute einmal nur die Wahrheit zu sagen. Das ist wirklich eine große Herausforderung – wahrscheinlich sogar noch schwieriger, als Sie es sich vorstellen. Verzichten Sie im Rahmen dieses »Lügenfastens« auch auf die Verwendung von *kann nicht*. Wenn Sie das nächste Mal jemand fragt: »Hey, kannst du mich vom Flughafen abholen?«, und Sie keine Lust dazu haben, würden Sie normalerweise wahrscheinlich sagen, dass Sie das ja furchtbar gern täten, nur leider … Ups! Oder wenn jemand Sie bittet, sich mit Ihnen zum Mittagessen zu treffen, können Sie dann eben auch nicht einfach sagen: »Oh, das tut mir sehr leid, ich würde ja gerne kommen, aber …«

Wenn Sie behaupten, all das nicht tun *zu können*, so ist das eine Lüge. Die Wahrheit – die Realität – lautet nämlich, dass Sie es *sehr wohl* tun könnten. Sie *könnten* all Ihre anderen Verpflichtungen absagen und zu diesem Mittagessen gehen. Sie *könnten* sich eine Stunde frei nehmen und zum Flughafen fahren. Warum behaupten Sie also, es nicht zu können, obwohl Sie es eigentlich *doch* könnten, aber nicht *wollen*? Vielleicht gebrauchen Sie solche Ausreden, um die Gefühle anderer Menschen nicht zu verletzen. Kann sein. Aber mit viel größerer Wahrscheinlichkeit ist es Ihnen unangenehm, einfach zu Ihrer Entscheidung zu stehen und offen und ehrlich zu sagen, wozu Sie bereit sind – oder eben nicht. Versuchen Sie das mal einen Tag lang und achten Sie darauf, wie anders Sie sich dabei fühlen. Oder genauer gesagt: *Tun* Sie es einen Tag lang und achten Sie darauf, wie anders Sie sich dabei fühlen. (*Versuchen* ist nämlich auch so ein Schwafelwort – eine Möglichkeit, so zu tun, als seien Sie zu etwas bereit, was Sie wahrscheinlich niemals tun werden.) Wenn Sie Angst davor haben, andere Menschen damit zu verletzen, erklären Sie Ihren Freunden einfach, dass Sie gerade eine »Lügenfastenkur« machen: Sie wollen einen Tag lang keine Lügen erzählen, egal, wie belanglos sie sind. Vielleicht werden die anderen Sie dann für verrückt halten, aber dieses Fasten wird Ihnen leichter fallen, wenn Sie ehrlich dazu stehen. Zu lernen, einen Tag lang ohne Lügen auszukommen, ist genauso befreiend, wie einen Tag ohne Essen auszukommen.

Sie sehen: Auf Essen zu verzichten, ist ein Einstieg in eine befreiende Welt der Ehrlichkeit und Kontrolle über Ihr eigenes Leben. Sobald Sie aufhören, sich in *einem Bereich* Ihres Lebens zu verstecken, werden sich auch alle möglichen anderen Chancen für Sie eröffnen. Genau deshalb habe ich dieses Buch geschrieben: nicht, damit Sie wieder in Ihre Badehose hineinpassen oder Ihr Arteriosklerose-Risiko senken – obwohl das sicherlich ganz nette zusätzliche Vorteile sind. Ich möchte Sie dazu einladen, sich die Möglichkeit einer radikalen Selbstoptimierung zu eröffnen.

Beginnen Sie damit, auf die Aussage *kann nicht* zu verzichten. Verwenden Sie auch das Wort »brauchen« nicht mehr – es sei denn, es geht dabei um etwas, das Sie wirklich dringend benötigen und ohne das Sie zugrunde gehen würden. Diese scheinbar kleinen Herausforderungen sind in Wirklichkeit äußerst schwer zu meistern. Aber wenn es Ihnen gelingt, diese Wörter für einen Tag aus Ihrem Wortschatz zu streichen, können Sie auch einen Tag lang ohne Essen auskommen. Und dann können Sie auch auf Hass verzichten und mehr Freundlichkeit und Großzügigkeit in die Welt hineinbringen. Sie können wirklich und wahrhaftig zum Meister über sich selbst werden.

Sprache ist vielleicht der mächtigste Biohack, den es gibt. Wenn Sie Ihr erstes Fasten mit einer Tasse Bulletproof Coffee beginnen wollen, ist das völlig in Ordnung. Ich liebe diesen Kaffee, trinke ihn selbst regelmäßig und verkaufe ihn Ihnen gerne. Aber egal, was für eine Art von Fasten Sie planen – Sie werden eine viel größere Chance auf Erfolg haben, wenn Sie zuerst an den Stimmen in Ihrem Kopf arbeiten, denn das wird Ihnen diesen Prozess sehr erleichtern. Dadurch wird Ihnen der Unterschied zwischen Wunsch und Bedürfnis, zwischen Angst und echter Gefahr bewusst. Wenn Sie tatsächlich fasten und richtig in diesen Weg des Verzichts einsteigen, werden die Stimmen in Ihrem Kopf sehr, sehr leise werden. Dann lernen Sie die beglückende innere Stille kennen, die ich am Ende meiner Visionssuche zum ersten Mal erlebt habe.

Letztendlich bringt Ihnen das Fasten also nicht nur körperliche Vorteile, geistige Klarheit, emotionale Offenheit und spirituelle Erkenntnisse, sondern auch Stille und inneren Frieden. Und genau das wünsche ich mir letztendlich für Sie: *Möge Ihr nächstes Fasten – und auch das Fasten danach – Ihnen Frieden bringen.*

Haben Sie keine Angst davor, zu verzichten. Es wird Ihr Leben verändern.

DANKSAGUNG

Jedes Mal, wenn ich meiner Familie erzähle, dass ich wieder mal ein Buch schreiben möchte, tue ich das mit gemischten Gefühlen. Meine Frau Lana und meine Kinder Anna und Alan wissen, dass es einem guten Zweck dient, wenn ein Buch bereit ist, aus meinem Kopf herauszuschlüpfen. Sie wissen auch, dass es umso stressiger wird, je länger ich in so einer Situation mit dem Schreiben warte. Ich bin ihnen dankbar dafür, dass sie mich unterstützen und Verständnis für all die langen Nächte und Abgabetermine haben, die dann noch zu meinem ganz normalen Leben als Moderator von *Bulletproof Radio* und als Leiter meiner anderen Unternehmen hinzukommen. Ebenso wissen die Leute, die meine Firmen leiten, dass ich ihnen, wenn ich in den Schreibmodus gehe, mehr abverlange als sonst, weil mein Gehirn dann für eine Weile woanders ist. Zunächst möchte ich meiner Familie dafür danken, dass sie mir neben meinen anderen Verpflichtungen auch noch Zeit und Spielraum für diese Arbeit gibt. Auch meinem Team danke ich für seine Unterstützung bei meiner schriftstellerischen Tätigkeit.

Es gibt zwar eine romantische Vorstellung vom einsamen Autor, der irgendwo allein in einem Zimmer hockt und Bücher schreibt, aber so funktioniert das eigentlich nicht. Ein Buch zu schreiben, das die Zeit, die der Autor braucht, um es zu verfassen, und die Zeit, die der Leser braucht, um es in sich aufzunehmen, mehr als wert ist, ist Teamwork. Dass dieses Buch so geworden ist, wie es jetzt ist, habe ich meiner großartigen Lektorin Julie Will bei Harper Wave, meinem Co-Autor Corey Powell und meiner Agentin Celeste Fine zu verdanken. Sie alle haben mir so viele fantastische Vorschläge unterbreitet, um dieses Buch so gut wie möglich zu machen. Herzlichen Dank auch an Bev Hampson, die meinen randvollen Terminkalender gemanagt und dafür gesorgt hat, dass ich meine Termine einhalte und trotzdem Zeit habe, mich um mich selbst zu kümmern (so wie ich es meinen Lesern in diesem Buch immer predige), während ich gleichzeitig auch noch ein aktiver Ehemann, Vater, Unternehmenschef, Autor und Podcaster bin.

Ein besonders herzliches Dankeschön geht an meine Teams bei TrueDark, 40 Years of Zen, Homebiotic und The Dave Asprey Box, Upgrade Labs und meinem Coaching-Institut The Human Potential Institute.

Ich habe zum ersten Mal im Jahr 2010 über intermittierendes Fasten geschrieben, und diese Fastenmethode hat schon einige Jahre davor eine wichtige Rolle in meinem Leben gespielt. Seitdem wurden so viele neue Erkenntnisse über dieses Thema publiziert, und ich bin dankbar dafür, dass ich die Möglichkeit hatte, mit vielen der weltweit besten Fastenexperten zu sprechen: Sie haben mir geholfen, nähere Details herauszufinden, haben mich immer wieder beraten und gecoacht und dieses Wissen mit der ganzen Welt geteilt. Ein ganz herzliches Dankeschön geht an Jason Fung, Jimmy Moore, Naomi Whittel, Mark Mattson, Brad Pilon, Mark Sisson, Wim Hof, Dr. Joseph Mercola, Dr. Amy Shah, Dr. Sylvia Tara, Siim Land, Dr. Rudy Tanzi, Dr. Molly Maloof, Dr. David Sinclair, Dr. David Perlmutter, Tina Anderson, James Clement, Chalene Johnson, Naveen Jain, Michael Platt, J. J. Virgin, Satchin Panda, Matt Gallant und Wade Lightheart!

Besonders dankbar bin ich einigen meiner Freunde, die mich mit ihren Unternehmen und ihrer Weisheit unterstützt haben: Joe Polish (Genius Network), J. J. Virgin (Mindshare Group), Michael Fishman (Consumer Health Summit) und Dan Sullivan (Strategic Coach).

Und bei Ihnen, liebe Leserinnen und Leser, möchte ich mich dafür bedanken, dass Sie diesem Buch Ihre Zeit und Aufmerksamkeit geschenkt haben. Ich hoffe aufrichtig, dass es die Zeit, die Sie in die Lektüre investiert haben, mehr als wert war.

Frohes Fasten!

Quellen

1   Mark S. George und Jeffrey P. Lorberbaum, »Sexual Function,« in *Encyclopedia of the Human Brain*, ed. V. S. Ramachandran (New York: Academic Press, 2002), Vol. 1, 355–65.

2   Berthold Laufer, »Origin of the Word Shaman,« *American Anthropologist* New Series 19, Nr. 3 (Juli–September 1917): 361–37, https://www.jstor.org/stable/660223?seq=1#metadata_info_tab_contents.

3   Hun-young Park et al., »The Effects of Altitude/Hypoxic Training on Oxygen Delivery Capacity of the Blood and Aerobic Exercise Capacity in Elite Athletes—a Meta-analysis,« *Journal of Exercise Nutrition and Biochemistry* 20, Nr. 1 (März 2016): 15–22, https://www.ncbi.nlm.nih.gov/pmc/articles/PMC4899894.

4   Cameron Sepah, »The Definitive Guide to Dopamine Fasting 2.0: The Hot Silicon Valley Trend,« The Startup, 28. Oktober 2019, https://medium.com/swlh/dopamine-fasting-2-0-the-hot-silicon-valley-trend-7c4dc3ba2213.

5   Alison Moodie, »The Complete Intermittent Fasting Guide for Beginners,« Bulletproof, 5. Dezember 2019, https://www.bulletproof.com/diet/intermittent-fasting/intermittent-fasting-guide.

6   Adrienne R. Barnosky et al., »Intermittent Fasting vs Daily Calorie Restriction for Type 2 Diabetes Prevention: A Review of Human Findings,« *Translational Research* 164, Nr. 4 (Oktober 2014): 302–11, https://www.sciencedirect.com/science/article/pii/S193152441400200X.

7   Danielle Glick, Sandra Barth, und Kay F. Macleod, »Autophagy: Cellular and Molecular Mechanisms,« *Journal of Pathology* 221, Nr. 2 (Mai 2010): 3–12, https://www.ncbi.nlm.nih.gov/pmc/articles/PMC2990190.

8   Mehrdad Alirezaei et al., »Short-Term Fasting Induces Profound Neuronal Autophagy,« *Autophagy* 6, Nr. 6 (August 2010): 702–10, https://pubmed.ncbi.nlm.nih.gov/20534972.

9   Takayuki Teruya et al., »Diverse metabolic reactions activated during 58-hr fasting are revealed by non-targeted metabolomic analysis of human blood,« *Scientific Reports* 9, Nr. 854 (2019), https://www.nature.com/articles/s41598-018-36674-9.

10   Maria M. Mihaylova et al., »Fasting Activates Fatty Acid Oxidation to Enhance Intestinal Stem Cell Function During Homeostasis and Aging,« *Cell Stem Cell* 22, Nr. 5 (Mai 2018): 769–78, https://www.cell.com/cell-stem-cell/pdfExtended/S1934-5909(18)30163-2.

11   Dave Asprey, *Die Bulletproof-Diät. Verliere bis zu einem Pfund pro Tag, ohne zu hungern, und erlange deine Energie und Lebensfreude zurück.* (München: riva, 2018).

12   Amandine Chaix und Satchidananda Panda, »Ketone Bodies Signal Opportunistic Food-Seeking Activity,« *Trends in Endocrinology & Metabolism* 27, Nr. 6 (März 2016): 350–52, https://www.ncbi.nlm.nih.gov/pmc/articles/PMC4903165.

13   Camille Vandenberghe et al., »Caffeine Intake Increases Plasma Ketones: An Acute Metabolic Study in Humans,« *Canadian Journal of Physiology and Pharmacology* 95, Nr. 4 (2017): 455–58, https://www.nrcresearchpress.com/doi/10.1139/cjpp-2016-0338#.X0cYZ-d7mUk.

14   C. G. Proud, »Amino Acids and mTOR Signalling in Anabolic Function,« *Biochemical Society Transactions* 35, Nr. 5 (November 2007): 1187–90, https://portlandpress.com/biochemsoctrans/article-abstract/35/5/1187/85681/Amino-acids-and-mTOR-signalling-in-anabolic?redirectedFrom=fulltext.

15   V. V. Frolkis et al., »Enterosorption in Prolonging Old Animal Lifespan,« *Experimental Gerontology* 19, Nr. 4 (Februar 1984): 217–25, https://www.researchgate.net/publication/223057524_Enterosorption_in_prolonging_old_animal_lifespan.

16   Ron Sender, Shai Fuchs und Ron Milo, »Revised Estimates for the Number of Human and Bacteria Cells in the Body,« *PLOS Biology* 14, Nr. 8 (August 2016): e1002533, https://www.ncbi.nlm.nih.gov/pmc/articles/PMC4991899.

17   Amanda Gardner, »Soluble and Insoluble Fiber: What's the Difference?,« WebMD, 23. Juli 2015, https://www.webmd.com/diet/features/insoluble-soluble-fiber.

18   »Alcohol's Effects on the Body,« National Institute on Alcohol Abuse and Alcoholism, https://www.niaaa.nih.gov/alcohols-effects-health/alcohols-effects-body.

19   Ian McLaughlin, John A. Dani und Mariella De Biasi, »Nicotine Withdrawal,« in *Current Topics in Behavioral Neurosciences*, vol. 24, *The Neurobiology and Genetics of Nicotine and Tobacco*, ed. David J. K. Balfour und Marcus R. Munafò (New York: Springer, 2015), 99–123, https://link.springer.com/chapter/10.1007%2F978-3-319-13482-6_4.

20   Celsus, *De Medicina*, http://penelope.uchicago.edu/Thayer/E/Roman/Texts/Celsus/home.html.

21   »Chemicals in Meat Cooked at High Temperatures and Cancer Risk,« National Cancer Institute, 11. Juli 2017, https://www.cancer.gov/about-cancer/causes-prevention/risk/diet/cooked-meats-fact-sheet.

22   Dave Asprey, »The Complete Bulletproof Diet Roadmap,« https://blog.daveasprey.com/the-complete-illustrated-one-page-bulletproof-diet.

23   Yang Luo und Song Guo Zheng, »Hall of Fame Among Pro-inflammatory Cytokines: Interleukin-6 Gene and Its Transcriptional Regulation Mechanisms,« *Frontiers in Immunology* 7 (2016): 604, https://www.frontiersin.org/articles/10.3389/fimmu.2016.00604/full.

24   »Cardiovascular Diseases (CVDs),« World Health Organization, 11. Juni 2021, https://www.who.int/news-room/fact-sheets/detail/cardiovascular-diseases-(cvds).

25   Kimberley J. Smith et al., »The Association Between Loneliness, Social Isolation and Inflammation: A Systematic Review and Meta-analysis,« *Neuroscience & Biobehavioral Reviews* 112 (Mai 2020): 519–41, https://www.sciencedirect.com/science/article/abs/pii/S0149763419308292?via%3Dihub.

26   »New England Centenarian Study,« BU School of Medicine, http://www.bumc.bu.edu/centenarian.

27   Mikhail V. Blagosklonny, »Hormesis Does Not Make Sense Except in the Light of TOR-Driven Aging,« *Aging* 3, Nr. 11 (November 2011): 1051–62, https://www.ncbi.nlm.nih.gov/pmc/articles/PMC3249451.

28   Zhenyu Zhong et al., »New mitochondrial DNA synthesis enables NLRP3 inflammasome activation,« *Nature* 560 (Juli 2018): 198–203, https://www.ncbi.nlm.nih.gov/pmc/articles/PMC6329306.

29   Select Committee on Nutrition and Human Needs, United States Senate, *Dietary Goals for the United States*, 2. Auflage (Washington, DC: U.S. Government Printing Office, 1977), https://naldc.nal.usda.gov/download/1759572/PDF.

30   Leah M. Kalm und Richard D. Semba, »They Starved So That Others Be Better Fed: Remembering Ancel Keys and the Minnesota Experiment,« *The Journal of Nutrition* 135, Nr. 6 (Juni 2005): 1347–52, https://academic.oup.com/jn/article/135/6/1347/4663828.

31   Kim S. Stote et al., »A Controlled Trial of Reduced Meal Frequency Without Caloric Restriction in Healthy, Normal-Weight, Middle-Aged Adults,« *American Journal of Clinical Nutrition* 85, Nr. 4 (April 2007): 981–88, https://www.ncbi.nlm.nih.gov/pmc/articles/PMC2645638.

32   Alan Goldhamer et al., »Medically Supervised Water-Only Fasting in the Treatment of Hypertension,« *Journal of Manipulative and Physiological Therapeutics* 24, Nr. 5 (Juni 2001): 335–39, https://www.jmptonline.org/article/S0161-4754(01)85575-5/fulltext.

33   Alessio Nencioni et al., »Fasting and Cancer: Molecular Mechanisms and Clinical Application,« *Nature Reviews Cancer* 18 (2018): 707–19, https://www.nature.com/articles/s41568-018-0061-0.

34   Kathleen Holder, »Moroccan Fossils Show Human Ancestors' Diet of Game,« UC Davis, 7. Juni 2017, https://www.ucdavis.edu/news/moroccan-fossils-show-human-ancestors-diet-game.

35   Alexandra Rosati, »Food for Thought: Was Cooking a Pivotal Step in Human Evolution?,« *Scientific American*, 26. Februar 2018, https://www.scientificamerican.com/article/food-for-thought-was-cooking-a-pivotal-step-in-human-evolution.

36   Abigail Carroll, *Three Squares: The Invention of the American Meal* (New York: Basic Books, 2013).

37   Mark P. Mattson, »Challenging Oneself Intermittently to Improve Health,« *Dose-Response* 12, Nr. 4 (Dezember 2014): 600–18, https://www.ncbi.nlm.nih.gov/pmc/articles/PMC4267452/pdf/drp-12-600.pdf.

38   »Diabetes,« World Health Organization, 13. April 2021, https://www.who.int/news-room/fact-sheets/detail/diabetes.

39   Edward Hooker Dewey, *The True Science of Living* (Norwich, CT: The Henry Bill Publishing Company, 1895), https://openlibrary.org/works/OL10331648W/The_true_science_of_living, 171.

40   Claude Bélanger, »Fasting by Canadian Indians,« The Quebec History Encyclopedia: 2004, http://faculty.marianopolis.edu/c.belanger/quebechistory/encyclopedia/IndianFasting.htm.

41   D. W. Reiff and K. K. L. Reiff, »Time Spent Thinking About Food,« *Healthy Weight Journal* (1998): 84.

42   Bec Crew, »Your Appendix Might Serve an Important Biological Function After All,« ScienceAlert, 10. Januar 2017, https://www.sciencealert.com/your-appendix-might-serve-an-important-biological-function-after-all-2.

43   Anne Trafton, »A New Player in Appetite Control. Brain Cells That Provide Structural Support Also Influence Feeding Behavior, Study Shows,« MIT News, 18. Oktober 2016, http://news.mit.edu/2016/brain-cells-structural-support-influence-appetite-1018.

44   Sang-Ha Baik et al., »Intermittent Fasting Increases Adult Hippocampal Neurogenesis,« *Brain and Behavior* 10, Nr. 1 (Januar 2020): e01444, https://onlinelibrary.wiley.com/doi/full/10.1002/brb3.1444.

45   Krisztina Marosi und Mark P. Mattson, »BDNF Mediates Adaptive Brain and Body Responses to Energetic Challenges,« *Trends in Endocrinology & Metabolism* 25, Nr. 2 (2014): 89–98, https://www.ncbi.nlm.nih.gov/pmc/articles/PMC3915771.

46   Aiwu Cheng et al., »Mitochondrial SIRT3 Mediates Adaptive Responses of Neurons to Exercise and Metabolic and Excitatory Challenges,« *Cell Metabolism* 23, Nr. 1 (Januar 2016): 128–42, https://www.cell.com/cell-metabolism/fulltext/S1550-4131(15)00529-X.

47   Jeong Seon Yoon et al., »3,6'-dithiothalidomide improves experimental stroke outcome by suppressing neuroinflammation,« *Journal of Neuroscience Research* 91, Nr. 5 (Februar 2013), https://onlinelibrary.wiley.com/doi/abs/10.1002/jnr.23190.

48   Bae Kun Shin et al., »Intermittent Fasting Protects Against the Deterioration of Cognitive Function, Energy Metabolism and Dyslipidemia in Alzheimer's Disease–Induced Estrogen Deficient Rats,« *Experimental Biology and Medicine* 243, Nr. 4 (Februar 2018): 334–43, https://www.ncbi.nlm.nih.gov/pmc/articles/PMC6022926.

49   Bob Grant, »Running on Empty,« *The Scientist*, 31. Mai 2017, https://www.the-scientist.com/features/running-on-empty-31436.

50   Alex C. Keene und Erik R. Duboue, »The Origins and Evolution of Sleep,« *Journal of Experimental Biology* 221 (2018): jeb159533, https://jeb.biologists.org/content/221/11/jeb159533.

51   Jeremy Rehm, »World's First Animal Was a Pancake-Shaped Prehistoric Ocean Dweller,« *Nature*, 20. September 2018, https://www.nature.com/articles/d41586-018-06767-6.

52   Carol A. Everson, Bernard M. Bergmann und Allan Rechtschaffen, »Sleep Deprivation in the Rat: III. Total Sleep Deprivation,« *Sleep* 12, Nr. 1 (Februar 1989): 13–21, https://pubmed.ncbi.nlm.nih.gov/2928622.

53   Natalie L. Hauglund, Chiara Pavan und Maiken Nedergaard, »Cleaning the Sleeping Brain—the Potential Restorative Function of the Glymphatic System,« *Current Opinion in Physiology* 15 (Juni 2020): 1–6, https://www.sciencedirect.com/science/article/pii/S2468867319301609.

54   »Short Sleep Duration Among US Adults,« Centers for Disease Control and Prevention, https://www.cdc.gov/sleep/data_statistics.html.

55   Matthias Brandt, »Schlafen Sie gut?« statista, 31. August 2021, https://de.statista.com/infografik/25655/umfrage-zu-schlafdauer-und-schlafproblemen-in-deutschland/.

56   Ruth E. Patterson und Dorothy D. Sears, »Metabolic Effects of Intermittent Fasting,« *Annual Review of Nutrition* 37 (August 2017): 371–93, https://www.annualreviews.org/doi/abs/10.1146/annurev-nutr-071816-064634.

57   »The Nobel Prize in Physiology or Medicine 2017,« Pressemitteilung, The Nobel Foundation, 2. Oktober 2017, https://www.nobelprize.org/prizes/medicine/2017/press-release.

58   Maria Comas et al., »A Circadian Based Inflammatory Response—Implications for Respiratory Disease and Treatment,« *Sleep Science and Practice* 1, Nr. 18 (2017), https://sleep.biomedcentral.com/articles/10.1186/s41606-017-0019-2.

59   Paul Gringras et al., »Bigger, Brighter, Bluer-Better? Current light-emitting devices—adverse sleep properties and preventative strategies,« *Frontiers in Public Health* (Oktober 2015), https://www.frontiersin.org/articles/10.3389/fpubh.2015.00233/full.

60   Naresh M. Punjabi, »The Epidemiology of Adult Obstructive Sleep Apnea,« *Proceedings of the American Thoracic Society* 5, Nr. 2 (15. Februar 2008): 136–43, https://www.ncbi.nlm.nih.gov/pmc/articles/PMC2645248.

61   Anm. d. Red.: CPAP steht für *Continuous Positive Airway Pressure*, was übersetzt etwa kontinuierlich positiver Atemwegsdruck bedeutet. Ein CPAP-Gerät sorgt für einen kontinuierlichen Überdruck in den oberen Atemwegen, um diese und den Rachenraum freizuhalten. Dies wiederum soll das Schnarchen und Atemaussetzer während des Schlafs lindern.

62   »Losing Tongue Fat Improves Sleep Apnea,« Penn Medicine News, 10. Januar 2020, https://www.pennmedicine.org/news/news-releases/2020/january/losing-tongue-fat-improves-sleep-apnea.

63   Angela Adelizzi, »Obesity and Obstructive Sleep Apnea,« Obesity Medicine Association, 5. Mai 2017, https://obesitymedicine.org/obesity-and-sleep-apnea.

64   »What Is Restless Legs Syndrome (RLS)?,« Johns Hopkins Medicine, https://www.hopkinsmedicine.org/neurology_neurosurgery/centers_clinics/restless-legs-syndrome/what-is-rls.

65   Song Lin et al., »The Association Between Obesity and Restless Legs Syndrome: A Systemic Review and Meta-analysis of Observational Studies,« *Journal of Affective Disorders* 235 (August 2018): 384–91, https://pubmed.ncbi.nlm.nih.gov/29674254.

66   M. T. Streppel et al., »Long-Term Wine Consumption Is Related to Cardiovascular Mortality and Life Expectancy Independently of Moderate Alcohol Intake: The Zutphen Study,« *Journal of Epidemiology & Community Health* 63, Nr. 7 (2009): 534–40, https://jech.bmj.com/content/jech/63/7/534.full.pdf.

67   Corby K. Martin et al., »Effect of Calorie Restriction on Mood, Quality of Life, Sleep, and Sexual Function in Healthy Nonobese Adults: The CALERIE 2 Randomized Clinical Trial,« *JAMA Internal Medicine* 176, M´Nr. 6 (Juni 2016): 743–52, https://jamanetwork.com/journals/jamainternalmedicine/fullarticle/2517920#ioi160017r18.

68   G. Grizard et al., »Effect of Short-Term Starvation on Leydig Cell Function in Adult Rats,« *Archives of Andrology* 38, Nr. 3 (Mai–Juni 1997): 207–14, https://pubmed.ncbi.nlm.nih.gov/9140617.

69   K. Abdullah, M. Al-Habori und E. Al-Eryani, »Ramadan Intermittent Fasting Affects Adipokines and Leptin/ Adiponectin Ratio in Type 2 Diabetes Mellitus and Their First-Degree Relatives,« *BioMed Research International* 2020 (Juli 2020), https://www.hindawi.com/journals/bmri/2020/1281792.

70   Rachana Kamtekar, »Marcus Aurelius,« Stanford Encyclopedia of Philosophy, 22. Dezember 2017, https://plato. stanford.edu/entries/marcus-aurelius.

71   Krisztina Marosi et al., »Metabolic and Molecular Framework for the Enhancement of Endurance by Intermittent Food Deprivation,« *The FASEB Journal* 32, Nr. 7 (Juli 2018): 3844–58, https://www.ncbi.nlm.nih.gov/pmc/articles/ PMC5998977.

72   A. B. Gray, R. D. Telford und M. J. Weidemann, »Endocrine Response to Intense Interval Exercise,« *European Journal of Applied Physiology and Occupational Physiology* 66 (April 1993): 366–71, https://link.springer.com/ article/10.1007/BF00237784#page-1.

73   Paul H. Falcone et al., »Caloric Expenditure of Aerobic, Resistance, or Combined High-Intensity Interval Training Using a Hydraulic Resistance System in Healthy Men,« *Journal of Strength & Conditioning Research* 29, Nr. 3 (März 2015): 779–85, https://journals.lww.com/nsca-jscr/Fulltext/2015/03000/Caloric_Expenditure_of_Aerobic,_ Resistance,_or.28.aspx.

74   A. Mooventhan und L. Nivethitha, »Scientific Evidence–Based Effects of Hydrotherapy on Various Systems of the Body,« *North American Journal of Medical Sciences* 6, Nr. 5 (Mai 2014): 199–209, https://www.ncbi.nlm.nih.gov/ pmc/articles/PMC4049052.

75   Tanjaniina Laukkanen et al., »Association Between Sauna Bathing and Fatal Cardiovascular and All-Cause Mortality Events,« *JAMA Internal Medicine* 175, Nr. 4 (April 2015): 542–48, https://jamanetwork.com/journals/ jamainternalmedicine/fullarticle/2130724.

76   Jari A. Laukkanen, Tanjaniina Laukkanen und Setor K. Kunutsor, »Cardiovascular and Other Health Benefits of Sauna Bathing: A Review of the Evidence,« *Mayo Clinic Proceedings* 93, Nr. 8 (August 2018): 1111–21, https:// www.mayoclinicproceedings.org/article/S0025-6196(18)30275-1/fulltext#%20.

77   Roderik J. S. Gerritsen und Guido P. H. Band, »Breath of Life: The Respiratory Vagal Stimulation Model of Contemplative Activity,« *Frontiers in Human Neuroscience* 12 (2018): 397, https://www.frontiersin.org/ articles/10.3389/fnhum.2018.00397/full.

78   »About Holotropic Breathwork,« Grof Transpersonal Training, http://www.holotropic.com/holotropic- breathwork/about-holotropic-breathwork.

79   Hadley Meares, »The Medieval Prophetess Who Used Her Visions to Criticize the Church,« Atlas Obscura, 13. Juli 2016, https://www.atlasobscura.com/articles/the-medieval-prophetess-who-used-her-visions-to-criticize-the- church.

80   David J. Chalmers, »Facing Up to the Problem of Consciousness,« *Journal of Consciousness Studies* 2, Nr. 3 (1995): 200–19, http://consc.net/papers/facing.html.

81   Alayna DeMartini, »Higher Carbon Dioxide Levels Prompt More Plant Growth, but Fewer Nutrients,« College of Food, Agricultural, and Environmental Sciences, The Ohio State University, 3. April 2018, https://cfaes.osu.edu/ news/articles/higher-carbon-dioxide-levels-prompt-more-plant-growth-fewer-nutrients.

82   Jeffrey S. Hampl, Christopher A. Taylor und Carol S. Johnston, »Vitamin C Deficiency and Depletion in the United States: The Third National Health and Nutrition Examination Survey, 1988 to 1994,« *American Journal of Public Health* 94, Nr. 5 (Mai 2004): 870–75, https://www.ncbi.nlm.nih.gov/pmc/articles/PMC1448351.

83   Anm. d. Red.: Eine vom Bundesministerium für Ernährung, Landwirtschaft und Verbraucherschutz in Auftrag gegebene und vom Max-Rubner-Institut durchgeführte Nationale Verzehrsstudie kam 2008 zu dem Schluss, dass auch in Deutschland 32 Prozent der Männer und 29 Prozent der Frauen die empfohlene tägliche Zufuhr von Vitamin C nicht erreichen. Quelle: https://www.mri.bund.de/fileadmin/MRI/Institute/EV/NVSII_ Abschlussbericht_Teil_2.pdf (Seite 126).

84   Anm. d. Red.: Die Nationale Verzehrsstudie des Max-Rubner-Instituts fand auch für Vitamin A heraus, dass in Deutschland 15 Prozent der Männer und 10 Prozent der Frauen die empfohlene tägliche Zufuhr nicht erreichen. Quelle: https://www.mri.bund.de/fileadmin/MRI/Institute/EV/NVSII_Abschlussbericht_Teil_2.pdf (Seite 108).

85   Dana E. King et al., »Dietary Magnesium and C-Reactive Protein Levels,« Journal of the American College of Nutrition 24, Nr. 3 (Juni 2005): 166–71, https://pubmed.ncbi.nlm.nih.gov/15930481.

86   Anm. d. Red.: Auch die Deutschen nehmen zu wenig Magnesium zu sich: Der Nationalen Verzehrsstudie zufolge erreichen 26 Prozent der Männer und 29 Prozent der Frauen die empfohlene tägliche Zufuhr von Magnesium nicht. Quelle: https://www.mri.bund.de/fileadmin/MRI/Institute/EV/NVSII_Abschlussbericht_Teil_2.pdf (Seite 134).

87   Pradeep M. K. Nair und Pranav G. Khawale, »Role of Therapeutic Fasting in Women's Health: An Overview,« Journal of Mid-Life Health 7, Nr. 2 (April–Juni 2016): 61–64, https://www.ncbi.nlm.nih.gov/pmc/articles/PMC4960941.

88   »Intermittent Fasting: Women vs. Men,« ISSA, 2018, https://www.issaonline.com/blog/index.cfm/2018/this-hot-diet-trend-is-not-recommended-for-women.

89   Sushil Kumar und Gurcharan Kaur, »Intermittent Fasting Dietary Restriction Regimen Negatively Influences Reproduction in Young Rats: A Study of Hypothalamo-Hypophysial-Gonadal Axis,« PLOS ONE 8, Nr. 1 (Januar 2013): e52416, https://journals.plos.org/plosone/article?id=10.1371/journal.pone.0052416.

90   ebd.

91   Bronwen Martin et al., »Sex-Dependent Metabolic, Neuroendocrine, and Cognitive Responses to Dietary Energy Restriction and Excess,« Endocrinology 148, Nr. 9 (September 2007): 4318–33, https://pubmed.ncbi.nlm.nih.gov/17569758.

92   Erin Duffin, »Resident Population of the United States by Sex and Age as of July 1, 2019,« Statista, 20. Juli 2020, https://www.statista.com/statistics/241488/population-of-the-us-by-sex-and-age.

93   Sareh Zeydabadi Nejad, Fahimeh Ramezani Tehrani und Azita Zadeh-Vakili, »The Role of Kisspeptin in Female Reproduction,« International Journal of Endocrinology & Metabolism 15, Nr. 3 (2017): e44337, https://www.ncbi.nlm.nih.gov/pmc/articles/PMC5702467.

94   David Kestenbaum, »Atomic Tune-up: How the Body Rejuvenates Itself,« All Things Considered, NPR, 14. Juli 2007, https://www.npr.org/templates/story/story.php?storyId=11893583.

95   Martin Berkhan, »My Transformation,« Leangains, https://leangains.com/tag/my-transformation.

96   Ruth E. Patterson et al., »Intermittent Fasting and Human Metabolic Health,« Journal of the Academy of Nutrition and Dietetics 115, Nr. 8 (August 2015): 1203–12, https://jandonline.org/article/S2212-2672(15)00205-1/abstract.

97   James B. Johnson, Donald R. Laub und Sujit John, »The Effect on Health of Alternate Day Calorie Restriction: Eating Less and More than Needed on Alternate Days Prolongs Life,« Medical Hypotheses 67, Nr. 2 (2006): 209–11, https://www.sciencedirect.com/science/article/abs/pii/S0306987706000892?via%3Dihub.

98   James B. Johnson et al., »Alternate Day Calorie Restriction Improves Clinical Findings and Reduces Markers of Oxidative Stress and Inflammation in Overweight Adults with Moderate Asthma,« Free Radical Biology and Medicine 42, Nr. 5 (März 2007): 665–74, https://www.ncbi.nlm.nih.gov/pmc/articles/PMC1859864.

99   Krista A. Varady et al., »Alternate Day Fasting for Weight Loss in Normal Weight and Overweight Subjects: A Randomized Controlled Trial,« Nutrition Journal 12, Nr. 1 (12. November 2013): Artikel 146, https://nutritionj.biomedcentral.com/articles/10.1186/1475-2891-12-146.

100   Mark P. Mattson, Valter D. Longo und Michelle Harvie, »Impact of Intermittent Fasting on Health and Disease Processes,« Ageing Research Reviews 39 (Oktober 2017): 46–58, https://pubmed.ncbi.nlm.nih.gov/27810402.

101   Leonie K. Heilbronn et al., »Glucose Tolerance and Skeletal Muscle Gene Expression in Response to Alternate Day Fasting,« Obesity Research 13, Nr. 3 (2012): 574–81, https://onlinelibrary.wiley.com/doi/full/10.1038/oby.2005.61.

102   Min Wei et al., »Fasting-Mimicking Diet and Markers/Risk Factors for Aging, Diabetes, Cancer, and Cardiovascular Disease,« Science Translational Medicine 9, Nr. 377 (15. Februar 2017): eaai8700, https://stm.sciencemag.org/content/9/377/eaai8700.

103   Robert McCloskey, Homer Price (New York: Puffin Books, 2005) (Neuauflage).

104   Ryan Holiday und Stephen Hanselman, The Daily Stoic: 366 Meditations on Wisdom, Perseverance, and the Art of Living (New York: Portfolio, 2016). Auf Deutsch erschienen unter dem Titel: Der tägliche Stoiker: 366 nachdenkliche Betrachtungen über Weisheit, Beharrlichkeit und Lebensstil (FinanzBuch Verlag, 2017).

105   ebd.

106   ebd.

107   ebd.

Register

ÜBER DEN AUTOR

Dave Asprey ist Erfinder des äußerst beliebten Bulletproof Coffee und Gründer der Firma Bulletproof. Er ist dreifacher *New York Times*-Bestsellerautor, moderiert den Top-100-Podcast *Bulletproof Radio* und wurde in *Men's Health, Outside Magazine, Wired* und *Vogue* sowie in *Fox News, Nightline, The Dr. Oz Show, The Joe Rogan Experience* und Hunderten weiterer Sendungen vorgestellt. Dave Asprey gilt als »Vater des Biohacking« und hat in den letzten 20 Jahren mit weltbekannten Ärzten, Forschern, Wissenschaftlern und Mystikern zusammengearbeitet, um neue Ebenen des Glücks und der geistigen und körperlichen Leistungsfähigkeit zu entdecken. Außerdem ist Dave aktiver Investor im Wellness-Bereich und Begründer und CEO der Unternehmen Bulletproof Media, Upgrade Labs, TrueDark und 40 Years of Zen. Nähere Informationen finden Sie unter DaveAsprey.com.

Bibliografische Information der Deutschen Nationalbibliothek
Die Deutsche Nationalbibliothek verzeichnet diese Publikation in der Deutschen Nationalbibliografie.
Detaillierte bibliografische Daten sind im Internet über http://dnb.d-nb.de abrufbar.

Für Fragen und Anregungen
info@rivaverlag.de

Wichtiger Hinweis
Dieses Buch ist für Lernzwecke gedacht. Es stellt keinen Ersatz für eine individuelle medizinische Beratung dar und sollte auch nicht als solcher benutzt werden. Wenn Sie medizinischen Rat einholen wollen, konsultieren Sie bitte einen qualifizierten Arzt. Der Verlag und der Autor haften für keine nachteiligen Auswirkungen, die in einem direkten oder indirekten Zusammenhang mit den Informationen stehen, die in diesem Buch enthalten sind.

Ausschließlich zum Zweck der besseren Lesbarkeit wurde auf eine genderspezifische Schreibweise sowie eine Mehrfachbezeichnung verzichtet. Alle personenbezogenen Bezeichnungen sind somit geschlechtsneutral zu verstehen.

Originalausgabe
1. Auflage 2022
© 2022 by riva Verlag, ein Imprint der Münchner Verlagsgruppe GmbH
Türkenstraße 89
80799 München
Tel.: 089 651285-0
Fax: 089 652096

Die englische Originalausgabe erschien 2021 bei Harper Wave unter dem Titel *Fast This Way*.
© 2021 by Harper Wave, ein Imprint von HarperCollins Publishers, LLC. All rights reserved.

Übersetzung: Marion Zerbst
Redaktion: Silke Panten
Umschlaggestaltung: Karina Braun
Umschlagabbildung: Illizium/Shutterstock.com
Satz: Röser MEDIA GmbH & Co. KG, Karlsruhe
Druck: Florjancic Tisk d.o.o., Slowenien
Printed in the EU

ISBN Print 978-3-7423-1819-0
ISBN E-Book (PDF) 978-3-7453-1524-0
ISBN E-Book (EPUB, Mobi) 978-3-7453-1525-7

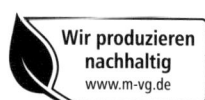

Wir produzieren
nachhaltig
www.m-vg.de

Weitere Informationen zum Verlag finden Sie unter

www.rivaverlag.de

Beachten Sie auch unsere weiteren Verlage unter www.m-vg.de